Verlag Hans Huber
Programmbereich Pflege

Beirat Wissenschaft:
Angelika Abt-Zegelin, Dortmund
Christel Bienstein, Schermbeck
Silvia Käppeli, Zürich
Doris Schaeffer, Bielefeld

Beirat Ausbildung und Praxis:
Barbara Knigge-Demal, Bielefeld
Jürgen Osterbrink, Nürnberg
Christine Sowinski, Köln
Franz Wagner, Berlin

Bücher aus verwandten Sachgebieten

Pflege-Grundausbildung

Arets/Obex/Vaessen/Wagner
Professionelle Pflege 1
Theoretische und praktische Grundlagen
3. Auflage
1999. ISBN 3-456-83292-3

Arets/Obex/Ortmans/Wagner
Professionelle Pflege 2
Fähigkeiten und Fertigkeiten
1999. ISBN 3-456-83075-0

Georg/Frowein (Hrsg.)
PflegeLexikon
2. Auflage
1999. ISBN 3-456-83559-0

Hafner/Meier
Geriatrische Krankheitslehre Teil I
Psychiatrische und neurologische Syndrome
3. Auflage
1998. ISBN 3-456-83000-9

Hafner/Meier
Geriatrische Krankheitslehre Teil II
Allgemeine Krankheitslehre und somatogene Syndrome
2. Auflage
2000. ISBN 3-456-83167-6

Hülshoff
Das Gehirn
Funktionen und Funktionseinbußen
2. Auflage
2000. ISBN 3-456-83433-0

Müller-Lobeck
Arzneimittellehre für die Altenpflege
2002. ISBN 3-456-83321-0

Pflegepraxis

Aguilera
Krisenintervention
2000. ISBN 3-456-83255-9

Garms-Homolovà/Gilgen (Hrsg.)
RAI 2.0 – Resident Assessment Instrument
2. Auflage
2000. ISBN 3-456-83260-5

Kasper/Kraut
Atmung und Atemtherapie
2000. ISBN 3-456-83426-8

Morgan/Closs
Schlaf – Schlafstörungen – Schlafförderung
2000. ISBN 3-456-83405-5

Philipps
Dekubitus und Dekubitusprophylaxe
2001. ISBN 3-456-83324-5

Tideiksaar
Stürze und Sturzprävention
2000. ISBN 3-456-83269-9

van der Weide
Inkontinenz
2001. ISBN 3-456-83351-2

van Keeken/Kaemingk
Neurorehabilitation von Schlaganfallpatienten
2001. ISBN 3-456-83350-4

Walsh/Ford
Pflegerituale
2. Auflage
2000. ISBN 3-456-83332-6

Gerontologische Pflege/Langzeitpflege

Abraham/Bottrell/Fulmer/Mezey (Hrsg.)
Pflegestandards für die Versorgung alter Menschen
2001. ISBN 3-456-83424-1

Buchholz/Schürenberg
Lebensbegleitung alter Menschen
Basale Stimulation in der Pflege alter Menschen
2003. ISBN 3-456-83296-6

Borker
Nahrungsverweigerung in der Pflege
Eine deskriptiv-analytische Studie
2002. ISBN 3-456-83624-4

Koch-Straube
Fremde Welt Pflegeheim
2. Auflage
2003. ISBN 3-456-83888-3

Lind
Demenzkranke Menschen pflegen
2003. ISBN 3-456-84001-2

Mace/Rabins
Der 36-Stunden-Tag
5. Auflage
2001. ISBN 3-456-83486-1

Meyer
Gewalt gegen alte Menschen in Pflegeeinrichtungen
1998. ISBN 3-456-83023-8

Fitzgerald Miller
Coping fördern – Machtlosigkeit überwinden
Hilfen zur Bewältigung chronischen Krankseins
2003. ISBN 3-456-83522-1

Morof Lubkin
Chronisch Kranksein
Implikationen und Interventionen für Pflege- und Gesundheitsberufe
2002. ISBN 3-456-83349-0

Neumann/Zank/Baltes/Tzschätzsch
Selbständigkeit im Alter
2. korr. Auflage
1997. ISBN 3-456-82905-1

Sachweh
«Noch ein Löffelchen?»
Effektive Kommunikation in der Altenpflege
2002. ISBN 3-456-83588-4

Weitere Informationen über unsere Neuerscheinungen finden Sie im Internet unter:
http://verlag.hanshuber.com oder per E-Mail an: verlag@hanshuber.com.

Tom Kitwood †

Demenz

Der person-zentrierte Ansatz im Umgang
mit verwirrten Menschen

3., erweiterte Auflage

Aus dem Englischen von Michael Herrmann

Deutschsprachige Ausgabe herausgegeben
von Christian Müller-Hergl

Verlag Hans Huber
Bern · Göttingen · Toronto · Seattle

Tom Kitwood †, ehem. Leiter der Bradford Demenzgruppe und Psychologiedozent an der Universität Bradford.

Christian Müller-Hergl (dt. Hrsg.), Dipl.Theol, BPhil, staatlich anerkannter Altenpfleger, Supervisor, DCM-Trainer. Bildungsreferent am Meinwerk-Institut mit Schwerpunkt: Gerontopsychiatrische Pflege und Betreuung, Dortmund/Paderborn
E-Mail: HerglBoecklin27@aol.com
Internet: www.dcm-deutschland.de

Lektorat: Jürgen Georg
Herstellung: Daniel Berger
Titelillustration: pinx. Winterwerb und Partner, Design-Büro, Wiesbaden
Satz: Sbicca & Raach, Lugano
Druck und buchbinderische Verarbeitung:
AZ Druck und Datentechnik GmbH, Kempten
Printed in Germany

Bibliographische Information der Deutschen Bibliothek
Die Deutsche Bibliothek verzeichnet diese Publikation in der Deutschen Nationalbibliografie; detaillierte bibliografische Angaben sind im Internet unter http://dnb.ddb.de abrufbar.

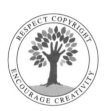

Dieses Werk, einschließlich aller seiner Teile, ist urheberrechtlich geschützt. Jede Verwertung außerhalb der engen Grenzen des Urheberrechtes ist ohne Zustimmung des Verlages unzulässig und strafbar. Das gilt insbesondere für Vervielfältigungen, Übersetzungen, Mikroverfilmungen sowie die Einspeicherung und Verarbeitung in elektronischen Systemen.

Die Verfasser haben größte Mühe darauf verwandt, dass die therapeutischen Angaben insbesondere von Medikamenten, ihre Dosierungen und Applikationen dem jeweiligen Wissensstand bei der Fertigstellung des Werkes entsprechen.

Da jedoch die Pflege und Medizin als Wissenschaft ständig im Fluss sind, da menschliche Irrtümer und Druckfehler nie völlig auszuschließen sind, übernimmt der Verlag für derartige Angaben keine Gewähr. Jeder Anwender ist daher dringend aufgefordert, alle Angaben in eigener Verantwortung auf ihre Richtigkeit zu überprüfen.
Die Wiedergabe von Gebrauchsnamen, Handelsnamen und Warenbezeichnungen in diesem Werk berechtigt auch ohne besondere Kennzeichnung nicht zu der Annahme, dass solche Namen im Sinne der Warenzeichen-Markenschutz-Gesetzgebung als frei zu betrachten wären und daher von jedermann benutzt werden dürfen.

Anregungen und Zuschriften bitte an:
Verlag Hans Huber
Lektorat: Pflege
z. Hd.: Jürgen Georg
Länggass-Strasse 76
CH-3000 Bern 9
Tel: 0041 (0)31 300 4500
Fax: 0041 (0)31 300 4593
E-Mail: juergen.georg@hanshuber.com
Internet: http://verlag.hanshuber.com

Das vorliegende Buch ist eine Übersetzung aus dem Englischen. Der Originaltitel lautet «Dementia reconsidered» von Tom Kitwood.
© 1997. Open University Press, UK-Buckingham
1. Auflage 2000. Verlag Hans Huber, Bern
2., unveränderte Auflage 2002. Verlag Hans Huber, Bern
3., erweiterte Auflage 2004. Verlag Hans Huber, Bern
© der deutschsprachigen Ausgabe 2000–2004.
Verlag Hans Huber, Bern
ISBN 3-456-84038-1

Inhaltsverzeichnis

Geleitwort des Herausgebers der deutschen Ausgabe 9

Vorwort des Reihenherausgebers 13

Danksagung 15

1. Einleitung 17

2. Was heißt es, eine Person zu sein? 25
2.1 Der Begriff des Personseins 26
2.2 Wen schließt der Begriff ein? 27
2.3 Personsein und Beziehung 29
2.4 Die Psychodynamik des Ausgrenzens 32
2.5 Die Einzigartigkeit von Personen 35
2.6 Personsein und Verkörperung 37

3. Demenz als psychiatrische Kategorie 41
3.1 Einiges zur Definition 42
3.2 Neuropathologie und Demenz 44
3.2.1 Pathologie vom Alzheimer-Typus 44
3.2.2 Pathologie vom vaskulären Typus 45
3.2.3 Pathologie vom «gemischten» Typus 45
3.3 Genaueres zur Neuropathologie und Demenz 47
3.4 Demenz diagnostizieren 49
3.5 Die Untersuchung der Prävalenz 51
3.6 Depression und Demenz 52
3.7 Psychotische Komplikationen 54
3.8 Verändert sich die Persönlichkeit? 55
3.9 Die Genetik der Alzheimer-Krankheit 56
3.10 Körperliche Zustände, die eine Demenz verstärken 58
3.11 Ein Paradigma in Auflösung 60

4. Das Untergraben des Personseins 63

4.1 Eine Geschichte aus der Gegenwart 64
4.2 Das problematische Erbe 69
4.3 Maligne, bösartige Sozialpsychologie 73
4.4 Die Dialektik der Demenz 79

5. Der Erhalt des Personseins 85

5.1 Eine Angelegenheit von wachsender Bedeutung 86
5.1.1 Die Person mit Demenz 86
5.1.2 Pflegepraxis 87
5.1.3 Ambulante und teilstationäre Pflege und Betreuung 89
5.2 Hinweis auf eine positive Sichtweise: eine Fallstudie 91
5.3 Weitere Hinweise auf eine positive Sichtweise:
    Erfahrung und Forschung 95
5.4 Bei extremer neurologischer Beeinträchtigung 99
5.5 Ein zweiter Blick auf die Dialektik der Demenz 102

6. Das Erleben von Demenz 107

6.1 Intersubjektivität und ihre Grenzen 108
6.2 Das Erleben einer jeden Person ist einzigartig 108
6.3 Sieben Zugangswege 111
6.4 Die Bandbreite des Erfahrens bei Demenz 118
6.5 Was brauchen Menschen mit Demenz? 121
6.5.1 Trost 123
6.5.2 Primäre Bindung – «Attachment» 123
6.5.3 Einbeziehung 123
6.5.4 Beschäftigung 124
6.5.5 Identität 125
6.6 Die Erfahrung einer person-zentrierten Pflege 126

7. Die Pflege verbessern – Der nächste Schritt voran 129

7.1 Die Natur von Interaktion 130
7.2 Positive Arbeit an der Person 133
7.3 Interaktionen zwischen Menschen mit Demenz 139
7.4 Interaktion stärken 141
7.5 Demenzpflege und Psychotherapie 143
7.6 Zwei Arten der Rechtfertigung 147
7.7 Jenseits palliativer Behandlungs- und Betreuungskonzepte 149

8.	**Die für- und versorgende Organisation**	**151**
8.1	Organisationsstil und -struktur	152
8.2	Streß, Anspannung und Burn-out	156
8.3	Für das Personal sorgen	159
8.3.1	Bezahlung und betriebliche Leistungen	159
8.3.2	Einarbeitung	160
8.3.3	Ein Team schaffen	160
8.3.4	Supervision	161
8.3.5	Betriebsinternes Training	161
8.3.6	Individuelle Personalentwicklung	162
8.3.7	Anerkennung beruflicher Erfahrung und Beförderung	162
8.3.8	Effiziente Qualitätssicherung	163
8.4	Die richtigen Leute einstellen	163
8.5	Abwehrmechanismen von Organisationen und Demenzpflege	166
8.6	Veränderungen Wirklichkeit werden lassen	168
8.7	Das Pflege-Setting und die Gemeinde	169
9.	**Anforderungen an eine Betreuungsperson**	**171**
9.1	Der Anteil der Betreuungsperson an der Interaktion	172
9.2	Lebenskonzepte und Pflegearbeit	176
9.3	Erholung vom Lebenskonzept	179
9.4	Schmerzliche und verletzliche Punkte	181
9.5	Die Psychodynamik der Demenzpflege	184
9.5.1	Die Natur von Empathie	184
9.5.2	Projektive und empathische Identifikation	185
9.6	Zwei Wege der persönlichen Entwicklung	188
10.	**Die Aufgabe der kulturellen Transformation**	**191**
10.1	Pflegekulturen und ihr erweiterter Kontext	192
10.2	Die alte und die neue Kultur	193
10.3	Quellen des Widerstands	197
10.4	Der Veränderungsprozeß	201
10.5	Die Implikationen auf breiterer Ebene	205
Literaturverzeichnis		**207**
Adreßverzeichnis		**218**
Nachwort		**219**
Sachwortverzeichnis		**221**

Geleitwort

Als ich Mitte der achziger Jahre auf die Arbeiten von Tom Kitwood und der Bradford Dementia Group stieß, fiel mir der ethische und anthropologische Ansatz im Durchdenken von Demenz nachhaltig auf. Viele Formulierungen von Kitwood erinnerten mich an die Arbeiten von Prof. Dr. Erich Grond, der, ebenfalls von einem personalen Ansatz herkommend, immer wieder hervorhebt, daß die Beziehung zum Pflegenden das wichtigste Medikament für Menschen mit Demenz darstellt.

Die zentrale Aussage von Kitwood lautet: Im Kern geht es bei der Demenz um das Personsein des Menschen. Dies gilt nicht nur für Menschen mit Demenz, sondern auch für die Betreuenden und Pflegenden, die Therapeuten und die Mediziner. Der dementiell veränderte Mensch versucht oft verzweifelt, sich als Person, als Subjekt zu erfahren; Angehörige können die andere Ebene des Mensch- und Personseins ihrer Eltern oder Partner oft kaum mit den verinnerlichten elterlichen Bildern vereinbaren; Pflegende werden mit Regressionen konfrontiert, auf die sie häufig mit heimlichen Vermeidungen oder mit offener Abwehr durch die Dominanz der «Arbeit am schmutzigen Leib» reagieren. Für uns alle stellt sich die Frage: Was heißt es Mensch und Person zu sein, wenn der Geist uns verlässt? Denn:

Demenz ist ein Angstthema, weil sie uns alle betreffen kann, besonders aber auch, weil sie uns an der Stelle kränkt, auf die wir besonders stolz sind: Demenz geht uns an den Verstand und an die Vernunft. Kontrolle zu verlieren und schicksalshaft abhängig zu werden muß, so sind die gesellschaftlichen Leitbilder, auf jeden Fall vermieden werden. Daher ist Demenz in erster Linie ein gesellschaftliches Thema:

- Welcher Status wird diesen Menschen eingeräumt?
- Wie soll die Lebensqualität einer immer größer werdenden Anzahl von Menschen mit Demenz aussehen?
- Welche Ressourcen sollen dafür zur Verfügung stehen?

Die von Kitwood als falsifizierbar ausgewiesene Hypothese besagt, daß eine konstruktive, positive Arbeit an und mit Menschen mit Demenz ihr Personsein – je entsprechend dem Grad der Krankheitsentwicklung – erhalten und bewahren kann. Die Bedürfnisse verändern sich und werden kindhafter, wenn auch nicht kindlich. So wie Eltern ein Kind zur Person entwickeln lassen, so können Angehörige und Pflegende durch ein therapeutisch-empathisches Sicheinlassen auf diese Bedürfnisse den Menschen immer wieder zu der Erfahrung verhelfen, in einer Ich-Du Begegnung Halt, Trost, Bergung und damit Wohlbefinden zu erfahren. Eben dadurch werden sie in ihrem Subjektsein genährt. Eine solche Raum gebende, zulassende, einzelfallbezogene Form der Annäherung und Begleitung bewahrt den Menschen mit Demenz ihr Antlitz, den Angehörigen ein gutes Gewissen; den Pflegenden schenkt diese Suchbewegung der Phantasie eine Chance der Selbsterfahrung mit den eigenen Grenzen und der eigenen Abwehr; aber auch die Chance von Freude, Humor und Begegnung. Jeder hat angesichts von Demenz die Möglichkeit, in seinem Personsein zu wachsen; jeder hat aber auch die Möglichkeit, nicht nur den Menschen mit Demenz, sondern sich selbst zu erniedrigen angesichts von Angst, Anonymität und Machtlosigkeit, die das Feld der Demenz umgeben.

Kitwood beschreibt die Entwicklung von der «alten Pflegekultur» mit den Merkmalen der Abwehr, der Kontrolle des Körpers und der Affekte durch «maschinelle, quasi-industrielle Pflege-Anstalten» hin zur «neuen Pflegekultur», die – in der Sprache der Prozeßethik – von wenig Dominanz und einem hohen Grad von Expressivität gekennzeichnet ist. Auf diesem Weg setzt sich Kitwood kritisch auseinander mit allen Tendenzen, die die «Vergleichgültigung des Individuellen» betreiben – mit der einseitig naturwissenschaftlich ausgerichteten Medizin und der von ihr vertretenen «neuropathischen Ideologie», mit den handfesten materiellen, industriellen und politischen Interessen, die mit dieser Sichtweise verbunden sind, mit der «Verbetriebswirtschaftlichung» der sozialen Arbeit und dem damit verbundenen irreführenden Dienstleistungs- und Kundengedanken im Handlungsfeld Demenz, mit Institutionen der Altenpflege, bei denen nicht der Mensch, sondern die Aufrechterhaltung der Arbeits- und Machtstruktur im Mittelpunkt steht, mit dem Pflegeideal der neutralen, technisch ausgerichteten PflegeexpertIn, die/der ihre/seine abwehrgenährten Distanzrituale für Professionalität hält, mit der distanzlos «mütterlich» vereinnahmenden Pflegekraft, die im Gepflegten magisch sich selbst behandelt und dies mit Charisma und Berufung verwechselt. Immer geht es darum, Demenz «weg zu machen» und sich der Aufgabe der Gestaltung eines personalen Lebens mit Demenz nicht zu stellen. Am Ende werden Menschen mit Demenz zu Objekten.

«Reflektierende Praktiker» – und nicht Ärzte – sind die von Kitwood anvisierten Experten, die mit Menschen mit Demenz einen möglichst angstarmen, normalen, ressourcenorientierten und familiären Alltag leben. Sie reflektieren vor allem ethisch und therapeutisch in Fallgesprächen und suchen nach individuellen Möglichkeiten, Wohlbefinden zu steigern und damit Personsein zu ermöglichen.

Es geht darum schön zu machen, nicht nur sauber zu machen. «Reflektierender Praktiker» im Feld Demenz zu sein hält Kitwood für eine der schwierigsten und anspruchvollsten Aufgaben, die diese Gesellschaft zu vergeben hat. Dies nicht zuletzt deswegen, weil sie nur mit ihrer eigenen Person die Person des anderen «halten» können und im Pflegealltag die Grenzziehungen, die ein Psychotherapeut für sich in Anspruch nehmen kann, nur durch besonderes Bemühen wie z. B. Supervision geschaffen werden können. Entsprechend sollte die Würdigung ausfallen.

1998 verstarb Tom Kitwood, kurz nachdem er für das vorliegende Buch von «Age Concern» ausgezeichnet wurde. Das Buch gilt in Großbritannien als die umfassendste Darstellung des «personenzentrierten Ansatzes» in der Pflege und Betreuung von Menschen mit Demenz. Es ist ein provozierendes Buch, das zur Auseinandersetzung einlädt und dazu auffordert. Dazu soll hier erneut aufgerufen werden.

Christian Müller-Hergl

Vorwort des Reihenherausgebers

Das vorliegende Buch ist ein sehr bemerkenswertes Werk und eine Bereicherung für die Reihe «Rethinking Ageing». Es ist sowohl Zeugnis als auch Résumée der Arbeit, die Tom Kitwood während der vergangenen 10 Jahre geleistet hat. Zum ersten Mal werden darin in einem einzigen Text sowohl die alternative theoretische Analyse der Verursachung einer Demenz als auch seine inspirierten Ideen und seine bahnbrechende Herangehensweise in der Praxis zusammengeführt. Beides war zuvor nur in Zeitschriftenbeiträgen enthalten oder wurde in Trainingskursen und Leitfäden für Betreuende dargeboten.

Von allen Bereichen der Arbeit mit älteren Menschen bildet die Pflege von Menschen mit Demenz vielleicht die stärkste Herausforderung. Sie stellt die höchsten Anforderungen an Angehörige und Personal – Menschen, die in ihren Bemühungen im allgemeinen nur wenig Unterstützung und Anerkennung bekommen. Die Pflege von Menschen mit Demenz ist oft von Verdammnis und Schwermut gekennzeichnet: Welche Hoffnung kann es schließlich für Menschen geben, so heißt es, die an einer bislang unheilbaren Krankheit leiden? In diesem düsteren Kontext war die Arbeit von Tom Kitwood und der Bradford Dementia Group, die er vor 10 Jahren gründete, wahrhaft bemerkenswert. Zahllosen Tätigen und Betreuenden war sie eine Quelle der Hoffnung und positiver Ideen.

Das Angebot Tom Kitwoods besteht in einer Herangehensweise an die Arbeit, die praxisbezogen ist und gleichzeitig auf der Betrachtung des Leidenden als ganzem Menschen beruht. Seine Arbeit hat die negative Verbindung zwischen «keine Heilung» und «keine Hoffnung» in der Pflege von Menschen mit Demenz gekappt, indem gezeigt wird, wie geholfen werden kann, und indem die Vision einer neuen Pflegekultur dargelegt wird. So wurde beispielsweise in den Trainingskursen der Bradforder Gruppe zum Thema «Dementia Care Mapping», d. h. der «Abbildung der Landschaft der Demenzpflege» für in der Pflege Tätige eine Methode zur Evaluierung der Pflege von Menschen mit Demenz unterrichtet, die zu einer Steigerung der Qualität eben dieser Pflege führen kann. Wie die gesamte Arbeit der Bradforder Gruppe beruht auch Dementia Care Mapping auf gewissen Prinzipien des Personseins, die dem dementen Individuum zugeordnet werden, und auf Zielen zur Steigerung des Wohlbefindens durch qualitätvolle Pflege. Tom Kitwood stellt diese Bejahung des Personseins in einen bewußten Gegensatz zu der tiefverwurzelten «malignen, bösartigen Sozialpsychologie», die genau das Gegenteil bewirkt, nämlich das Unbehagen der dementen Person zu verstärken. In seinem Ansatz wird die einzigartige Subjektivität der dementen Person, ihre singuläre Weise, das Leben und seine Beziehungen zu erfahren, anerkannt und versucht, diese Erfahrung und die Realität ihrer Gefühle zu würdigen. Entgegen dem alten Paradigma der Pflege von Menschen mit Demenz, bei dem das Verhalten einer dementen Person als bedeutungslos galt, wird in seinem Ansatz versucht, die Bedeutung eines Verhaltens, das irrational und problematisch erscheinen mag, aufzudecken.

Tom Kitwoods praktischer Ansatz einer Verbesserung der Pflege wurde durch ein Überdenken der Krankheitsursachen ergänzt. In einer Reihe theoretischer Veröffentlichungen ist Kitwood das Standardparadigma der Verursachung einer Demenz mutig angegangen. Der durch dieses Paradigma vermittelten Sichtweise zufolge sind die mentalen und emotionalen Symptome einer Demenz lediglich die Folge einer Reihe katastrophaler Veränderungen im Gehirn. Kitwood dagegen argumentiert, daß diese neurologischen Veränderungen allein nicht hinreichen, um zu erklären, wie die Krankheit in speziellen Fällen auftritt. Vielmehr müssen wir die Biographie des dementen Patienten und dessen soziale und emotionale Geschichte sowie die Art, in der unsere Interaktion mit dem Individuum unter Umständen dessen Unbehagen oder – bei qualitätvoller Pflege – dessen Wohlbefinden verstärken kann, mitberücksichtigen. Er betont, wie wichtig es ist, daß wir in der dementen Person uns selbst sehen, und meint, daß bei guter Pflege ein gewisses Maß an Wiederherstellung personaler, darunter auch geistiger Funktionen (remaining) möglich ist. Ferner bringt er die Pflege von Menschen mit Demenz paradigmatisch mit den Werten unserer Kultur in Verbindung.

Tom Kitwoods Buch wirft ein völlig neues Licht auf die Themen Demenz und Demenzpflege und paßt daher ausgezeichnet in die Reihe «Rethinking Ageing». Es ist eine intellektuelle Herausforderung für diejenigen, die zur Ätiologie eines der drängendsten sozialen Probleme unserer Zeit forschen und darüber nachdenken, und es öffnet denjenigen den Weg, die um eine qualitätvolle Pflege von Menschen mit Demenz ringen.

Brian Gering
School of Health and Social Welfare
The Open University

Danksagung

Meine Dankbarkeit möchte ich all denen zum Ausdruck bringen, die mir Hilfe, Kritik, Feedback, Rat und Unterstützung gewährt haben, vor allem Elizabeth Barnett, Errollyn Bruce, Sean Buckland, Brenda Bowe, Andrea Capstick, David Coates, Joan Costello, Linda Fox, Brian Gearing, Buzz Loveday, Tracy Petre, Bob Woods, und John Wattis. Mein Dank geht auch an Chris Bowers, der die Grafiken besorgte, und an Jo Daniels, die sich um alle abschließenden Schreibarbeiten kümmerte.

Die Fotografien wurden von der The Grange Day Unit, Sunderland, von den Methodist Homes for the Aged, von der Darnall Dementia Group in Sheffield und von Paul Schatzberger zur Verfügung gestellt.

1. Einleitung

In der Welt der Natur gibt es manche Fluten, die dramatisch steigen: Die See ist ein Aufruhr gigantischer Wellen, die Klippen erzittern, und Schaum fliegt hoch empor. Andere Fluten steigen still, über Kilometer von Schlamm und Sand leise vorankriechend, und verursachen keine erkennbare Störung. Obwohl ihr Vordringen kaum wahrgenommen wird, sind sie nichtsdestoweniger mächtig und nachhaltig. So ist es auch mit den Fluten, die den Verlauf der Menschheitsgeschichte verändern.

Die steigende Flut von Demenz ist von der letztgenannten, stillen Art.[1] Seit vielen Jahren steigt die Prävalenz nun schon langsam, aber stetig an und wird dies wahrscheinlich auch in Zukunft noch viele Jahre tun. Demenz ist primär ein Merkmal der industrialisierten Gesellschaften, wo das Bevölkerungsprofil während der vergangenen 100 Jahre immensen Veränderungen unterworfen war, in deren Verlauf der Anteil an Menschen höherer Altersgruppen erheblich zunahm. Viele Regionen der Welt, die früher «unentwickelt» waren, durchlaufen zur Zeit eine ähnliche demographische Verschiebung und werden zum gegebenen Zeitpunkt wahrscheinlich einer der unsrigen sehr ähnlichen Situation gegenüberstehen. Das Problem ist von enormer Tragweite. Allein in Großbritannien gehen die meisten Schätzungen davon aus, daß die Anzahl der Betroffenen zwischen 500 000 und 1 Million liegt. Unter Umständen erweist sich die Demenz als das bedeutsamste epidemiologische Merkmal des beginnenden 21. Jahrhunderts. Ihre Präsenz wird tiefgreifende und anhaltende Auswirkungen auf das gesamte Gefüge unseres politischen, ökonomischen und sozialen Lebens haben – zum Guten oder zum Schlechten.

Wie müssen wir Demenz verstehen und damit eine passende Antwort darauf finden? Heutzutage wird sie überwiegend als «organisch bedingte psychische Erkrankung» hingestellt, und ein medizinisches Modell, das ich als Standardparadigma bezeichnen werde, hat sich als vorherrschend erwiesen. Nach den großen neuropathologischen Untersuchungen der sechziger Jahre schien es, als sei der Nachweis einer Organität derart überwältigend, daß es einer «technischen»

---

1 Das Bild der steigenden Flut stammt aus einem Artikel von Bernard Ineichen [1987].

Herangehensweise an das Problem bedurfte, und zwar im wesentlichen, um die pathologischen Prozesse zu erhellen und dann Wege zu finden, um sie zum Stillstand zu bringen oder zu verhindern. Die Psychiatrie tendierte von da an zu einem eher enggefaßten Umgang mit Demenz, bei dem oft die größeren menschlichen Themen ignoriert wurden, und andere mit der Medizin verbundene Disziplinen schlossen sich dem an.

Wie wir sehen werden, gibt es eine Menge Probleme mit dem Standardparadigma. Unser heutiges Bild des Nervensystems ist weitaus komplexer als das, welches jenem Paradigma zugrundegelegt wurde. Vor allem gilt das Gehirn heute als ein Organ, das zu einer kontinuierlichen strukturellen Adaptation in der Lage ist; seine Schaltkreise sind nicht statisch, wie in einem Computer, sondern dynamisch und verändern sich langsam entsprechend den Anforderungen der Umgebung. Auch aus der Pflegepraxis ergeben sich Hinweise, die eine Herausforderung für das Standardparadigma bilden: Es ist heute klar, daß die früheren, extrem negativen und deterministischen Ansichten über den Prozeß der Demenz nicht richtig waren. Natürlich läßt sich ein Paradigma über nahezu unbegrenzte Zeit hinweg «retten», etwa durch subtile Neudefinitionen, dadurch, daß gewisse Fakten vernachlässigt und andere hervorgehoben werden oder gar durch schlichtes Unterdrücken widersprechender Ansichten. Die Wissenschaftsgeschichte scheint indessen zu zeigen, daß sich in dem Moment, wo die Ungereimtheiten allzu offensichtlich aufscheinen, jemand findet, der die Probleme auf andere Weise darzustellen versucht: Die Zeit für ein neues Paradigma ist gekommen.

Das Hauptziel dieses Buches besteht demnach darin, die Herausforderung anzunehmen und ein Paradigma vorzustellen, in dem die Person an erster Stelle steht. Es bietet ein reicheres Spektrum an Fakten und Belegen, als das medizinische Modell, und löst einige von dessen gravierendsten Ungereimtheiten. Außerdem bietet es die logische Grundlage für einen Pflegeansatz, bei dem viel mehr auf menschliche als auf medizinische Lösungen geachtet wird. Viele Menschen haben intuitiv ihren eigenen Weg zu solch einem Ansatz gefunden, und langsam entsteht eine neue Demenzpflegekultur.

Mein eigener erster Kontakt mit Demenz fand im Jahre 1975 statt. Durch Zufall war meine Frau im örtlichen Supermarkt einer gebrechlichen alten Dame um die 70 begegnet und hatte ihr bei der Auswahl eines Schmerzmittels geholfen. Es stellte sich heraus, daß sie nur 2 Kilometer entfernt wohnte, und an jenem Tag brachte meine Frau sie nach Hause. Nach und nach wurde Frau E., wie wir sie allmählich nannten, zu einer Freundin. Wir wußten, daß sie sich hin und wieder einsam und traurig fühlte, aber sie war eine ausgezeichnete Gesellschafterin, sehr gastfreundlich und liebte Kinder. Mit der Zeit fanden wir ein wenig über ihr Leben heraus. Sie war seit über 10 Jahren verwitwet und lebte allein. Ihr Haus, das der Gemeinde gehörte, hatte einst einen Blick über Felder und Ackerland gehabt, heute stand da eine große Wohnanlage, die für ihr rauhes soziales Klima berüch-

1. Einleitung

tigt war. Während ihrer Ehe und noch einige Zeit danach hatte sie als Schneiderin gearbeitet, und in einem Raum ihres Hauses stand noch immer die Nähmaschine. Sie war kinderlos, und ihre nächste Verwandte war eine Nichte, die rund 150 Kilometer entfernt wohnte. Frau E. war katholisch und früher eine regelmäßige Kirchgängerin gewesen. Inzwischen besuchte sie den Gottesdienst seltener, aber der Priester kam regelmäßig zu Besuch bei ihr vorbei. Gelegentlich hatten wir den Eindruck, sie könnte vielleicht nicht genug zu Essen bekommen, jedoch geschähe dies dann eher aus Nachlässigkeit oder Vergeßlichkeit, als aus Gründen der Armut. Manchmal boten wir ihr ein informelles «Essen-auf-Rädern», indem wir ihr eine Portion der für unsere Familie zubereiteten Mahlzeit vorbeibrachten.

Das letzte Mal, das ich mit Frau E. als der Person zusammen war, die ich kennengelernt hatte, war der Ostersonntag 1979. Sie kam zum Mittagessen zu uns, und anschließend wuschen wir ab. Es war ein klarer, kalter Tag, und die Osterglocken leuchteten im Wind, wir waren beide guter Laune und sangen. Eines der Lieder, das sie selbst aussuchte, stammte von den «Seekers», und sein Refrain lautete: «Der Karneval ist vorbei, und wir werden uns nie wiedersehen.»

Dieses Lied erwies sich als tragische Vorahnung, denn ein paar Monate später befand sich Frau E. in einer Einrichtung, um nie wiederzukehren. Erst später fand ich nach und nach heraus, was geschehen war. Scheinbar war sie in ihrem eigenen Zuhause unsicher geworden und wenigstens einmal ins Feuer gefallen. Außerdem hatte man sie dabei beobachtet, wie sie nachts durch die Straßen wanderte. Mitglieder ihrer Kirchengemeinde hatten zu helfen versucht, aber ein Sozialarbeiter war hinzugezogen worden, und man hatte Kontakt zu Frau E.'s Nichte aufgenommen. Eines Tages kamen die Nichte und ihr Mann bei «Tantchen» vorbei, um sie zu besuchen, wie sie es oft getan hatten. Sie sagten, sie würden sie auf eine Spazierfahrt mitnehmen, aber diesmal endete der Ausflug in der örtlichen Psychiatrie, wo sie zur Begutachtung aufgenommen wurde. Nach kurzem Klinikaufenthalt wurde Frau E. in eine Einrichtung des Sozialdienstes (Social Services Home) eingewiesen. Es war ein riesiges Gebäude aus geschwärztem Stein, das an einem öden Hang in Bradford lag. Als ich sie besuchte, war ich entsetzt über die Veränderung, und sie schien mich überhaupt nicht zu erkennen. Ich blieb nicht lang. Ich dachte, es hätte keinen Zweck, wo sie doch jetzt so offensichtlich «senil» geworden war. Zu meiner Schande war dies mein einziger Besuch, nachdem sie von Zuhause weggebracht worden war. Frau E. starb ein paar Monate darauf. Ich war überrascht, wie viele Menschen zu ihrer Beerdigung kamen.

Zu der Zeit, als Frau E. zu meinen Bekannten zählte, arbeitete ich als Psychologe an der Universität, versagte jedoch gänzlich darin, mein berufliches Wissen zu ihren Gunsten anzuwenden. Ich nahm einfach die Vorstellung als gegeben hin, daß manche Menschen eben «senil» werden und dann außer der Befriedigung körperlicher Grundbedürfnisse nicht mehr das Geringste für sie getan werden könne. Es kam mir nicht einmal in den Sinn, meine Vorstellungskraft auf den Versuch eines Verständnisses dessen zu verwenden, was Frau E. da erleben könnte, oder meine Kreativität zu nutzen, um einen neuen Weg der Kommunikation zu bahnen. Wie viele andere Menschen damals und heute stand ich völlig unter dem Einfluß der vorherrschenden Sichtweise: Demenz ist ein «Tod, der den Körper zurückläßt».

Einige Zeit später, im Jahre 1985, begann ich mit und für Menschen mit Demenz zu arbeiten. Dabei ging die Initiative zunächst nicht von mir aus: Ein Psychiater und ein klinischer Psychologe baten mich, ihr «Doktorvater» zu sein. Ich konnte ihnen eine allgemeine Anleitung in Forschungsmethoden bieten und ihren Ideen ein geneigtes, aber dennoch kritisches Ohr leihen, besaß jedoch kein substantielles Wissen auf ihrem Gebiet. Dies alles änderte sich allerdings sehr bald, und ich sah mich zunehmend in ihre Arbeit hineingezogen. Ich wurde Mitglied der «Alzheimer Disease Society» und begann, die monatlichen Treffen der Ortsgruppe zu besuchen. Außerdem begann ich, bei einem kleinen kommunalen Fürsorgeprogramm mitzuwirken. Ich stellte fest, daß ich Menschen mit Demenz mag. Oft bewunderte ich ihren Mut. Ich spürte, daß ich etwas von ihrer Zwangslage verstand, und bisweilen entdeckte ich, daß ich mit ihnen auf scheinbar fruchtbare Weise interagieren konnte. Zu den weiteren Unternehmungen gehörten die Mithilfe bei der Unterstützung Betreuender sowie das allmähliche Nachvollziehen von Lebensgeschichten anhand ausgedehnter Interviews mit Angehörigen.

Mit zunehmendem Eingebundensein begegnete ich mehreren wirklich ausgezeichneten Pflegepraktikern und freundete mich mit ihnen an. Zunächst durch sie und später aufgrund meiner eigenen unmittelbaren Erfahrung gelangte ich zu der Ansicht, daß viel mehr getan werden könne, um Menschen mit Demenz zu helfen, als allgemein angenommen wurde. Je mehr ich mich in die psychiatrische Literatur zur Demenz einlas, wurde ich darüber hinaus immer skeptischer gegenüber vielen Sichtweisen. Ich begann mich zu fragen, ob nicht wenigstens einige der Symptome, die gewöhnlich beobachtet werden, eher auf ein Versagen im Verständnis und in der Pflege als auf ein strukturelles Versagen des Gehirns zurückzuführen sein könnten. Ich entdeckte, daß einige Wenige in der Tat in diesem Sinne publiziert hatten, ihre Arbeiten jedoch im allgemeinen mit Vorbehalt aufgenommen oder vernachlässigt wurden.

Frisch aus einem anderen Arbeitsbereich der Psychologie gekommen und mit Beratung, Psychotherapie und moralischer Entwicklung befaßt, war ich oft schockiert über die Art, in der Menschen mit Demenz herabgewürdigt und mißachtet wurden. Eine meiner ersten Untersuchungen bestand in der Dokumentation der verschiedenen Weisen, in denen persönliche Wesenheit oder das Personsein untergraben wurde; ich nannte dies provokant die «maligne, bösartige Sozialpsychologie», die die Demenz umgibt. Es war überraschend festzustellen, daß tatsächlich weder in der Praxis noch in der Literatur irgendein Versuch unternommen wurde, die Subjektivität von Demenz zu verstehen. Unter der äußerst fadenscheinigen Begründung, man habe es hier mit einer «organisch bedingten psychischen Erkrankung» zu tun, war darüber hinaus auch eine Untersuchung zwischenmenschlicher Prozesse irgendwie verboten. Ich wollte die Formulierung «Die Sozialpsychologie der Demenz» verwenden; indessen schien dies vor 10 Jahren fast Blasphemie. Bisweilen fühlte ich mich sehr ängstlich, beinahe schuldig, wenn ich meine versuchsweisen Vorstellungen vorbrachte. Als ich dann den Begriff des «rementing», der Wiederherstellung personaler, darunter auch geistiger Funktionen aufbrachte, den viele inzwischen akzeptiert haben, war dies nahezu Häresie.

Mit der Weiterentwicklung und Vertiefung meiner Arbeit kam ich immer stärker mit den Einzelheiten der Pflege von Menschen mit Demenz in Berührung, wobei ich vor allem Vorstellungen und Praktiken aus der psychotherapeutischen Arbeit heranzog, bei der der Schwerpunkt auf der Authentizität in Kontakt und Kommunikation liegt. Viele Menschen brachten wirklich wertvolle Innovationen in die Pflegepraxis ein, jedoch war ich davon überzeugt, daß das volle Spektrum der Möglichkeiten zur Steigerung des Wohlbefindens noch nicht zur Gänze erwogen worden war. Da vieles von der guten Arbeit, die geleistet wurde, außerdem keine kohärente theoretische Grundlage hatte, fehlte ihm die allgemeine Glaubwürdigkeit. Meine Kollegin Kathleen Bredin und ich versuchten, einige der Fragmente zusammenzufügen. Der Psychotherapie nach Rogers folgend nannten wir den gesamten Ansatz «person-centred care» (person-zentrierte Pflege). Einige der Grundlagen finden sich in unserem Büchlein «*Person to Person: A Guide to the Care of Those with Failing Mental Powers*» [1992c]. Die Theorie und die empirischen Grundlagen wurden detailliert in einer Reihe von Veröffentlichungen zwischen den Jahren 1987 und 1995 dargelegt, die sich allesamt in der Bibliographie zu diesem Buch finden. Unsere Forschungen zu dieser Zeit führten zur Bildung der Bradford Dementia Group, deren zentrales Anliegen in der Entwicklung einer person-zentrierten Pflege besteht.

Eine unserer wichtigsten Innovationen war eine neue Methode zur Evaluation der Pflegequalität in formellen Settings, die wir Dementia Care Mapping (DCM) nannten. Es beruht unter Anwendung einer Kombination von Empathie und Beobachtungsgabe auf dem ernsthaften Versuch, den Standpunkt der dementen Person einzunehmen. Die DCM-Methode hat sich als enorm interessant erwiesen, wie sich daran zeigt, daß das Handbuch inzwischen in die 7. Auflage gegangen ist. Die besonderen Stärken des Verfahrens scheinen in der Art, in der der aktuelle Pflegeprozeß beleuchtet wird, sowie in der Aufmerksamkeit, die der «Entwicklungsschleife», d.h. einer Denk- bzw. Diskussionspause zur Entwicklung eines gemeinsamen Plans (developmental loop), für das Bewirken von Verbesserungen gewidmet wird, zu liegen. Es bildet daher eine mächtige, sehr positive Herausforderung für jede Organisation, die an der Pflege von Menschen mit Demenz beteiligt ist.

Das Konzept der person-zentrierten Pflege läßt sich in jedem Kontext anwenden, es ist nicht nur eine Angelegenheit formeller Settings, z. B. der stationären und teilstationären Pflege. In all der Zeit, in der ich mich mit Demenz beschäftige, habe ich mitgeholfen, pflegende Angehörige bei ihrer nahezu übermenschlichen Aufgabe zu unterstützen. Dabei war ich tief beeindruckt von ihrem Mut, ihrem Humor und ihrer vollkommenen Zielgerichtetheit sowie von ihrer Fähigkeit, anderen in vergleichbarer Situation Freundschaft und Ermutigung zukommen zu lassen. In den vergangenen Jahren hat die Bradford Dementia Group zur Unterstützung Betreuender ein strukturiertes Programm mit einem umschriebenen Maßnahmenkatalog und genauer Betrachtung des Prozesses entwickelt. Vor kurzem haben wir die Vorbereitung der Materialien abgeschlossen und damit begonnen, andere darin zu unterweisen, wie sie ein solches Programm für Betreuende in ihrer eigenen Gemeinde unterhalten können. Forschung und Entwicklung dieser Art war ein zentraler Punkt unserer Arbeit.

Wie viele andere entdeckte ich, daß die intensive Beschäftigung mit dementen Menschen und den sie Betreuenden hohe emotionale Anforderungen stellt. Da gibt es ein hohes Maß an Angst und Leid, und manchmal glaubt man, in einem ungeheuren Sumpf unbefriedigter Bedürftigkeit zu versinken. Es gab mehrere Punkte, an denen ich mich sehr mutlos fühlte und aufgeben bereit war. Heute glaube ich, daß ich allmählich meinen eigenen Ängsten gegenüber dem Altern und der Entwicklung einer Demenz ins Auge zu sehen und mich hindurchzuarbeiten begann. Außerdem wurde mir klar, daß ich auf eine geradezu perverse Art entschlossen war, diesem Arbeitsgebiet verbunden zu bleiben. Solcher Art waren meine ersten dunklen Ahnungen von dem, was wir heute in der Bradford Dementia Group die «Tiefenpsychologie der Pflege von Menschen mit Demenz» nennen: die unbewußten Formen der Abwehr, die Zwänge und die zwischenmenschlichen Prozesse, die dieses Arbeitsgebiet durchziehen.

Alle bis dahin erwähnten Themen wurden in das Buch aufgenommen, das folgendermaßen aufgebaut ist: Wir beginnen mit der Betrachtung des gedanklichen Konzepts, das die gesamte Diskussion in sich vereint, nämlich dem des Personseins, und untersuchen seine ethische, sozialpsychologische und neurologische Bedeutung. Kapitel 3 gibt eine kurze Übersicht dessen, was über die Natur der Demenz und ihrer Begleiterkrankungen bekannt ist. Hier befinden wir uns überwiegend auf dem Standardterrain der Psychiatrie, und ich stelle einige der Schwierigkeiten und inneren logischen Brüche der Art des medizinischen Modells heraus, das in einfache Lehrbücher Eingang findet. In Kapitel 4 wird ein Blick auf die Demenz geworfen, wie sie so oft gelebt wird, das heißt, wo die so dringend benötigten unterstützenden Strukturen fehlen. Ich empfehle, den Prozeß begrifflich in dialektische Termini zu fassen; sowohl die neurologische Beeinträchtigung als auch sozialpsychologische Faktoren spielen ihre Rolle beim Aushöhlen von Personen. Das folgende Kapitel zeigt ein stark kontrastierendes Bild, indem das

Wachstum positiver Ansätze umrissen und ein dialektisches Zwischenspiel beschrieben wird, bei dem die Sozialpsychologie daran mitwirkt, den Prozeß des neurologischen Verfalls zu kompensieren. In Kapitel 6 bewegen wir uns auf subjektiverem Boden und untersuchen, welche Art von Erfahrung die Demenz unter Umständen darstellt. Dies führt weiter zu einer Diskussion der Pflegepraxis in Kapitel 7, wobei das Hauptaugenmerk auf diejenigen Formen der Interaktion gerichtet ist, durch die sich Personsein erhalten läßt. Kapitel 8 weitet diese Diskussion auf die Frage aus, wie an der Fürsorge und Versorgung beteiligte Organisationen zum Guten oder Schlechten dazu beitragen können, und in Kapitel 9 betrachten wir eine Reihe von Themen in bezug auf das Personsein Betreuender. In Kapitel 10 schließlich untersuche ich, was an einer radikalen Veränderung in der Kultur der Pflege dementer Menschen teilhat und komme zu einem zurückhaltend optimistischen Schluß.

Es gibt eine allgemeine, wenn auch etwas unentwickelte Hypothese, die vieles von dem, was ich sowohl in Büchern als auch an anderer Stelle über Demenz geschrieben habe, unterlegt. Diese Hypothese ist sowohl psychologischer als auch neurologischer Art und läßt sich folgendermaßen zusammenfassen: Der Kontakt mit Demenz und anderen Formen schwerer kognitiver Beeinträchtigung kann und sollte (!) uns aus unseren üblichen Mustern der übertriebenen Geschäftigkeit, des Hyperkognitivismus und der Geschwätzigkeit herausführen in eine Seinsweise, in der Emotion und Gefühl viel mehr Raum gegeben wird. Demente Menschen, für die das Leben der Emotionen oft intensiv und ohne die üblichen Hemmungen verläuft, haben den Rest der Menschheit unter Umständen etwas Wichtiges zu lehren. Sie bitten uns sozusagen, den Riß im Erleben, den westliche Kultur hervorgerufen hat, zu heilen und laden uns ein, zu Aspekten unseres Seins zurückzukehren, die in evolutionärem Sinne viel älter sind, stärker mit dem Körper und seinen Funktionen in Einklang stehen und dem Leben aus dem Instinkt heraus näher sind. Die meisten von uns leben beinahe wörtlich aus dem Kopf, das heißt aus den äußeren Schichten des Neokortex heraus. Es ist psychologische und damit auch neurologische Arbeit für und mit uns zu leisten, während wir auf eine tiefere Integration und Integrität hinarbeiten.

Mein Diskurs beruht, wo immer möglich, auf Forschungsergebnissen. Allerdings biete ich auch eine persönliche Sichtweise an, die sich aus meinem ganz eigenen Ringen um das Verständnis von Natur und Kontext der Demenz und aus meinem eigenen Versuch, bei der Verbesserung der Pflege zu helfen, herleitet. Ich entschuldige mich nicht dafür, denn es ist mir lieber, einige meiner eigenen Überzeugungen und Wertvorstellungen aufzudecken, als mich zurückzuhalten und völlige Objektivität vorzugeben. Auf biomedizinischem Gebiet habe ich stets eng mit Psychiatern und anderen zusammengearbeitet und ein Modell zu entwickeln versucht, das psychiatrisch wirklich Sinn ergibt. Meine Wertvorstellungen sind vor allem in meiner Betonung moralischer Aspekte und in meinem Widerstand gegen den Mißbrauch von Drogen und Macht sowie gegen jene Verdrehungen der Wahrheit, die man als «neuropathische Ideologie» bezeichnen könnte, zutage getreten.

Das Buch enthält viele kleine Vignetten, Schilderungen von Menschen und Episoden. Soweit nicht anders angegeben, stammen sie aus meiner eigenen Arbeit mit Menschen, die Demenz haben, mit betreuenden Angehörigen sowie mit denjenigen, die beruflich mit der Pflege dieser Menschen zu tun haben. Alle Schilderungen sind in soweit wahr, als sie auf tatsächlichen Ereignissen beruhen. Aus Gründen der Vertraulichkeit sind jedoch alle Namen fiktiv, und in einigen Fällen wurden auch andere Aspekte verschleiert oder geändert.

Nach über einem Jahrhundert der Demenzforschung, meist im Rahmen des Standardparadigmas, haben wir inzwischen fast alles vernommen, was unter Umständen Bestürzung hervorrufen kann. Da wir nun das gesamte Gebiet neu formieren, wird das meiste des nun Folgenden gute Neuigkeit darstellen. Wir werden viel mehr darüber entdecken, wie man Menschen mit Demenz in die Lage versetzt, sich wohlzufühlen, ohne auf magische Kugeln oder technische Hilfen warten zu müssen. Und wenn wir uns auf das Abenteuer eines echten und offenen Engagements einlassen, werden wir auch eine Menge über uns selbst lernen.

2. Was heißt es, eine Person zu sein?

Einige Monate vor dem Abschluß dieses Buches trat eine Agentur, der es um die Förderung des Bewußtseins für die Alzheimer-Krankheit und andere ähnliche Erkrankungen ging, an ein Tageszentrum mit der Bitte heran, einige Fotos von Klienten zur Verfügung zu stellen, die zu Werbezwecken verwendet werden könnten. Die Genehmigung wurde erbeten und erteilt, und die Fotos wurden entsprechend aufgenommen und abgeschickt. Indessen wies die Agentur sie mit der Begründung zurück, daß die Klienten nicht die verstörten und gequälten Merkmale aufwiesen, die Menschen mit Demenz «haben sollten» und von denen erwartet wurde, daß sie allgemeine Betroffenheit wecken. Der – vom Standpunkt der Agentur aus betrachtet – Fehlschlag der Fotoaktion war aus der Sicht der Klienten ein Maß für den Erfolg des Tageszentrums. Hier gab es einen Ort, an dem Männer und Frauen mit Demenz fortfuhren, in der Welt von Personen zu leben, und nicht zu Trägern einer organischen Hirnerkrankung herabgestuft wurden.

«Alzheimer-Opfer», «Demente», «ältere Geistesschwache» – diese und ähnliche Beschreibungen werten die Person ab und machen ein einzigartiges und sensibles menschliches Wesen zu einem Fall in irgendeiner Kategorie, die aus Gründen der Bequemlichkeit oder zu Kontrollzwecken geschaffen wurde. Stellen Sie sich eine altmodische Waage vor: In die eine Waagschale legen Sie Aspekte des persönlichen Seins und in die andere Aspekte der Pathologie und der Behinderung. In nahezu dem gesamten konventionellen Denken, das wir geerbt haben, neigt sich die Waage sehr deutlich zu letzterer Seite hin. Es gibt weder eine logische Begründung dafür, noch handelt es sich dabei um eine Schlußfolgerung aus einem umfassenden Spektrum empirischer Daten. Es spiegelt lediglich die vorherrschenden Werte und die Prioritäten wider, die traditionell beim Assessment, in der Pflegepraxis und in der Forschung gesetzt wurden. Der Augenblick ist da, um sich die Waagschale ganz entschieden auf die andere Seite senken zu lassen und Männer und Frauen mit einer Demenz in ihrem vollen Menschsein anzuerkennen. Unser Bezugsrahmen sollte nicht länger die Person-mit-DEMENZ, sondern die PERSON-mit-Demenz sein.

In diesem Kapitel nun geht es um Personsein: um den Begriff und sein Umfeld selbst, um die Zentralität von Beziehung, die Einzigartigkeit von Personen, um die Tatsache unserer Verkörperung.

2.1 Der Begriff des Personseins

Zusammen mit seinen Synonymen und Entsprechungen ist der Begriff «Personsein» hauptsächlich in drei Formen der Auslegung zu finden, nämlich der der Transzendenz, der Ethik und der Sozialpsychologie. Seine Funktionen sind in diesen drei Kontexten jeweils verschieden, es gibt jedoch einen Bedeutungskern, der für eine grundlegende begriffliche Einheit sorgt.

Transzendente Auslegungen appellieren an eine sehr machtvolle Empfindung, die in nahezu jedem kulturellen Setting gilt, daß nämlich das Sein an sich heilig und das Leben zu achten sei. Theistische Religionen erfassen einiges davon in ihren Lehren der göttlichen Schöpfung. So herrscht beispielsweise in östlichen Traditionen des Christentums die Vorstellung des Menschen als «Abbild Gottes». Manche Formen des Buddhismus und andere nontheistische spirituelle Wege glauben an eine essentielle innere Natur, die stets präsent, immer perfekt ihrer Entdeckung durch Erleuchtung harrt. Der säkulare Humanismus trifft keine metaphysischen Annahmen über das Wesen unserer Natur, behauptet auf der Grundlage unmittelbarer Erfahrung indessen oft, daß «das Höchste wesenhaft» sei.

In den bedeutendsten ethischen Darlegungen westlicher Philosophie bestand ein Hauptthema in der Vorstellung, daß jede Person einen absoluten Wert besitzt. Wir sind demnach verpflichtet, einander mit tiefem Respekt zu behandeln, und dies als Zweck und niemals als Mittel zu einem anderen Zweck. Das Prinzip des Respekts vor Personen, so wurde von Kant und seinen Nachfolgern argumentiert, erfordert keine theologische Rechtfertigung; es ist die einzige Annahme, aufgrund derer unser Leben als soziale Wesen einen Sinn ergibt. Parallelen zu dieser Art des Denkens finden sich in der Doktrin der Menschenrechte, und diese wiederum wurde rhetorisch in vielen verschiedenen Zusammenhängen einschließlich dem der Demenz verwendet [King's Fund, 1986]. Ein Problem besteht dabei jedoch darin, daß die Person in Erklärungen von Rechten primär als separates Individuum umrissen wird; menschliches Leben wird nicht als interdependent und untereinander in Verbindung stehend angesehen.

In der Sozialpsychologie wurde der Terminus «Personsein» auf recht flexible und vielfältige Art verwandt. Seine primären Assoziationen liegen in der Selbstachtung und ihrer Grundlage, in dem Platz, den ein Individuum in einer sozialen Gruppe einnimmt, in der Wahrnehmung gegebener Rollen sowie in der Integrität, Kontinuität und Stabilität des Selbstgefühls. Themen wie diese wurden beispielsweise von Tobin [1991] in seinem Spätwerk sowie von Barham und Hayward [1991] in ihrer Studie über in der Gemeinde lebende ehemals Geisteskranke untersucht. Die Sozialpsychologie strebt als empirische Wissenschaft danach, ihre Darlegungen auf Beweise zu stützen, selbst wenn sie gleichzeitig anerkennt, daß einige davon aus Hinweisen und Andeutungen bestehen mögen. Harte Daten, wie sie von den traditionellen Naturwissenschaften geschätzt werden, lassen sich für gewöhnlich nicht gewinnen, selbst wenn eine Illusion geschaffen wird, daß dies möglich sei.

So gelangen wir schließlich zu einer Definition von Personsein, wie ich sie als Begriff in diesem Buch verwenden werde. Es ist ein Stand oder Status, der dem einzelnen Menschen im Kontext von Beziehung und sozialem Sein von anderen verliehen wird. Er impliziert Anerkennung, Respekt und Vertrauen. Ob jemandem Personsein zuerkannt wird oder nicht: Beides hat empirisch überprüfbare Folgen.

2.2 Wen schließt der Begriff ein?

Sobald Personsein zu einer zentralen Kategorie oder Begriffsklasse erhoben wird, treten ein paar entscheidende Fragen auf. Wer ist als Person zu betrachten und als solche zu behandeln? Welches sind die Ein- und Ausschlußgründe, da «Person» eindeutig kein bloßes Synonym für «Mensch» ist? Ist der Begriff des Personseins ein absoluter, oder kann er abgewandelt werden?

Solche Fragen wurden vor allem in der westlichen Moralphilosophie vielfach untersucht. In einer der am besten bekannten Abhandlungen schlägt Quinton [1973] fünf Kriterien vor. Das erste ist das Bewußtsein, mit dem Bewußtsein des Selbst als normaler Begleiterscheinung. Das zweite Kriterium ist Rationalität, die in ihrer am höchsten entwickelten Form die Fähigkeit zu abstraktem Denken einschließt. Das dritte ist die Macht zu Handeln, das heißt in der Lage zu sein, Absichten zu formulieren, Alternativen zu erwägen und das Handeln entsprechend auszurichten. Das vierte Kriterium ist die Moralität, die in ihrer stärksten Form bedeutet, nach Grundsätzen zu leben und für seine Taten verantwortlich zu sein. Das fünfte Kriterium ist das Vermögen, Beziehungen zu knüpfen und zu bewahren; wesentlich hierbei ist die Fähigkeit, die Interessen, Wünsche und Bedürfnisse anderer zu verstehen und sich mit ihnen zu identifizieren. Quinton legt dar, daß jedes Kriterium in einem stärkeren oder schwächeren Sinne aufgefaßt werden könne. So können wir beispielsweise zwischen jemandem, der alle Fähigkeiten eines moralisch Handelnden hat, und jemandem, bei dem dies nicht der Fall ist, der jedoch nichtsdestoweniger das geeignete Subjekt moralischer Anteilnahme ist, unterscheiden.

Mit dem Aufkommen von Computern und der Schaffung von Systemen mit künstlicher Intelligenz wurden nach und nach Zweifel dahingehend geäußert, ob der Begriff des Personseins noch gültig sei [Dennett, 1975]. Die zentrale Argumentation lautet wie folgt: Mit Computern verfügen wir über Maschinen, die gewisse Aspekte der Funktion des menschlichen Geistes imitieren. Wir können – und tun dies auch oft – das «Verhalten» von Computern beschreiben und erklären, als seien sie intentionale Wesen mit Gedanken, Wünschen, Plänen usw. Es besteht indessen keine Notwendigkeit, dies zu tun; es ist einfach nur ein Anthropomorphismus, eine bequeme Abkürzung. In Wirklichkeit läßt sich das Verhalten von Computern vollständig in physikalischen Begriffen beschreiben. Es wird dann argumentiert, das Gleiche sei im Prinzip auch bei menschlichen Wesen möglich, wenn auch die Details komplexer seien. Auf diese Weise ist ein intentionaler Rahmen nicht zwingend notwendig, und die Kategorie bzw. Begriffsklasse «Personsein», an die er so eng gebunden ist, wird überflüssig.

Hinter solchen Debatten ist ein verschwommener Schatten wahrzunehmen, nämlich der des liberalen Akademikers vergangener Tage: freundlich, bedächtig, ehrlich, fair, und vor allem anderen ein Intellektueller. Emotion und Gefühl haben nur geringen Anteil an der Ordnung der Dinge; Autonomie überwiegt vor Beziehung und Hingabe, und Leidenschaft hat überhaupt keinen Platz. Darüber hinaus scheinen sich die Probleme darauf zu konzentrieren, wie man beschreibt und erklärt, was bereits eine ausgeprägte Haltung der Losgelöstheit voraussetzt. Solange wir auf diesem Grund bleiben, ist die Kategorie «Personsein» und mit ihr die moralische Anerkennung von Personen mit geistigen Behinderungen in der Tat in Gefahr, untergraben zu werden. Auf popularistischer Ebene liegen die Dinge einfacher. Unter dem Einfluß des extremen Individualismus, der westliche Gesellschaften in den letzten Jahren beherrscht hat, wurden Kriterien wie die von Quinton aufgestellten auf zwei reduziert: Autonomie und Rationalität. Nun ist der Schatten im Hintergrund der Anhänger der «Business-Kultur». Ist dieser Schritt erst einmal vollzogen, gibt es eine perfekte Rechtfertigung dafür, Menschen mit ernsten Behinderungen aus der «Club der Personen» auszuschließen.

Sowohl die Hauptströmung des philosophischen Diskurses als auch dessen popularistische Reduktionen wurden von Stephen Post in seinem Buch *The Moral Challenge of Alzheimer's Disease* [1995] radikal hinterfragt. Er argumentiert darin, daß es ein schwerer Fehler war, Autonomie und rationale Fähigkeit so sehr zu betonen; dies sei Teil der Unausgewogenheit unserer kulturellen Tradition. Personsein sollte seinem Vorschlag zufolge weitaus stärker mit Gefühl, Emotion und der Fähigkeit, in Beziehungen zu leben, in Verbindung gebracht werden – und auf eben diesem Gebiet sind Menschen mit Demenz oft in hohem Maße kompetent, bisweilen mehr als die sie Betreuenden.

Post schlägt außerdem ein Prinzip *moralischer Solidarität* vor, nämlich ein Anerkennen der essentiellen Einheit aller Menschen, ungeachtet aller Unterschiede, die nach herkömmlicher Definition hinsichtlich ihrer geistigen Fähigkeiten zwischen ihnen bestehen mögen. Auf diese Weise sitzen wir sozusagen alle im selben Boot, und es kann keinen empirisch festgelegten Punkt geben, an dem es gerechtfertigt ist, manche Menschen aus diesem Boot ins Meer zu werfen. Die radikale Ausweitung moralischer Bewußtheit, welche Post empfiehlt, findet im Zusammenhang mit Demenz viele Anwendungen, zum Beispiel in der Art des

Umgangs mit diagnostischen Informationen, im Verhandeln über Angelegenheiten wie Autofahren oder Selbstpflege und schließlich in der schwierigsten Frage von allen, nämlich in der Erhaltung des Lebens.

2.3 Personsein und Beziehung

Es gibt noch eine weitere Herangehensweise an die Frage, was es bedeutet, eine Person zu sein. Sie gibt der Erfahrung den Vorzug und verweist die analytische Diskussion auf einen sehr unbedeutenden Platz. Einer ihrer wichtigsten Verfechter war Martin Buber, dessen kleines Buch *Ich und Du* 1922 zum ersten Mal veröffentlicht wurde und 1937 in einer englischen Übersetzung unter dem Titel *I and Thou* erschien. Es ist bedeutsam, daß dieses Werk während eben jener Periode, in der die Kräfte der Modernisierung weltweit enormen Aufruhr verursacht hatten, und im Nachgang der schrecklichen Grausamkeiten des Ersten Weltkriegs geschrieben wurde.

Bubers Arbeit kreist um den Kontrast zwischen zwei Formen des In-der-Welt-Seins, zwei Formen des In-Beziehung-Lebens. Die erste Form bezeichnet er mit Ich-Es und die zweite mit Ich-Du. In seiner Behandlung des «Du»[2] hat er eine von vielen Bedeutungen abstrahiert, indem er sie sozusagen zu einem Juwel machte. Im älteren Gebrauch des Wortes ist klar, daß eine Person in vielen Formen «kraftvollen Erkennens» mit Du angesprochen werden konnte: als Befehl, als Anklage, Beleidigung oder Drohung ebenso wie in der speziellen Form von Intimität, die Buber beschreibt. Beziehung im Ich-Es-Modus impliziert Kühle, Losgelöstheit und Instrumentalität. Sie ist eine Form, um eine sichere Distanz zu wahren und Risiken zu meiden; es besteht keine Gefahr, daß Schwachstellen erkennbar werden. Der Ich-Du-Modus wiederum impliziert das Auf-den-anderen-Zugehen, das Sich-Öffnen, Spontaneität – eine Reise in unerschlossenes Gebiet. Beziehungen der Ich-Es-Art können sich niemals über das Banale und Triviale hinaus erheben. Das Wagnis, mit einem anderen Menschen als Du in Beziehung zu treten, mag Angst oder gar Leid beinhalten, Buber sieht es jedoch auch als Weg zu Erfüllung und Freude. «Das Grundwort Ich-Du kann nur mit dem ganzen Wesen gesprochen werden. Das Grundwort Ich-Es kann nie mit dem ganzen Wesen gesprochen werden.» [M. Buber: Ich und Du. Reclam, Gütersloh, 1999, S. 3]

Bubers Ausgangspunkt unterscheidet sich demnach von dem des westlichen Individualismus. Er geht nicht von der Existenz vorgefertigter Monaden aus, um dann deren Attribute zu untersuchen. Seine zentrale Behauptung ist die, daß

---

2 Gemeint ist hier und im folgenden das altertümliche, wesentlich person-bezogenere «Thou», nicht das heute übliche, anonymere «you»; Anm. d. Ü.

Beziehung grundlegend ist; eine Person zu sein, bedeutet, mit Du angesprochen zu werden. Es findet sich hier nicht die Implikation, es gäbe zwei verschiedene Arten von Objekten – Ich's und Du's – in der Welt. Der Unterschied liegt in der Art des In-Beziehung-Tretens. So ist es einem Menschen möglich und kommt leider nur allzu häufig vor, mit einem menschlichen Wesen im Ich-Es-Modus in Beziehung zu treten. Ebenso ist es – zumindest bis zu einem gewissen Grad – möglich, mit einem nichtmenschlichen Wesen als Du in Beziehung zu treten. Wir könnten dabei zum Beispiel an eine Frau in den achtzigern, deren Hund ihr ständiger und geliebter Begleiter ist, oder an einen japanischen Mann denken, der täglich hingebungsvoll sein Bonsai-Bäumchen pflegt.

Im Englischen ist das Du heutzutage nahezu verlorengegangen. Einst war es Teil der Alltagssprache und entsprach dem Leben in Gemeinschaften von Angesicht zu Angesicht. Seine Spuren sind noch immer an einigen Orten zu finden, etwa in Dialekten im Norden[3] und in alten Volksliedern, wie dem zum Willkommen eines Gastes, mit dem herzerfrischenden Refrain:

> Nimm Dir einen Stuhl, setz Dich an den Tisch,
> Bleib, so lang Du kannst,
> Ich bin immer froh, 'nen Mann zu seh'n wie Dich.

Unter den Minderheiten in Großbritannien waren die Quäker die letzten, die die Verwendung des Du im täglichen Sprachgebrauch aufgaben, und dies mit Bedauern. Ihr Gefühl von Heiligkeit einer jeden Person war in ihre traditionellen Sprechweise eingebettet.

Einer der berühmtesten Aussprüche Bubers lautet: «Alles wirkliche Leben ist Begegnung.» [M. Buber: Ich und Du. Reclam, Gütersloh, 1999, S. 12] Dabei handelt es sich ganz eindeutig nicht um eine Angelegenheit von Kommitees, geschäftlichen Treffen oder gar um eine Sitzung zur Planung des Pflege-Managements. Es ist nicht die Begegnung zweier Intellektueller, die ihre Ideen austauschen, aber nahezu nichts von ihren Gefühlen zeigen. Es ist nicht die Begegnung zwischen Retter und Opfer, bei der der eine versucht, dem anderen zu helfen oder ihn zu «retten». Es ist auch nicht notwendigerweise die Begegnung, wie sie beim Geschlechtsakt stattfindet. In der Begegnung, von der Buber spricht, gibt es keinen tieferliegenden Zweck, keinen verborgenen Plan. Die damit in Verbindung zu bringenden Vorstellungen sind Offenheit, Zärtlichkeit, Präsenz oder Da-Sein, gegenwärtig-sein und Bewußtheit. Mehr noch als jeder der genannten Begriffe ist *Gnade* das Wort, das die Essenz einer solchen Begegnung in sich faßt. Gnade impliziert etwas weder Gesuchtes noch Gekauftes, weder Erworbenes noch Verdientes. Das Leben hat sich einfach in Form eines Geschenks offenbart.

---

3 Gemeint ist der Norden Großbritanniens; Anm. d. Ü.

Eine Person zu werden, impliziert für Buber auch die Möglichkeit der Freiheit. «Solang der Himmel des Du über mir ausgespannt ist, kauern die Winde der Ursächlichkeit an meinen Fersen, und der Wirbel des Verhängnisses gerinnt.» [M. Buber: Ich und Du. Reclam, Gütersloh, 1999, S. 9] Hier – in poetischer Sprache – findet sich eine Herausforderung jeglichen Determinismus', jeder mechanischen Theorien des Handelns. In jener Begegnung voller Akzeptanz, ohne den Versuch zu manipulieren oder zu benutzen, liegt ein Gefühl des Überschwangs und neuer Möglichkeit, als ob alle Ketten abgenommen worden wären. Manche mögen behaupten, dies sei lediglich eine Illusion und kein menschliches Wesen könne der Macht der Vererbung und des Konditionierens entrinnen. Indessen tritt Buber der Behauptung, es gäbe keine Freiheit, entgegen, indem er die Erfahrung der tiefsten Form des In-Beziehung-Tretens direkt anspricht. Eben dort gewinnen wir intuitive Eingebungen unserer Fähigkeit zu bestimmen, wer wir sind, und den Weg zu wählen, den wir nehmen wollen. Diese Erfahrung ist weitaus ernster zu nehmen, als jede Theorie, die die Idee von Freiheit auslöscht.

Bubers Arbeit liefert eine Verbindung zwischen drei Arten der Darlegung, in denen sich der Begriff des Personseins findet: transzendental, ethisch und sozialpsychologisch. Sein Ansatz ist transzendental insofern, als er menschliche Beziehung als den einzig richtigen Weg zu etwas beschreibt, das manche als Begegnung mit dem Göttlichen bezeichnen würden. Sein Ansatz ist ethisch insofern, als er den Wert von Personen so stark hervorhebt. Er ist jedoch kein Beitrag zur analytischen Debatte. Denn Buber schneidet jede von einem losgelösten und intellektuellen Standpunkt aus geführte Diskussion ab und verleiht Engagement und Hingabe absolute Priorität. Denen gegenüber, die den Begriff des Personseins durch Analogien mit künstlicher Intelligenz zu untergraben versuchen könnten, könnte Buber einfach behaupten, daß noch niemand mit einem Computer als «Du» umgegangen ist.

In bezug auf die Sozialpsychologie haben wir hier die Grundlage einer empirischen Untersuchung, bei der der Mensch eher als Person denn als Objekt gesehen wird. Natürlich läßt sich in keiner Weise, weder durch Beobachtung noch experimentell, beweisen, ob Bubers grundlegende Behauptungen richtig oder falsch sind. Jeder Versuch würde sie trivial machen, und Feststellungen, die durch ihre poetische Kraft ansprechen, verlören ihre Bedeutung. (So wäre es gleichermaßen unsinnig, sich daranzumachen, die Feststellung «Meine Liebe ist wie eine tiefrote Rose, frisch erblüht im Juni» zu verifizieren.) Dies ist der Kernpunkt. Bevor irgendeine Form von Untersuchung in einer auf Beweisen beruhenden Disziplin anlaufen kann, müssen Annahmen aufgestellt werden. Popper [1959] verglich sie mit Pfählen, die in einen Sumpf getrieben werden, so daß sich ein festes Gebäude errichten läßt. Diese Annahmen sind metaphysisch und liegen jenseits der Möglichkeit des Überprüfens. Indem wir eine Sozialpsychologie schaffen, können wir demnach wählen (oder nicht), diese speziellen Annahmen zu akzeptieren, je nachdem, ob sie uns helfen, unserer Alltagserfahrung einen Sinn zu geben, und ob sie unseren moralischen Überzeugungen entsprechen [Kitwood und Bredin, 1992a].

Wenn wir Demenz verstehen wollen, ist es meiner Ansicht nach entscheidend, Personsein im Sinne von Beziehung zu sehen. Selbst bei sehr schwerer kognitiver Beeinträchtigung ist oft eine Ich-Du-Form der Begegnung und des In-Beziehung-Tretens möglich. Es gibt indessen einen sehr dunklen Punkt, der in bezug auf die aktuelle medizinische Praxis zu berücksichtigen ist. Es ist der, daß bei einem Mann oder einer Frau mit der größten Genauigkeit eine Diagnose gestellt, daß er bzw. sie mit höchster Gründlichkeit einem Assessment unterzogen, mit einem hochdetaillierten Pflegeplan versorgt werden und einen Platz in angenehmster Umgebung erhalten kann – ohne daß es jemals zu einer Ich-Du-Beziehung gekommen ist.

2.4 Die Psychodynamik des Ausgrenzens

In vielen Kulturen hat sich eine Tendenz dahingehend gezeigt, Menschen mit schwerer körperlicher oder seelischer Behinderung zu depersonalisieren. Es wird ein Konsens geschaffen, in der Tradition verankert und in soziale Praktiken eingebettet, demzufolge die Betroffenen keine echten Personen sind. Anschließend kommt dann das Rationalisieren. Zeigen Menschen ein merkwürdiges Verhalten, so sind sie «vom Teufel besessen», «werden für die Sünden eines früheren Lebens bestraft», «haben ein kaputtes Hirn» oder «es gibt da eine Geisteskrankheit, deren Symptome in dem neuen Handbuch der Diagnostik genau beschrieben werden».

In der Verursachung dieser Entmenschlichung fließen mehrere Faktoren zusammen. Zum Teil entspricht sie zweifellos Merkmalen der Kultur als Ganzes: Wo Personsein weitgehend mißachtet wird, laufen Machtlose Gefahr, besonders abgewertet zu werden. Viele Gesellschaften einschließlich der unsrigen sind durchdrungen von einer Diskriminierung älterer Menschen, die diese als unfähig, häßlich und als Last kategorisiert und sie sowohl auf persönlicher als auch auf struktureller Ebene herabwürdigt [Byteway, 1995]. Menschen mit Demenz sind oft einer Diskriminierung älterer Menschen in ihrer schärfsten Form ausgesetzt, und paradoxerweise werden sogar in relativ jungen Jahren Betroffene als «senil» behandelt. In finanzieller Hinsicht wurden viel zu geringe Mittel zur Verfügung gestellt, um die erforderlichen Dienstleister auszustatten. Darüber hinaus wurde der Entwicklung von inneren Einstellungen und von Fertigkeiten, die für eine gute psychologische Betreuung notwendig sind, nur sehr wenig Aufmerksamkeit gewidmet. Bei der Demenz galt dies bis vor kurzem noch nicht einmal als Thema, mit der Folge, daß viele auf diesem Gebiet Tätige nicht ausreichend auf ihre Arbeit vorbereitet wurden.

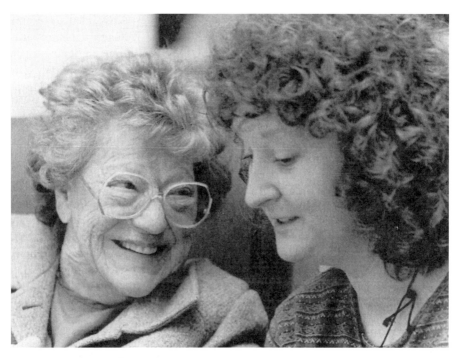

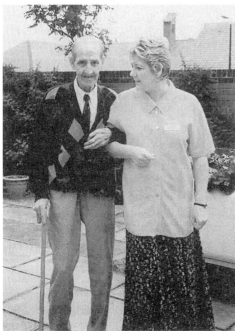

Abbildung 2-1: Wohlbefinden bei Demenz. Eine Demenz an sich bringt noch keinen Persönlichkeitsverlust mit sich. Beide Abbildungen zeigen Menschen, die sich trotz geistiger Beeinträchtigung sehr wohl fühlen. (Oben: Darnall Dementia Group, Sheffield, Foto von Paul Schatzberger; unten: The Grange Day Unit, Sunderland, Foto von Sue Benson).

Hinter diesen eher offensichtlichen Gründen steht unter Umständen noch eine andere Dynamik, die Menschen mit Demenz aus der Welt der Personen ausschließt. Es scheint etwas Spezielles um die zur Demenz führenden Bedingungen zu sein, fast so, als zögen sie eine besondere Art der Unmenschlichkeit, eine in ihren Auswirkungen maligne, bösartige Sozialpsychologie auf sich, und zwar auch dann, wenn diese von freundlichen und wohlmeinenden Menschen ausgeht [Kitwood, 1990 a]. Dies könnte als Abwehrreaktion, als eine Reaktion auf Ängste gesehen werden, die teilweise auf unbewußter Ebene bestehen.

Die Ängste scheinen hauptsächlich von zweierlei Art zu sein. Zunächst – und ganz natürlicherweise – fürchtet sich jeder Mensch davor, gebrechlich und in hohem Maße abhängig zu werden. Diese Befürchtungen sind wohl besonders stark in jeder Gesellschaft mit schwach ausgeprägtem oder nicht vorhandenem Gemeinsinn. Hinzu kommen die Angst vor einem sich über lange Zeit hinziehenden Sterbeprozeß und die Angst vor dem Tod an sich. Ein Kontakt mit älteren, schwachen und verletzlichen Menschen trägt wahrscheinlich dazu bei, diese Ängste auszulösen und unser grundlegendes Sicherheitsempfinden zu bedrohen [Stevenson, 1989]. Zweitens tragen wir Ängste vor geistiger Instabilität in uns. Der Gedanke, wahnsinnig, geistesgestört, für immer in Verwirrtheit verloren zu sein, ist erschreckend. Viele Menschen sind diesem Punkt sehr nahe gekommen, etwa zu Zeiten hoher Belastung, großer Trauer, einer persönlichen Katastrophe oder während sie an einer Krankheit litten, die das mentale Funktionieren beeinträchtigte. Am furchtbarsten Ende dieser Erfahrungen liegt das Reich des «Nicht-Seins», wo sogar die Empfindung des Selbst ausgehöhlt ist.

Demenz bei einem anderen Menschen hat die Macht, Ängste beider Art auszulösen, einerseits in Verbindung mit Abhängigkeit und Gebrechlichkeit und anderseits im Hinblick auf ein Wahnsinnigwerden. Darüber hinaus liegt kein echter Trost darin, sich zu sagen: «Mir kann das nicht passieren», wie dies bei vielen anderen angstauslösenden Krankheiten möglich ist. Demenz kommt in beinahe jeder Straße vor und wird immer wieder in den Medien behandelt. Auch wissen wir, daß es Menschen jeden Hintergrundes trifft und der Anteil unter den über 80jährigen bis zu 20 % betragen kann. In der Nähe einer dementen Person sehen wir daher unter Umständen die erschreckende Vorwegnahme eines Zustandes, in den wir selbst eines Tages geraten könnten.

Es überrascht daher nicht, wenn Empfindlichkeit bei vielen Menschen dazu geführt hat, vor einem solchen Anblick zurückzuweichen. Es muß ein Weg gefunden werden, die Ängste erträglich zu machen. Die in hohem Maße abwehrende Taktik besteht darin, diejenigen mit Demenz zu einer anderen Spezies zu machen, die keine Personen in der vollen Bedeutung des Wortes sind. Das Hauptproblem besteht dann nicht darin, Menschen mit Demenz zu verändern, sondern uns über unsere eigenen Ängste und Formen der Abwehr hinauszubewegen, so daß wahre Begegnung eintreten und lebenspendende Beziehungen wachsen können.

2.5 Die Einzigartigkeit von Personen

Auf ganz allgemeinverständlicher Ebene ist offensichtlich, daß sich jede Person grundlegend von anderen unterscheidet. Leicht lassen sich ein paar Dimensionen dieses Unterschiedes aufzählen: Kultur, Geschlecht, Temperament, soziale Klasse, Lebensweise, Aussehen, Ansichten, Wertvorstellungen, Verpflichtungen, Geschmack, Interessen usw. Hinzu kommt die Angelegenheit der persönlichen Geschichte. Jeder Mensch ist an den inneren Ort, an dem er sich gegenwärtig befindet, auf einem nur ihm eigenen Weg gelangt, und jede Station an diesem Weg hat dabei ihre Spuren hinterlassen.

In den meisten Zusammenhängen des Alltags mag diese Form der Wahrnehmung genügen. Es gibt jedoch Zeiten, in denen es entscheidend ist, den Schleier gesunden Menschenverstandes zu durchdringen und sich der Theorie zu bedienen, um zu einem tieferen Verständnis zu gelangen. Nicht, daß Theorie für sich genommen wichtig wäre, sie kann jedoch weitverbreitete Mißverständnisse in Frage stellen und hilft, Sensibilität für Bereiche der Bedürftigkeit zu erzeugen, indem sie fürsorgenden Handlungen eine klarere Richtung gibt [Kitwood, 1997a].

Innerhalb der konventionellen Psychologie versuchte man hauptsächlich durch den Begriff der Persönlichkeit (personality), die sich grob definieren läßt als «ein Satz breit generalisierter Dispositionen, sich auf gewisse Weisen zu verhalten» [Alston, 1976], eine Ordnung in die Unterschiede zwischen Personen zu bringen. Die begriffliche Entität der Persönlichkeit ist an sich reich genug, um viele therapeutische Einblicke zu liefern. Indessen galten die weitaus größten Bemühungen in der Psychologie dem Versuch, sie unter Verwendung von Standardfragebögen oder Persönlichkeitsinventaren, wie sie oft genannt werden, im Hinblick auf ein paar Dimensionen (Extrovertiertheit, Neurotizismus etc.) zu «messen». Die Fragen neigen zu starker Vereinfachung und werden gewöhnlich durch Aussagen der betreffenden Person beantwortet. Diese Herangehensweise ist vielleicht von gewissem Wert, indem sie hilft, ein allgemeines Bild zu schaffen, und wurde in diesem Zusammenhang auch bei Demenz verwandt. Das Haupteinsatzgebiet von Persönlichkeitstests lag jedoch darin, Menschen für Zwecke zu klassifizieren und zu selektieren, die nicht ihre eigenen waren. Psychometrische Methodik ist im wesentlichen ein Diener des Ich-Es-Modus.

Es gibt einen anderen Ansatz innerhalb der Psychologie, dessen zentrale Annahme darin besteht, daß jede Person eine bzw. ein Bedeutungschaffende/r und eine originäre Quelle des Handelns ist [Harré und Secord, 1972; Harré, 1993]. Wegen seines speziellen Interesses am Alltag wird er in Analogie zu ethologischen Studien an Tieren in ihrem natürlichen Habitat oft als ethogen bezeichnet. Gesellschaftliches Leben kann als aus einer Reihe von Episoden bestehend gedacht werden, von denen eine jede gewisse hervorstechende Merkmale hat (der Kauf einer Topfpflanze, eine gemeinsame Mahlzeit usw.). In jeder Episode setzen die Teilnehmer ihre «Situationsdefinitionen», gewöhnlich auf einer Ebene knapp unterhalb der bewußten Wahrnehmung, und bringen dann mehr oder weniger vorgefertigte Handlungsschemata ins Spiel. Interaktion tritt ein, wenn jeder die Bedeutung der Handlungen des anderen interpretiert. Persönlichkeit wird hier als der Bestand eines Individuums an erlernten Handlungsressourcen gesehen. Es wird anerkannt, daß eine Person verglichen mit einer anderen unter Umständen über ein reicheres Spektrum an Ressourcen verfügt und in diesem Sinne auch eine höher entwickelte Persönlichkeit hat. Ein volles «Persönlichkeitsinventar» bestünde aus einer vollständigen Liste solcher Ressourcen, zusammen mit den verschiedenen Arten von Situationen, in denen jedes Item typischerweise eingesetzt wird.

Diese Sichtweise läßt sich durch Assimilieren einiger für die Tiefenpsychologie und psychotherapeutisches Arbeiten zentraler Vorstellungen weiterführen. Die Ressourcen sind hauptsächlich von zweierlei Art, die wir als *adaptiv* und als *auf Erfahrung beruhend* bezeichnen könnten. Die erste Art besteht aus erlernten Weisen, «angemessen» auf die versteckten und expliziten Forderungen anderer, auf soziale Situationen sowie auf die Anforderungen gegebener Rollen zu reagieren. Der Lernprozeß verläuft relativ gradlinig und wird bisweilen durch die Schritte Imitation, Identifikation und Internalisierung beschrieben [Danzinger, 1978]. Bei der zweiten Art von Ressource geht es um die Fähigkeit einer Person zur Wahrnehmung dessen, was ihr gerade widerfährt. Entwicklung tritt hier primär dann auf, wenn es in reichem Maße Behaglichkeit, Vergnügen, Sicherheit und Freiheit gibt. In der Theorie Jungs entsprechen die adaptiven Ressourcen in etwa dem Ego, und die auf Erfahrung beruhenden Ressourcen entsprechen dem Selbst [Jung, 1934]. Der Begriff, den ich für letztere verwenden werde, lautet «Erfahrungsselbst».

In einer idealen Welt wüchsen beide Arten persönlicher Ressourcen gemeinsam. Das Ergebnis wäre ein in vielen Bereichen des Lebens hochkompetenter Erwachsener mit gut entwickelter Subjektivität. Er bzw. sie wäre im Sinne Rogers [1961] «kongruent», das heißt, es bestünde eine enge Übereinstimmung zwischen dem, was die Person jeweils gerade erlebt, erfährt und anderen mitteilt. Dies ist jedoch nur sehr selten der Fall. Die Entwicklung adaptiver Ressourcen wird oft durch Mangel an Gelegenheiten, durch die Erfordernisse des Überlebens und bisweilen durch Anwendung nackter Gewalt blockiert. Das Wachstum eines Erfahrungsselbst wird behindert durch Grausamkeit, einen Mangel an Liebe oder übermächtige Forderungen anderer. Viele Menschen waren in der Kindheit irgendeiner Form des Mißbrauchs ausgesetzt: körperlich, sexuell, emotional, kommerziell oder spirituell. Bereiche von Schmerz und innerem Konflikt werden verborgen, und die begleitende Angst wird durch psychische Abwehr versiegelt. Den Theoretikern der Transaktionsanalyse zufolge ist dies der Kontext, in dem sich die Person ein «Lebenskonzept» (script), eine Form des «Zurechtkommens» aneignet, die es ihr ermöglicht, unter schwierigen Umständen zu funktionieren [Stewart und

Joines, 1987]. Als Ergebnis extremer Überanpassung eignet sich eine Person – einer Anregung Winnicotts zufolge – ein «falsches Selbst», eine «Fassade» an, die in keinerlei Kontakt zur Erfahrung steht und ein inneres Chaos maskiert [Davis und Wallbridge, 1981].

Diese Vorstellungen, die ich hier notdürftig und knapp skizziert habe, lassen sich zu einer vielseitigen Sichtweise bzw. einem Modell persönlichen Seins ausbauen. Wie wir sehen werden, kann es viel Licht auf die Zwangslage von Männern und Frauen mit Demenz werfen. Wo Ressourcen verlorengegangen sind, ließen sich ein paar bohrende Fragen dazu stellen, was geschehen ist und warum es geschehen ist. Wenn Personsein untergraben worden zu sein scheint, ist dann irgendetwas davon die Folge der Unfähigkeit anderer, deren gesamte kognitive Kräfte noch intakt sind? Wenn Einzigartigkeit zu grauem Vergessen verblaßte, in wieweit geschah dies, weil die Umgebung nicht die notwendige Empathie oder Fähigkeit entwickelt hat, sich auf wirklich persönliche Art zu verhalten? So sind wir denn gehalten, uns sorgfältig selbst zu betrachten und darüber nachzudenken, wie wir uns als Person entwickelt haben, wo wir tatsächlich stark und fähig sind, aber auch, wo wir geschädigt und unzulänglich sind. Vor allem könnten wir darüber reflektieren, ob unsere eigenen Erfahrungsressourcen hinreichend gut entwickelt sind, um in der Lage zu sein, anderen Menschen in ihrer Bedürftigkeit helfen zu können.

2.6 Personsein und Verkörperung

Bis hierher haben wir in diesem Kapitel Themen betrachtet, die mit dem Personsein nahezu rein aus der Sicht der Humanwissenschaften in Beziehung stehen. Das Studium der Demenz wurde jedoch von Arbeiten in Disziplinen wie Anatomie, Physiologie, Biochemie, Pathologie und Genetik dominiert. Wenn unsere Darstellung des Personseins vollständig sein soll, müssen wir einen Weg finden, um die Darlegungen der Humanwissenschaften und der Naturwissenschaften zusammenzuführen.

Seit langem wird in der Philosophie darüber diskutiert, wie der Geist (mind) zum Körper und zur Materie selbst in Beziehung steht. Mit der Arbeit von Descartes im 17. Jahrhundert gewann die Diskussion zum ersten Mal klar an Gestalt, und seither sind mehrere ganz unterschiedliche Positionen zutagegetreten. Eine von ihnen werde ich ausführlich darlegen und mich dabei bis zu einem gewissen Grad auf die Arbeit des Philosophen Donald Davidson [1970] und der Hirnforscher Steven Rose und Antonio Damasio [1995] beziehen. Der Ausgangspunkt liegt in der Zurückweisung der Annahme, mit der Descartes begann, daß es nämlich zwei fundamental voneinander verschiedene Substanzen, Materie und Geist, gäbe. Statt dessen postulieren wir eine einzige, außerordentlich komplexe Realität.

Sie kann als «Material» bezeichnet werden, solange klar ist, daß «Materie» nicht aus den kleinen, festen Partikeln besteht, für die Atome einst gehalten wurden.

Aufgrund der Beschränkungen unseres Nervensystems können wir diese Realität nie erfassen, wie sie wirklich ist, aber wir können auf verschiedene Weisen über sie sprechen. Oft bedienen wir uns einer intentionalen Sprachform mit Sätzen wie «Ich bin glücklich», «Ich glaube, daß du die Wahrheit sagst» oder «Ich müßte meine Tante besuchen». Durch diese Art der Sprache können wir unsere Gefühle beschreiben, Pläne darlegen, jemanden bitten, sein Verhalten zu begründen usw. Wenn wir in diesen Bahnen sprechen und denken, haben wir oft ein Gefühl von Freiheit, als träfen wir tatsächlich eine Wahl, fällten eine Entscheidung und ließen Dinge in der Welt geschehen.

Die Naturwissenschaften arbeiten auf eine ganz andere Weise. Hier besteht das Ziel darin, unter Einsatz systematischen Beobachtens und des Experiments streng objektiv zu sein. Innerhalb jeder Wissenschaft werden Regelmäßigkeiten entdeckt und Prozesse in Begriffen kausaler Beziehungen betrachtet. Wer als Wissenschaftler arbeitet, hat manchmal ein Gefühl des absoluten Determinismus. Dieser ist von Anfang an integraler Bestandteil, er ist Teil der «Grammatik». Wir kennen keinen anderen Weg, um das zu betreiben, was als Naturwissenschaft bezeichnet wird.

Jede Art der Darlegung hat ihre speziellen Anwendungen. Einer der größten und am häufigsten begangenen Fehler ist der, die in Sprache gegossenen Beschreibungen und Erläuterungen für die Realität selbst zu halten. Ist dies erst einmal geschehen, tritt eine Menge falscher Probleme auf, etwa ob wir einen freien Willen haben oder nicht, ob die Emotionen lediglich biochemisch sind usw. Es gibt allen Grund zu der Annahme, daß die Realität selbst, was immer sie sein mag, viel zu komplex ist, um sich zur Gänze in irgendeinem unserer menschlichen Sprachnetze einfangen zu lassen.

Wechseln wir nun zum Thema Geist und Gehirn. Die grundlegende Annahme besteht darin, daß jedes psychische Ereignis, etwa die Entscheidung, einen Spaziergang zu machen, oder jeder Zustand, wie etwa Hunger, ein Hirnereignis oder -zustand ist. Es ist nicht so, daß die psychische Erfahrung (ψ) die Hirnaktivität (**b**) auslöst oder umgekehrt; es ist einfach so, daß ein Aspekt der echten Realität auf zwei verschiedene Weisen beschrieben wird.

Demnach ist in jedem Individuum $\psi \equiv \mathbf{b}$.

Die «Gleichung» dient lediglich der Hervorhebung der Annahme, daß Psychologie und Neurologie in Wahrheit untrennbar sind.

Es ist nicht bekannt, wie weit Erfahrungen, die zwei verschiedene Individuen auf die gleiche Weise beschreiben, auch parallel verlaufende Entsprechungen in der Hirnfunktion haben. Scanning-Verfahren, mit denen der Hirnstoffwechsel untersucht wird, lassen auf weitreichende Ähnlichkeiten schließen [Fischbach, 1992].

Nun treten die Ereignisse oder Zustände des Gehirns innerhalb eines «Apparats» auf, der eine Struktur, einen inneren Aufbau hat. Der Kernarbeitsbereich ist ein System von rund 10 000 Millionen (10^{10}) Neuronen mit ihren Milliarden von Verzweigungen und Verbindungen, den Synapsen. Eine Synapse ist der Punkt, an dem eine «Botschaft» von einem Neuron zum anderen übergehen kann und die auf diese Weise die Möglichkeit sehr komplexer «Schaltkreise» schafft. Soweit bekannt, sind die Grundelemente dieses Systems, einige allgemeine Merkmale seiner Entwicklung und die meisten «tieferen», das heißt entwicklungsgeschichtlich älteren Verschaltungen genetisch «vorgegeben». Andererseits ist die Ausformung der Gesamtstruktur und vor allem der Hirnrinde individuell einzigartig und nicht vorgegeben. Die Ausformung ist demnach epigenetisch, Gegenstand von Lernprozessen, die einsetzen, nachdem die Gene ihre Zeit gehabt haben. Jedes menschliche Gesicht ist einzigartig, und so ist es auch jedes menschliche Gehirn.

Wahrscheinlich gibt es mindestens zwei Grundformen des Lernens, nämlich explizites und implizites Lernen [Kandel und Hawkins, 1992]. Ersteres umfaßt beispielsweise das Erinnern von Gesichtern, Orten, Fakten und Theorien. Letzteres beinhaltet das Erwerben von Fertigkeiten mit einer starken physischen Komponente, etwa gehen, schwimmen oder Klavier spielen lernen. In beiden Fällen wird angenommen, daß das Lernen stufenweise voranschreitet. Zuerst werden über die Dauer von Minuten oder Stunden bereits bestehende neuronale Schaltkreise modifiziert, indem vorhandene synaptische Verbindungen gestärkt oder abgeschwächt werden. Anschließend werden dann erheblich langsamer, über Tage und Wochen hinweg, neue synaptische Verbindungen gebildet.

> «Der Aufbau neuronaler Schaltkreise ändert sich fortlaufend. Die Schaltkreise sind nicht nur für die Resultate erster Erfahrungen aufnahmebereit, sondern durch fortlaufende Erfahrung wiederholt zu beeinflussen und modifizierbar. Manche Schaltkreise werden entsprechend den Veränderungen, die der Organismus im Laufe des Lebens erfährt, wieder und wieder neu geformt.» [Damasio, 1995, S. 112]

Das Gehirn ist ein plastisches Organ. Der Aspekt der fortlaufenden Entwicklung seiner Struktur kann durch B^d [engl. *b*rain *d*evelopment = Gehirnentwicklung; d. Ü.] wiedergegeben werden.

Bei Demenz liegt gewöhnlich ein Verlust an Neuronen und synaptischen Verbindungen vor, der es dem Gehirn unmöglich macht, die gesamte Palette seiner Funktionen wahrzunehmen [Terry, 1992]. Manches davon tritt langsam ein und ist «normaler» Bestandteil des Alterns. Es ergibt sich möglicherweise aus einer Häufung von Fehlern in der Reproduktion biologischen Materials über eine lange Zeit hinweg sowie durch chemische Prozesse wie die Oxidation. Die ernster zu nehmenden und rascheren Verluste scheinen indessen die Folge einer Erkrankung oder degenerativer Prozesse zu sein, die sich durch B$_p$ [engl. *brain pathology* = Gehirnpathologie; d. Ü.] wiedergeben lassen. Die Lage innerhalb eines Individuums läßt sich demnach grob wiedergeben durch:

$$\frac{\psi \equiv b}{(B^d, B_p)}$$

(Jedes psychosoziale Ereignis ist gleichermaßen auch ein Ereignis oder Zustand des Gehirns, das bzw. der von einem Gehirn «getragen» wird, dessen Struktur von Faktoren der Entwicklung und der Pathologie bestimmt worden ist.)

Wenn diese Sichtweise im Prinzip korrekt ist, so zeigt sie, wie die Dinge in bezug auf Personsein gleichzeitig auch das Gehirn und den Körper betreffen. An dieser Stelle ist ein besonders wichtiger Punkt anzumerken, und zwar, daß die entwicklungsbezogenen, epigenetischen Aspekte der Hirnstruktur in der jüngeren biomedizinischen Demenzforschung grob vernachlässigt wurden. Auch in der zeitgenössischen Psychiatrie und klinischen Psychologie gibt es kaum einen Hinweis auf ein Interesse an diesem Thema. Indessen spricht sich die Neurowissenschaft inzwischen dahingehend aus, daß es zwischen Menschen als Resultat von Lernen und Erfahrung unter Umständen sehr große Unterschiede im Entwicklungsgrad der Nervenarchitektur gibt. Daraus folgt, daß Menschen sich unter Umständen erheblich in dem Ausmaß, in dem sie synapsenzerstörenden Prozessen im Gehirn zu widerstehen vermögen, und damit auch in ihrer Widerstandsfähigkeit gegen Demenz unterscheiden.

Aus diese Weise bewegen wir uns auf eine «*Neurologie des Personseins*» zu. Alle Ereignisse menschlicher Interaktion – große und kleine – haben ihr Gegenstück auf einer neurologischen Ebene. Das Gefühl von Freiheit, das Buber mit dem In-Beziehung-Treten von Ich und Du in Verbindung bringt, entspricht unter Umständen einem biochemischen Umfeld, das dem Nervenwachstum besonders förderlich ist. Eine maligne Sozialpsychologie kann das Nervengewebe möglicherweise schädigen. Eine Demenz kann möglicherweise durch die Belastungen des Lebens induziert werden. Wer immer demnach unabhängig davon, was sich im Nervensystem abspielt, die Auswirkungen von Pflege als «rein psychologisch» ansieht, setzt den Irrtum von Descartes fort, indem er versucht, Geist und Körper voneinander zu trennen. Die Bewahrung des Personseins ist sowohl eine psychologische als auch eine neurologische Aufgabe.

3. Demenz als psychiatrische Kategorie

Eine Person, die Demenz hat, ist von zwei parallel verlaufenden Arten von Veränderung betroffen. Erstens ist da das allmählich fortschreitende Versagen geistiger Kräfte, wie Gedächtnis, Denken und Verstehen. Vieles kann hier unmittelbar der Tatsache zugeordnet werden, daß das Gehirn weniger effizient ist. Seine Funktion hat nachgelassen, und gewöhnlich liegt auch ein regelrechter Abbau seiner Struktur vor. Zweitens gibt es Veränderungen im sozialpsychologischen Umfeld – in Mustern von Beziehung und Interaktion:

> *George, der extrem höflich und freundlich zu sein pflegte, zeigt bisweilen erhebliche Verwirrtheit und sagt gelegentlich Dinge, die seine früheren Freunde als beleidigend empfinden. Manche von ihnen wissen nicht, wie sie mit Georges scheinbarer Grobheit und Unberechenbarkeit umgehen sollen und verhalten sich daher ihm gegenüber anders. Er wiederum muß nun Wege finden, um mit ihrem veränderten Verhalten zurechtzukommen usw.*

Zwischen den beiden Arten von Veränderung – der neurologischen und der sozialpsychologischen – läßt sich natürlich unmöglich unterscheiden. Es kann jedoch kein Zweifel daran bestehen, daß der zur Demenz führende Prozeß, wie er dann eintritt, eine Folge von beiden ist.

Die mit der Psychiatrie verbundenen wissenschaftlichen Disziplinen haben der ersten Art von Veränderung intensive und ins Detail gehende Aufmerksamkeit gewidmet, während sie die zweite Art nahezu vollständig vernachlässigt haben. In der Folge wurde große Fortschritte bei der Erhellung der Neuropathologie, Biochemie und Genetik der Demenz erzielt, und gegenwärtig verfolgt man in der Forschung mehrere vielversprechende Richtungen. Versuchen die auf diesem Gebiet Tätigen jedoch ein umfassenderes Bild, komplett mit Hypothesen über die Ursache zu liefern, sind sie weniger erfolgreich. Das von ihnen geschaffene Rahmenwerk, von mir als «Standardparadigma» bezeichnet, weist mehrere schwere, sowohl empirische als auch konzeptionelle Brüche auf und verfällt bisweilen in eklatanten Reduktionismus. Leicht findet man einzelne Forschungsarbeiten überzeugend und wird dann dazu verführt, das Paradigma als Ganzes zu akzeptieren.

Zweck dieses Kapitels ist es, einiges aus der relevanten Forschung zusammenzufassen und auf die wirklichen Fortschritte der Psychiatrie auf diesem Gebiet hinzuweisen. Gleichzeitig werde ich einige der Schwächen des Standardparadigmas offenlegen. In den Kapiteln 4, 5 und 6 wird die Sozialpsychologie der Demenz untersucht. Meine Hoffnung ist, daß die drei Kapitel zusammengenommen für ein vollständigeres Bild des Demenzprozesses sorgen, als das gewöhnlich gebotene. Dies wird nicht nur von theoretischem Wert sein, sondern uns auch deutlicher zu erkennen helfen, was Demenzpflege beinhaltet.

3.1 Einiges zur Definition

Inzwischen herrscht generelle Übereinstimmung, daß der Begriff «Demenz» auf eine weitgefaßte deskriptive Art verwendet werden sollte, um auf eine klinisch identifizierte Erkrankung hinzuweisen; er bezieht sich auf die ganze Person und nicht auf das Gehirn [s. z. B. Hart und Semple, 1990]. Eine der am weitesten anerkannten Definitionen wurde 1984 von einer Arbeitsgruppe von Neurowissenschaftlern und Ärzten in den USA ausgearbeitet:

> «Demenz ist das Nachlassen des Gedächtnisses und anderer kognitiver Funktionen im Vergleich zu früheren Funktionsniveaus des Patienten, bestimmt durch eine Anamnese nachlassender Leistung und durch Anomalien, die anhand der klinischen Untersuchung und neuropsychologischer Tests festgestellt werden.
> Die Diagnose Demenz kann nicht gestellt werden, wenn das Bewußtsein beeinträchtigt ist oder wenn andere klinische Anomalien eine adäquate Beurteilung des Geisteszustandes verhindern. Demenz ist eine auf Verhalten beruhende Diagnose und kann nicht durch einen Gehirn-Scan, ein EEG oder andere Laborinstrumente bestimmt werden, obwohl sich durch diese Mittel spezielle Ursachen der Demenz identifizieren lassen.»
> [McKhann et al., 1984]

Der deutlichste Hinweis auf eine Demenz besteht demnach darin, daß die kognitive Leistung eines Individuums von einem früheren Niveau aus betrachtet gesunken ist. Als Faustregel liegt wahrscheinlich eher eine Demenz vor, wenn eine Person ein Nachlassen des Gedächtnisses und wenigstens einer der kognitiven Hauptfunktionen, z. B. des Verstehens, des Urteilsvermögens oder des Planens, zeigt. Ein gewisser Grad an Gedächtnisverlust ist, wenn er isoliert auftritt, unter Umständen relativ gutartig [Kral, 1962; Burns und Forstl, 1994]. Die Eingangsdiagnose einer möglichen Demenz läßt noch immer die Frage offen, welche psychologischen und pathologischen Prozesse daran beteiligt sein könnten. Die primären Demenzen sind diejenigen, die eindeutig mit einer Schädigung des

Hirngewebes in Zusammenhang stehen; die sekundären Demenzen sind diejenigen, die mit anderen pathologischen Befunden oder physiologischen Störungen einhergehen.

In der allgemeinen Diskussion gilt eine Demenz als *leicht*, wenn eine Person noch immer die Fähigkeit hat, allein zurechtzukommen. Bei *mittlerer* Demenz bedarf es gewisser Hilfe bei der Bewältigung der gewöhnlichen Lebensführung, und eine *schwere* Demenz besteht, wenn dauerhaft Hilfe und Unterstützung erforderlich sind. Auf einem eher technischen Niveau wurden verschiedene Versuche unternommen, den Grad an Demenz im Sinne von Stadien zu definieren. Einer der am gründlichsten ausgearbeiteten ist das von Barry Reisberg und Mitarbeitern erstellte Schema. Darin wird Demenz in sieben Stadien «allgemeiner Verschlechterung» gesehen, die in einem Zustand extremer Abhängigkeit und extremen Verlustes psychomotorischer Fertigkeiten kulminieren [Reisberg et al., 1982]. Skalen bzw. Schemata wie dieses sind hilfreich, indem sie die Aufmerksamkeit auf die genaue Natur der Behinderungen einer Person zentrieren. Sie können jedoch in sofern irreführend sein, als sie sich oft auf einen simplen neurologischen Determinismus zurückgenommen zu haben scheinen, während sie die Sozialpsychologie vernachlässigen. Wie viele Skalen bzw. Schemata, die zum Strukturalismus neigen, indem sie auf allgemeine Charakteristika schauen, verschleiern sie außerdem leicht die Einzigartigkeit von Personen. Auf populärem Niveau wurden die Definitionsfragen von etwas verschleiert, das als «Alzheimerisierung» der Demenz bezeichnet werden könnte. Vor 25 Jahren war der Name von Alois Alzheimer nur einer Handvoll Spezialisten bekannt, und die bedeutendsten Demenzen des Alters wurden oft als Senilität bezeichnet. Heute ist Alzheimer ein geläufiger Begriff; es gibt Alzheimer-Gesellschaften in vielen Ländern, und es gibt eine Weltvereinigung – Alzheimer International.

Es bedurfte weder zusätzlichen Datenmaterials, um Senilität in Alzheimer zu verwandeln, noch gab es eine wissenschaftliche Paradigmenverschiebung. Die Veränderung ergab sich als Folge mehrerer pragmatischer Entscheidungen, die in dem Versuch getroffen wurden, finanzielle Mittel zur neurowissenschaftlichen Forschung anzuziehen, und dem bemerkenswerten Erfolg der Lobby-Arbeit für Herzerkrankungen und Krebs folgten [Fox, 1989]. In den USA wurde die Alzheimer-Krankheit in den frühen 70er Jahren nicht mehr als Begriff im Zusammenhang mit der Pathologie einer früh einsetzenden Form von Demenz, sondern auf Demenz als Ganzes angewendet. Darüber hinaus wurde sie zur vierthäufigsten Todesursache in den USA erklärt – wobei zwischen «sterben mit» und «sterben durch» eine zur Demenz führende Erkrankung verwechselt wurde. Diese Neubenennung erwies sich weltweit als äußerst populär. Vielleicht nahm sie einiges von dem Stigma, das mit dem Senilwerden einherging, und implizierte, daß es da eine medizinische Erkrankung gab, für die eines Tages ein Heilverfahren gefunden werden könnte. Dagegen haben wir im Sinne der Nomenklatur nun die ziemlich unbefriedigende Situation, daß «Alzheimer-Krankheit» zwei verschiedene Bedeutungen hat. Umgangssprachlich ist es ein allgemeiner Begriff als Ersatz für Senilität, und in der biomedizinischen Wissenschaft und der Psychiatrie ist es ein Terminus technicus für eine weitgefaßte pathologische Kategorie.

3.2 Neuropathologie und Demenz

Das Studium menschlichen Nervengewebes war das gesamte 20. Jahrhundert hindurch ein kontinuierlich verfolgtes Projekt. Selbst 1907, zu der Zeit, als Alzheimer seine berühmten Forschungen durchführte, war die mikroskopische Untersuchung dünner Hirnschnitte, vorschriftsmäßig «fixiert» und gefärbt, eine etablierte Technik [Berrios und Freeman, 1991]. Detaillierte Arbeit an der Hirnstruktur gewann in den sechziger Jahren mit bedeutenden, wie etwa den durch die Newcastle-Gruppe in Großbritannien durchgeführten Forschungsarbeiten an Gewicht [Blessed et al., 1968; Tomlinson et al., 1968, 1970]. Wir haben jetzt ein hochkomplexes Bild der verschiedenen Arten von Erkrankung und degenerativem Prozeß, die mit Demenz einhergehen. Die drei inzwischen anerkannten Hauptkategorien sind: Alzheimer-Typus, vaskulärer Typus und gemischter Typus, bei dem die beiden zuerst genannten Formen zusammen vorkommen.

3.2.1 Pathologie vom Alzheimer-Typus

Drei Merkmale zeichnen diese Kategorie aus. Erstens gibt es einen allgemeinen Verlust an Neuronen und daher auch an synaptischen Verbindungen. In gewissen Regionen des Kortex können bei schwerer Demenz 40 % aller Neuronen verlorengegangen sein. Zweitens besteht eine globale Atrophie des Gehirns, die sich als Schrumpfen des äußeren Volumens und Vergrößerung der inneren, ehemals liquorgefüllten Ventrikel zeigt. Drittens gibt es gewisse Anzeichen der Zellstrukturdegeneration, die auf mikroskopischem Niveau sichtbar werden. Die am besten bekannten Zeichen sind senile (neuritische) Plaques und Alzheimer-Fibrillen (Tangles oder Neurofibrillenbündel), wobei es nicht die einzigen sind. So wurde beispielsweise in letzter Zeit den Lewy Bodies, die seit längerem in den Gehirnen von an der Parkinson-Krankheit Verstorbenen gefunden worden sind, große Aufmerksamkeit gewidmet, und manche Autoritäten ziehen es heute vor, aus der Lewy-Body-Krankheit eine eigene Kategorie zu machen, um Fälle hervorzuheben, in denen diese das vorherrschende Merkmal sind [Shergill und Katona, 1996].

Obwohl es in der Pathologie vom Alzheimer-Typus keine altersabhängigen Unterschiede gibt, haben viele Untersucher Aufmerksamkeit auf die Heterogenität der Erkrankung gelenkt [Boller et al., 1992]. Eine mögliche Erklärung ist, daß ein einziger Krankheitsprozeß bei verschiedenen Individuen zu verschiedenen Ergebnissen führt. Eine andere und wahrscheinlichere Erklärung ist, daß «Alzheimer-Krankheit» eine Art Oberbegriff ist, der in Wirklichkeit mehrere verschiedene, noch zu differenzierende pathologische Prozesse abdeckt.

3.2.2 Pathologie vom vaskulären Typus

Diese Kategorie umfaßt alle Fälle, in denen die Demenz im Zusammenhang mit einer zerebrovaskulären Krankheit und damit einer verringerten Blutzufuhr in Bereichen des Gehirns steht. Die Forschung hat gezeigt, daß es entsprechend den betroffenen Hirnanteilen und je nach der Art der in ihrer Funktion versagenden Gefäße mehrere Hauptformen von Gefäßpathologie gibt [O'Brien, 1994]. Durch Ablagerung von Amyloid, das dem in neuritischen Plaques gefundenen sehr ähnlich ist, kann es in größeren oder kleineren Arterien oder in Kapillaren zu einem Verschluß gekommen sein. Die häufigeren Formen einer vaskulär bedingten Demenz umfassen Schäden der grauen Hirnsubstanz. In manchen Fällen ist jedoch hauptsächlich die weiße Hirnsubstanz betroffen; diese Erkrankungen, zu denen auch die als Morbus Binswanger bekannte gehört, erhielten die allgemeine Bezeichnung Leukoariose. Als Multiinfarkt-Demenz wurden diejenigen Erkrankungen bezeichnet, bei denen die Gefäßschädigung eine Form angenommen hat, die der einer Abfolge winziger Hirninfarkte sehr ähnlich ist. In den meisten Fällen geht die Gefäßpathologie wie bei der Alzheimer-Krankheit mit Hirnatrophie einher. Spezifische Regionen, in denen es infarktbedingt zu Schäden gekommen ist, lassen sich unter Umständen durch einen Scan entdecken.

Der Begriff «vaskuläre Demenz» deckt demnach ein weites Spektrum ab. Am einen Ende stehen Erkrankungen, die sich auch als kleinere Hirninfarkte klassifizieren ließen, während am anderen Ende der Schaden eher generalisiert ist und mit einem klinischen Bild einhergeht, das dem der Alzheimer-Krankheit sehr ähnlich ist. Besteht eine Gefäßpathologie im Hirngewebe, so gibt es nahezu immer ein allgemeineres Problem mit dem Herz-Kreislauf-System.

3.2.3 Pathologie vom «gemischten» Typus

Seit den grundlegenden neuropathologischen Untersuchungen der sechziger Jahre ist erkannt worden, daß die Gehirne mancher an Demenz Verstorbener sowohl die Zeichen des Alzheimer-Typus als auch pathologische Befunde der Gefäße zeigen. Es ist jedoch schwierig, das tatsächliche Ausmaß zu bestimmen, in dem jeder Typus zum Versagen der Hirnfunktion beigetragen hat. Dies gilt vor allem für die Gefäßpathologie, da manche Gehirne bekanntermaßen erhebliche, durch diese Ursache ausgelöste Schäden zu ertragen vermögen. Es überrascht daher nicht, daß Schätzungen des Anteils von Gehirnen an der «gemischten» Kategorie mit Werten von 4 % bis 23 % weit auseinandergelegen haben [O'Brien, 1994]. Grob verallgemeinernd zeigt ein Gehirn um so wahrscheinlicher auch Anzeichen einer Gefäßpathologie, je älter die Person mit Alzheimer-Krankheit bei ihrem Tod war.

Über die drei Hauptkategorien hinaus gibt es viele andere Ursachen einer Schädigung der Hirnstruktur:

- degenerativ (z. B. Pick'sche Krankheit, Pathologie des Frontallappens),
- infektiös (z. B. Creutzfeld-Jakob-Krankheit, Meningitis, Neurosyphilis, HIV-Enzephalopathie),
- toxisch (z. B. äthylische Enzephalopathie, Vergiftungen durch Metalle wie Blei, Cadmium und Quecksilber oder durch neuroaktive organische Verbindungen).

Zur jüngeren Diskussion von Neurotoxinen, deren Bedeutung unter Umständen ernsthaft unterschätzt wurde, siehe Purdey [1994] und Holden [1996]. Schließlich gibt es den Verlust von Neuronen als Folge eines schweren, das gesamte Gehirn betreffenden Schadens, ob durch eine einzelne, schwere Kopfverletzung oder durch wiederholte kleinere Verletzungen, wie beim Boxen.

Es wurde unterschieden zwischen Demenzen vom kortikalen Typus, bei denen man die hauptsächliche Pathologie in der Hirnrinde vermutete, und denen vom subkortikalen Typus, die mit einem Schaden in den tieferen (subkortikalen) Regionen einhergehen. Die drei häufigsten Formen von Demenz liegen dieser Klassifikation zufolge in der erstgenannten Kategorie. Die Hauptpunkte in der letztgenannten Kategorie sind Demenzen in Verbindung mit Morbus Parkinson, Chorea Huntington, Morbus Wilson, progressiver supranukleärer Lähmung und Multipler Sklerose [Miller und Morris, 1993]. Die Unterscheidung zwischen kortikal und subkortikal ist jedoch irreführend, da die meisten Demenzen mit pathologischen Befunden sowohl in kortikalen als auch in subkortikalen Regionen einhergehen. Tatsächlich kann einer der Schlüssel zur Lösung des Geheimnisses um die Alzheimer-Krankheit in der Schädigung jener Neuronen liegen, die ihre Zellkörper im Stammhirn und im Mittelhirn haben und in die Hirnrinde ziehen [Hart und Semple, 1990; Jobst, 1994].

Es besteht eine beträchtliche Abweichung unter den Forschungsergebnissen hinsichtlich des relativen Anteils der verschiedenen Typen von Pathologie. Älteres Datenmaterial zeigte typischerweise eine Verteilung, wie sie in **Tabelle 3-1** wiedergegeben wird [Albert, 1982]. Jüngere Zahlen, die die Lewy-Body-Erkrankung als eigene Kategorie abtrennen, zeigt **Tabelle 3-2** [McKeith, 1995].

Tabelle 3-1: Verteilung pathologischer Typen in Verbindung mit Demenz – ältere Sichtweise

Pathologischer Typus	%
Alzheimer	50
Vaskulär	10–15
Gemischt	10–15
Andere	bis 100

Tabelle 3-2: Verteilung pathologischer Typen in Verbindung mit Demenz – Lewy-Body-Pathologie differenziert

Pathologischer Typus	%
Alzheimer	50
Lewy-Body	20
Vaskulär	10
Gemischt (die drei oben genannten Typen)	10
Andere	10

3.3 Genaueres zur Neuropathologie und Demenz

Vor allem, wenn sie durch fotografisches Beweismaterial gestützt werden, tendieren einfache neuropathologische Beschreibungen dazu, den Eindruck zu vermitteln, die «organische» Grundlage von Demenz sei eine einfache und klar umrissene Angelegenheit. Die Wirklichkeit ist sehr weit davon entfernt.

Alle üblichen Formen neuropathologischer Befunde, die mit den wichtigsten Formen von Demenz einhergehen, finden sich auch in den Gehirnen von Menschen ohne kognitive Beeinträchtigung. Selbst ein Grad an Hirnatrophie, wie er anhand einer Computertomographie (CT-Scan) gemessen wird, findet sich bei einem kleinen Teil «normaler» Personen [Jacoby und Levy, 1980; Burns et al., 1991]. Demnach besteht eindeutig keine Möglichkeit, daß die Alzheimer-Demenz oder die vaskuläre Demenz dem Schlüsselkriterium einer klassischen Krankheit entsprechen, demzufolge nämlich in allen Fällen, in denen Symptome auftreten, bestimmte pathologische Merkmale vorliegen sollten, und daß in den Fällen, in denen keine Symptome auftreten, auch keine pathologischen Merkmale vorliegen sollten. Die Dinge werden sogar noch komplizierter, wenn wir das Fehlen tragfähiger und in sich schlüssiger Korrelationen zwischen dem an der lebenden Person gemessenen Grad an Demenz und dem Ausmaß postmortaler neuropathologischer Befunde berücksichtigen. Die Korrelationen sind besonders schwach beim neuritischen Plaque, der in der grauen Hirnsubstanz relativ weit verbreitet ist [Kitwood, 1987; Nagy et al., 1995]. Es ist demnach zweifelhaft, ob irgendeine der beiden Hauptgruppen der primären Demenz auch nur dem bescheidensten Kriterium eines Syndroms entspricht, demzufolge nämlich eine schlüssige Verbindung zwischen Symptomen und irgendwelchen biologischen Markern bestehen sollte [Terry, 1992].

Die größten Schwierigkeiten in der Begründung treten bei denjenigen auf, bei denen festgestellt wurde, daß sie klinischen oder neuropsychologischen Kriterien von Demenz entsprechen, an deren Gehirnen jedoch postmortal keine über die für ihre Altersgruppe normalen Befunde hinausreichenden neuropathologischen Befunde beobachtet werden. In verschiedenen Studien variiert dieser Anteil, wobei der höchste angegebene Wert 34 % beträgt [Homer et al., 1988]. Ein Weg zur Rettung der Situation besteht in der Vermutung, die Ausgangsdiagnose sei falsch gewesen, und im Schaffen einer Kategorie der «Pseudodemenz», bei der die mentale Beeinträchtigung als funktionell bezeichnet wird [Arie, 1983]. Die Schwierigkeit bei diesem Schachzug liegt jedoch darin, daß er das gesamte diagnostische Verfahren fragwürdig macht, weil es offensichtlich unfähig war, zwischen echten Fällen und «Pseudofällen» zu differenzieren.

Selbst auf neuropathologischer Ebene gibt es kein klares Kriterium für einen «Goldstandard» der Demenz. Wie wir gesehen haben, werden bei der mikroskopischen Untersuchung von Hirnschnitten mehrere Marker für die Degeneration von Nervengewebe sichtbar, und durch einen Scan lassen sich Zeichen eine generellen Atrophie beobachten. Da zwischen denen mit und denen ohne Demenz ein Kontinuum besteht, bedarf es der Feststellung, welche Marker an welchen Orten des Gehirns als relevant anzusehen sind, und dann muß willkürlich die minimale Intensität spezifiziert werden, die eine bestimmte Erkrankung definiert. Vor über 10 Jahren wurden Versuche unternommen, solche Kriterien zu definieren, diese wurden jedoch nicht durchweg verfolgt [Hart und Semple, 1990, S. 42–45]. Vor kurzen wurde sogar vorgeschlagen, daß die Grenzpunkte nun angepaßt werden sollten, um neues genetisches Datenmaterial aufnehmen zu können [Roses, 1995]. Die Vorstellung, daß die wahre Diagnose aller Fälle zutage tritt, wenn das Gehirn erst einmal postmortal untersucht wird, ist sicherlich nicht korrekt.

Innerhalb der biomedizinischen Wissenschaft wurden hauptsächlich zwei Hypothesen vorgetragen, um die Korrelationsanomalien zu erklären. Der besser bekannten und älteren Sichtweise zufolge besteht unter Umständen ein Schwelleneffekt, das heißt, es kommt ein Punkt, an dem der Verlust von Neuronen oder, genauer gesagt, an synaptischen Verbindungen in Kernbereichen des Gehirns so groß ist, daß eine normale Funktion beeinträchtigt wird und Demenz nachfolgt [Blessed et al., 1968]. In letzter Zeit wurde jedoch eine weitere Hypothese vorgetragen, der zufolge der entscheidende Unterschied im Ausmaß des neuronalen

Verlustes liegt. Kim Jobst und seine Mitarbeiter, die eine der weltweit größten prospektiven Studien unternommen haben, präsentieren Belege aus ihrer Scan-Arbeit, denen zufolge die Atrophie im medialen Temporallappen bei Menschen mit Alzheimer-Krankheit etwa 10mal schneller als bei Kontrollpersonen verläuft [Jobst, 1994]. Die Vermutung ist, daß das Gehirn eine Art katastrophaler Veränderung durchmacht, obwohl der Grund dafür rätselhaft bleibt. Viele haben vorgeschlagen, daß unter Umständen psychische Faktoren wie Streß oder depressive Reaktionen auf einen Verlust beteiligt sein können. Schließlich beginnen sich auch Beweise für die Streß-Hypothese zu zeigen [O'Dwyer und Orrell, 1994].

3.4 Demenz diagnostizieren

In einem individuellen Fall die Diagnose Demenz zu stellen und, mehr noch, eine Vorstellung von der damit einhergehenden Pathologie zu bekommen, ist eine sehr schwierige Aufgabe. Es ist sattsam bekannt, daß Allgemeinmediziner, klinische Psychologen, Psychiater und Neurologen in ihren Meinungen differieren. Viel hängt natürlich von der Art des betrachteten Beweismaterials und vor allem davon ab, wieviel Gewicht den Gedächtnisstörungen beigemessen wird. Viele einfache psychologische Methoden, wie der Mini-Mental-Status [Folstein et al., 1975] oder der Abbreviated Mental Test [Jitapunkel et al., 1991] bieten einfach nur eine grobe Schätzung des Leistungsvermögens zu einem bestimmten Zeitpunkt. Sie haben keine Möglichkeit, die früheren Niveaus einer Person in bezug auf ihre Erziehung und die Fertigkeiten, die sie entwickelt hat, zu berücksichtigen. Bis zu einem gewissen Umfang gilt diese Kritik auch für die ausgefeilteren Testverfahren, wie etwa den CAMDEX (The Cambridge Examination for Mental Disorders of the Elderly) [Roth et al., 1988]. Andererseits müssen sich Tests, die auf einen langfristigen Abbau abheben, auf retrospektive Berichte der Verwandten verlassen. Dabei treten unter Umständen vielfältige Verzerrungen auf, z. B. in bezug auf ihre Idealisierung der Vergangenheit oder auf ihre Ängste vor der Gegenwart [Jorm et al., 1991]. Ein generelles Problem beim Stellen der Diagnose «Demenz» ist die Tatsache, daß eine Depression, die in rund 5 bis 10 % aller älteren Menschen mittel bis schwer sein kann, oft mit einem gewissen Grad an kognitiver Beeinträchtigung einhergeht [Hart und Semple, 1990, S. 100–106]. Unter denen, die lange Zeit in einer Einrichtung verbracht haben und mit dem Label Demenz versehen wurden, ist unter Umständen eine beträchtliche Anzahl, deren Ausgangsschwierigkeiten von einer Depression herrühren, die niemals erkannt oder behandelt worden ist.

Die allgemeine Diagnose Demenz ist demnach nie absolut klar, ob sie nun auf klinischer Beurteilung oder auf psychologischer Testung beruht. Mit den bestehenden Methoden lassen sich bestenfalls behandelbare Erkrankungen identifizieren. Auch hinsichtlich der Differentialdiagnose innerhalb der primär degenerativen Demenz gibt es viele Schwierigkeiten. Das Erkennen von Multiinfarkterkrankungen ist indessen ein Bereich, auf dem ein gewisser Fortschritt erzielt wurde. Ein Set von 13 Indikatoren, darunter die am besten bekannten «abrupter Beginn», «schrittweiser Abbau», «Apoplex-Episoden in der Anamnese», «neurologische Herdsymptome» und «relativ geringe offensichtliche Persönlichkeitsveränderung», lassen sich zu einem «Ischämie-Index» kombinieren, der in einer gewissen Verbindung mit dieser Art von Gefäßpathologie steht, wie sie in postmortalen Untersuchungen identifiziert wurde [Swanwick et al., 1995]. Es ist jedoch Vorsicht geboten. Ein hoher Ischämie-Index spricht nicht notwendigerweise für eine vaskuläre Demenz, weil sich nicht eindeutig feststellen läßt, in wie weit der Gefäßschaden unter Umständen die Beeinträchtigung der Gehirnfunktion verursacht. Andererseits deutet ein niedriger Index stark darauf hin, daß die Demenz nicht mit einer zerebrovaskulären Pathologie in Verbindung steht.

Die üblicheren Formen des Gehirn-Scans, vor allem die Computertomographie, können einige strukturelle Veränderungen, wie eine allgemeine Atrophie, kleine Infarktregionen oder das Vorliegen eines Tumors, deutlich zeigen. In bezug auf die Pathologie vom Alzheimer-Typus stehen allgemeine Verfahren für den Einsatz des Scans zur Unterstützung der Diagnostik jedoch gerade erst am Anfang der Entwicklung. Die diagnostische Genauigkeit scheint am besten zu sein, wenn die beiden Hauptformen des Scanning kombiniert werden: diejenigen, welche Daten über die Hirnstruktur liefern, und diejenigen, die Daten zu einem Aspekt des Hirnstoffwechsels ergeben [Jobst, 1995; Alzheimer's Disease Society, 1996]. Dies ist jedoch ein sehr teures Verfahren und wird wahrscheinlich eher in der Forschung als in der allgemeinen diagnostischen Praxis eingesetzt.

In bezug auf die Diagnose besteht nun allerseits eine größere Offenheit. Allmählich wird annehmbar, daß einer Person ihre Diagnose mitgeteilt wird, und daß sie dann Hilfe beim Akzeptieren der sich daraus ergebenden Konsequenzen erhält. Teilweise ist dies eine Folge besserer diagnostischer Verfahren, und teilweise ergibt es sich daraus, daß das Stigma, welches die Demenz umgibt, allmählich aufgelöst wird. Im Parallelfall von Krebs wurde die Diagnose gewöhnlich durch Heimlichtuerei verborgen, aber die Normen haben sich radikal verändert. Dies war zweifellos von Vorteil und mag sogar zu der größeren Häufigkeit einer Heilung beigetragen haben. Wir wissen nicht, wie die Auswirkung bei Demenz sein mag; zumindest sorgt es bei vielen Menschen wahrscheinlich für eine ehrlichere und überlegtere Hinwendung zu einem realistischeren Lebensstil.

3.5 Die Untersuchung der Prävalenz

Populärliteratur über Demenz vermittelt oft den Eindruck, Angaben zur Prävalenz seien gut gesichert, obwohl die Wirklichkeit weit davon entfernt ist. Die vielen im Verlauf der vergangenen rund 30 Jahre durchgeführten statistischen Erhebungen weichen sehr stark voneinander ab. Die Angaben zur Gesamtprävalenz für die Gruppe der über 65jährigen in einzelnen Gesellschaften variieren zwischen etwa 2% und 20%. Bei leichter Demenz ist die Spannbreite sogar noch größer, wobei der niedrigste Wert 3% und der höchste 64% beträgt [Ineichen, 1987; Hart und Semple, 1990]. Zunehmend besteht Übereinstimmung dahingehend, daß die Gesamtprävalenz in Industriegesellschaften um die 7% herum betragen kann, und daß sich die Gesamtzahl der Menschen mit klar erkennbarer Demenz in Großbritannien den 700 000 nähert [Alzheimer's Disease Society, 1996]. Schätzungen hinsichtlich der weltweiten Prävalenz sind extrem schwierig; die hin und wieder angegebene Zahl von 15 Millionen beruht auf einer sehr schütteren empirischen Grundlage.

Die Abweichungen in den Angaben zur Prävalenz lassen sich teilweise in einfacher empirischer Hinsicht erklären [Ineichen, 1987]. Die Stichproben waren im allgemeinen klein und zählten typischerweise ein paar hundert Personen in einer ganzen statistischen Erhebung. Die Verweigerungsquoten tendieren zu recht hohen Werten, in manchen Fällen in der Größenordnung von 20%. Statistische Erhebungen auf kommunaler Ebene lassen Personen, die sich bereits in Langzeitpflege befinden, gewöhnlich aus. Studien, die auf medizinischen Diensten und auf Sozialdiensten beruhen, können Personen, die sich außerhalb ihres Spektrums befinden, nicht hinreichend berücksichtigen.

Es gibt auch viele Probleme hinsichtlich der eher behelfsmäßigen diagnostischen Tests, die bei Prävalenzstudien Anwendung finden. Klinische Beurteilungen müssen selbst im günstigsten Fall viele Aspekte des Status einer Person berücksichtigen und implizite Entscheidungen darüber enthalten, wie kognitive und nichtkognitive Faktoren zu gewichten sind. Die zuverlässigsten Standardtests konzentrieren sich ausschließlich auf kognitive Beeinträchtigungen [Blessed et al., 1991]. Tests des Kurzzeitgedächtnisses sind besonders leicht anzuwenden, neigen jedoch zu höheren Prävalenzwerten als Tests, in denen mehrere Größen abgefragt werden, zum Teil, weil sie die Grenzen zwischen Demenz und einfacher Gedächtnisstörung verwischen. Die Übersetzung von Tests aus einer Sprache in die andere beinhaltet oft eine verborgene kulturelle Verschiebung. Wirklich jede Prävalenzforschung beruht auf «Momentaufnahmen» und berücksichtigt in keiner Weise den aktuellen Verlauf einer Demenz in individuellen Fällen.

Die Prävalenz ist eindeutig altersabhängig. In einer Meta-Analyse – eine statistische Kombination getrennter Studien – wird dargelegt, daß sich die Gesamtprävalenz unter Umständen alle 6 Lebensjahre verdoppelt [Ritchie et al., 1992].

Bei etwa 15 % der über 85jährigen könnte eine Demenz erwartet werden. Geschlechtsabhängig scheint es kleine Unterschiede in der Prävalenz zu geben, wobei möglicherweise die Alzheimer-Pathologie häufiger bei Frauen und die vaskuläre Pathologie häufiger bei Männern auftritt. Dieser Unterschied mag seinerseits in Bezug zum Alter stehen. Die Wahrscheinlichkeit, daß jemand eine Alzheimer-Krankheit entwickelt, ist unter Umständen am höchsten, wenn der bzw. die Betreffende Mitte 80 ist, während die Wahrscheinlichkeit, eine gefäßbedingte Demenz zu bekommen, weiterhin mit dem Alter steigt; hier tragen die Männer ein etwas größeres Risiko [Skaog et al., 1993].

Es gibt nur sehr wenige gründliche transkulturelle oder quer durch eine Gesellschaft reichende Studien zur Prävalenz. Die bislang vielleicht beste ist ein Vergleich zwischen New York und London, bei der jeweils exakt dieselben Kriterien verwendet wurden und im Verlauf der Studie sogar ein Cross-over der Untersucher stattfand [Gurland et al., 1983]. Für alle Altersgruppen und Schweregrade fanden sich in New York höhere Prävalenzraten als in London. Manche Forschungsergebnisse lassen vermuten, daß die Prävalenzraten unter Personen mit höherem Bildungsgrad und in höheren sozioökonomischen Klassen niedriger sind [Orrell, 1995]. Mit Forschungsergebnissen wie diesen fällt es leicht, sich voreilig auf vereinfachende Interpretationen zu stürzen. Die allgemeine Epidemiologie legt nahe, daß die meisten Krankheiten bildungs- und klassenabhängig, mit anderen Worten, im Kontext sozialer Ungleichheit angesiedelt sind. Die Demenz bildet da keinerlei Ausnahme, weil viele der Risikofaktoren wahrscheinlich für diejenigen von größerer Bedeutung sind, die relativ arm sind und gefährlichere oder mehr Behinderungen auslösende Tätigkeiten wahrgenommen haben.

3.6 Depression und Demenz

Mit fortschreitender Forschung erscheint die Beziehung zwischen diesen beiden Erkrankungen zunehmend komplex. Der Begriff «Depression» umfaßt ein ebenso weites Spektrum wie der Begriff «Demenz» [Ames et al., 1990]. Zum Teil ist dies ein artifizielles Problem, das sich aus der Art, in der diagnostische Kategorien geschaffen wurden, ergibt. Sowohl Depression als auch Demenz beinhalten neurochemische Veränderungen, und manche Formen der Depression können mit einer Schädigung der Nervenstruktur auf subkortikaler Ebene einhergehen [Forstl, 1993].

Die üblichen Symptome der Depression sind wohlbekannt: eine herabgesetzte Stimmungslage, Lethargie, Verlust des Interesses am Leben, ein Mangel an Selbstvertrauen und Selbstachtung. Es wurde geschätzt, daß unter denjenigen mit einigermaßen klarer Diagnose einer primären Demenz etwa ein Drittel zu einem gewissen Zeitpunkt Zeichen einer Depression zeigen, und bei etwa einem Drittel

3. Demenz als psychiatrische Kategorie

davon kann die Erkrankung schwer sein. Etwa ein Viertel all derer, die bei Demenz eine Depression zeigen, hatte schon vorher eine Phase der Depression, und bei manchen Menschen kann eine depressive Reaktion ein unmittelbarer Vorläufer für den Beginn einer Demenz sein [Carpenter und Strauss, 1995].

Eine einigermaßen schwere Depression bei älteren Menschen wird oft von einem Abbau kognitiver Fähigkeiten begleitet. In manchen Fällen können diese Veränderungen sogar deutlicher sein, als die Stimmungsstörungen, die typischerweise mit Depression einhergehen. Eben dies führte zur Schaffung der Kategorie «Pseudodemenz» [Arie, 1983], die heute häufiger als depressionsinduzierte kognitive Beeinträchtigung bezeichnet wird [Rabins und Pearlson, 1994]. Demzufolge sind möglicherweise viele Personen mit der Fehldiagnose einer primär degenerativen Demenz belegt worden, während ihre Krankheit in Wirklichkeit der für Depression verfügbaren Behandlung offengestanden hätte.

Der einzige Nachweis dafür, daß eine Erkrankung eher eine von dieser Art, statt eine «echte» Demenz ist, besteht darin, daß eine Person die verlorenen kognitiven Fähigkeiten in vollem Umfang wiedererlangt. Oft lassen sich jedoch Hinweise aus dem Muster der täglichen Aktivität gewinnen. Deprimierte Personen neigen dazu, morgens sehr langsam und verwirrt zu sein, sich jedoch gegen Abend in Stimmung und Leistungsfähigkeit zu bessern. Diejenigen mit Demenz sind dagegen früh am Tage am besten dran und neigen mit fortschreitendem Tagesablauf zum Nachlassen.

Bis zu einem gewissen Grad läßt sich Depression bei Demenz in psychologischem Sinne erklären, wie wir in Kapitel 6 weiter untersuchen werden. Demenz kann als eine Form der Beraubung, des Verlustes erlebt werden. Sie bedeutet, gleichzeitig zwei Arten des Verlustes gegenüberzustehen: dem Verlust an Geisteskräften und dem Verlust einer vertrauten Lebensweise. Einige Forschungsergebnisse lassen auch vermuten, daß die allgemeine Prävalenz der Depression in Heim-Settings sehr hoch ist, und da bilden Menschen mit Demenz keine Ausnahme [Harrison et al., 1990]. Depressive Reaktionen sind im Nachgang einer klaren Diagnose üblich, besonders weil die Begriffe «Demenz» und «Alzheimer» solch furchtbare Bedeutungen tragen.

Eine psychologische Herangehensweise an das Problem der Depression bei Demenz wird dem Gesamtbild jedoch möglicherweise nicht gerecht. Viele Fälle von Depression stehen zweifellos in Zusammenhang mit der Hirnfunktion oder, genauer gesagt, mit einem neurochemischen Ungleichgewicht. Hier kann man vernünftigerweise erwarten, daß manche Personen sich mit menschlicher Unterstützung erholen. Zunehmend ist man auch der Ansicht, daß sich aus dem sorgfältigen Einsatz von Antidepressiva viel Hilfe gewinnen läßt. Wo die Depression jedoch mit einem Dauerschaden am Nervengewebe einhergeht, ist sie einer Behandlung unter Umständen nicht zugänglich. Manche der auf diese Weise Betroffenen erholen sich unter Umständen nie wieder von dem depressiven

Zustand und benötigen demnach eine fachlich besonders geschickte und stützende Pflege. Hier sollten sich Betreuungspersonen klarmachen, daß selbst ihre besten Bemühungen unter Umständen nur wenige positive Veränderungen bringen werden, und daß demnach die Rekompensationen, die sie wahrscheinlich in Form von Anerkennung oder Dankbarkeit bekommen werden, unter Umständen sehr begrenzt sind.

Selbst diese kurze Abhandlung der Beziehung zwischen Demenz und Depression verdeutlicht, wie problematisch ein altmodisches «medizinisches Modell» mit seiner Annahme einer gewissen Realität diagnostischer Kategorien ist. Es liegt eine gewisse Willkürlichkeit in der Annahme, eine Person habe eine Erkrankung, Demenz, die von einer anderen Erkrankung, Depression, überlagert wird. Es käme der Wahrheit näher, anzuerkennen, daß es ein weites Spektrum sowohl kortikaler als auch subkortikaler struktureller Veränderungen im Nervengewebe gibt, daß Defizite in jeder Kombination von bis zu 40 verschiedenen Neurotransmittern möglich sein können, und daß ein gewisser Grad an neuronaler Restitution eintreten kann. Die traditionelle, durch die Psychiatrie vorgenommene Unterteilung in «organische» und «funktionelle» Erkrankungen läßt sich nicht aufrechterhalten. Mit fortschreitendem Wissen wird die medizinische Wissenschaft nach feiner unterteilten und subtileren Formen der Klassifikation suchen müssen.

3.7 Psychotische Komplikationen

Heutzutage besteht weitgehend Übereinstimmung dahingehend, daß Demenz an sich nicht als eine Form von Psychose im herkömmlichen Gebrauch des Begriffs betrachtet werden sollte. Viele Menschen durchlaufen den gesamten Weg einer zur Demenz führenden Erkrankung, ohne irgendeines der Symptome zu zeigen, die für gewöhnlich mit einer psychotischen Störung einhergehen, z. B. Stimmenhören, Wahnvorstellungen oder grobe Verwirrtheit bezüglich der eigenen Identität. Die Situation ist jedoch aus zwei Gründen nicht einfach.

Erstens entwickeln Personen mit einer früher im Leben abgelaufenen Psychose in der Anamnese auch weiterhin eine zur Demenz führende Erkrankung [Burns et al., 1990]. Die drei in der Psychiatrie am stärksten hervorgehobenen Störungen sind die Schizophrenie, die manisch-depressive Psychose sowie die Spätparaphrenie, welche primär anhand paranoider Wahnvorstellungen erkannt wird. In solchen Fällen werden die Behinderungen, die die Demenz begleiten, durch die psychotischen Symptome verschlimmert, die ihrerseits verstärkt werden können. Von einem psychologischen Standpunkt aus gesehen können wir verstehen, warum dies möglicherweise so ist. Viele Menschen mit psychotischen Störungen behalten noch immer ihre Einsicht; sie können erkennen, daß ihr Erleben in gewisser Weise seltsam und ungewöhnlich ist. Bei Demenz verlieren sie unter Umständen ihr Verstehen und sind daher verwirrter und stärker aus dem Gleichgewicht gebracht.

Zweitens durchläuft eine Person mit primärer Demenz in manchen Fällen möglicherweise Störungen von einer Art, die den bei Psychosen vorgefundenen sehr ähnlich sind. Manche Menschen haben dramatische Stimmungsumschwünge, und rund ein Fünftel hat Halluzinationen oder Wahnvorstellungen; ein Beispiel ist der Bestehlungswahn. Ein Grad an Paranoia ist relativ häufig, wenn Geisteskräfte versagen und vertraute Quellen der Sicherheit nicht länger verfügbar sind. Hier fällt es besonders schwer zu erkennen, wieviel unmittelbar neurologischen Faktoren zuzuordnen ist, und wieviel tatsächlich durch Unzulänglichkeiten der Pflege induziert wird.

3.8 Verändert sich die Persönlichkeit?

Niemand bezweifelt, daß einige Fähigkeiten im Verlauf der Demenz verlorengehen, und daß Stimmungs- und Verhaltensmuster verändert werden. Die umstrittene Frage ist, wie die vorliegenden Daten interpretiert werden sollten.

Psychometrische Verfahren verzeichnen die üblicherweise beobachteten Phänomene als Veränderung der Persönlichkeit; es gibt keine Option, da die Ausgangsdefinitionen es erfordern. In einer Studie beispielsweise, bei der das NEO-Persönlichkeitsinventar zum Einsatz kam, wurden mit fortschreitender Demenz höhere Grade an Angst, mehr Introversion und weniger Gewissenhaftigkeit festgestellt [Mills und Coleman, 1994]. Viele Verwandte und Freunde sprechen von Persönlichkeitsveränderung der Person, die sie betreuen, oder behaupten gar, es gäbe die Person, die sie einst kannten und liebten, nicht mehr. Auch hier setzen sie auf einer impliziten Merkmalstheorie auf und sehen die Veränderungen in deren Licht.

Wie wir gesehen haben, lassen sich viele der beobachteten Veränderungen von einem ethogenen Standpunkt aus auf eine differenziertere Weise als Verlust von Ressourcen und als Zusammenbruch psychischer Abwehrmechanismen interpretieren (s. Kap. 2.5). So könnte jemand, der früher extrem selbstbeherrscht war, Episoden der Wut zeigen, oder jemand, der gelernt hatte, über längere Zeit hinweg sexuelle Enthaltsamkeit zu ertragen, könnte jetzt auf schockierende Weise enthemmt und lüstern erscheinen. Hier soll auf eine allgemeine Kontinuität von Persönlichkeit im Verlauf einer Demenz, mit einigen Merkmalen, die immer präsent waren, nun jedoch in übertriebener Form aufscheinen, hingewiesen werden. Dieser Ansicht sind sicher einige, die über lange Erfahrung in der Pflegearbeit verfügen, z. B. Janet Bell und Iain McGregor [1995]. In der Unterstützungsarbeit für Betreuungspersonen der Bradford Dementia Group haben wir festgestellt, daß jene, die gut unterstützt werden, nur sehr selten darauf hinweisen, ihr Verwandter bzw. ihre Verwandte habe eine andere Persönlichkeit angenommen oder sei «verschwunden». Vielleicht haben sie Wege gefunden, Beziehung und Kommunikation aufrechtzuerhalten und können präziser mit ihren eigenen Gefühlen von Verlust und Bestürzung zurechtkommen. Manche, die sich in einer ungünstigeren Lage befinden, setzen im Umgang mit ihrem veränderten Erleben unter Umständen den Abwehrmechanismus der Projektion ein.

Es gibt eine große Ausnahme bei der Ansicht, daß sich Persönlichkeitsmuster in der Demenz fortsetzen, und zwar sind es jene Fälle, in denen eindeutig ein erheblicher Verlust an Neuronen in den Frontallappen des Gehirns nachgewiesen wurde. Es ist wohlbekannt in der Neurologie, daß Menschen, deren Frontallappen ganz erheblich geschädigt wurden, zu einer drastischen Verschlechterung neigen, indem sie beispielsweise «unzuverlässig», «träge» oder «unehrlich» – um die hochgradig wertenden Begriffe der Alltagssprache zu verwenden – werden, während sie früher einen «starken» und «aufrechten» Charakter gezeigt hatten [Damasio, 1995, S. 20–33].

Beim Assessment einer Person mit Demenz ist hier jedoch große Vorsicht vonnöten. Es wurde eine hochgradig umstrittene diagnostische Kategorie, die Frontallappendemenz, geschaffen, zu deren angeblichen Symptomen persönlicher Neglect, Initiativlosigkeit und ein Abflachen der Emotionen gehören, ohne daß notwendigerweise ein kognitiver Abbau besteht [Neary et al., 1994]. Es fällt nur allzu leicht, gewisse Formen der Verhaltensänderung einer Frontallappenschädigung zuzuordnen, ohne einen eindeutigen neurologischen Nachweis dafür zu haben. Ferner besteht – obwohl in manchen Gehirnen postmortal klare Formen einer Nervendegeneration gefunden wurden – keine starke Korrelation zwischen diesen und den vermuteten Symptomen einer Frontallappendemenz am Lebenden. Zeigt eine Person ein merkwürdiges Verhalten oder setzt plötzlich eine apathische Stimmung ein, sollte die erste Aufgabe im Betrachten der Sozialpsychologie bestehen. Die Zuschreibung einer Frontallappendemenz oder die Rede von einer Frontallappenbeteiligung kann leicht zur Rationalisierung mangelhafter Pflege und Betreuung dienen.

3.9 Die Genetik der Alzheimer-Krankheit

Mit dem raschen Fortschreiten der Techniken zur genetischen Forschung wurde diesem Thema in den letzten Jahren erhebliche Aufmerksamkeit gewidmet. Nur relativ geringes Interesse bestand hingegen an genetischen Aspekten der vaskulären Demenz, vielleicht, weil dieses Thema als Teil des größeren Themenkomplexes der kardiovaskulären Erkrankung gesehen wird. Andrea Capstick [1995] lieferte eine kurze Übersicht der Genetik der Alzheimer-Krankheit; Befunde, über die seither berichtet wurde, verändern das von ihr dargestellte Bild nicht wesentlich [s. a. Alzheimer's Disease Society, 1996].

In bezug auf die Genetik wird allgemein angenommen, daß es zwei Hauptkategorien der Alzheimer-Krankheit gibt. Die erste ist sehr selten und befällt weltweit vielleicht nur ein paar tausend Familien. Hierbei wird behauptet, es läge eine «Genetik der Unausweichlichkeit» vor. Das heißt, es gilt als sicher, daß ein Individuum, das von einem Elternteil eine Kopie des «fehlerhaften» Gens erhält, eine Alzheimer-Krankheit entwickelt, vorausgesetzt, es lebt lange genug. Die beteiligten Gene liegen auf den Chromosomen 21, 14 und 1. Die Demenz setzt früh ein und ist im Fall von Chromosom 14 im Alter von 40 bis 45 Jahren typisch. Aus folgendem Grund ist die Behauptung einer «genetischen Unausweichlichkeit» jedoch unter Umständen nicht so fest, wie angenommen wird. Zum Nachweis einer echten genetischen Verursachung müßte gezeigt werden, daß das «fehlerhafte» Gen in jeder Person vorliegt, die die Krankheit entwickelt, und daß es in keiner Person vorliegt, die sie nicht entwickelt (eine sehr große Stichprobe würde genügen). Mit der ersten Bedingung befinden sich alle Wissenschaftler auf festem Grund, während sie die zweite für gewöhnlich nicht nachgewiesen haben. Die Logik ihrer Position ist demnach kaum zutreffender als die der Behauptung: «Alle Spatzen haben einen Schnabel. Folglich ist es der Schnabel, der dem Spatzen das Fliegen ermöglicht.»

In der zweiten Kategorie befindet sich, was als eine «Genetik der Wahrscheinlichkeit» bezeichnet werden könnte. Die Behauptung liegt hier darin, daß bei einem Individuum mit einer gewissen Variante oder einer Kombination von Varianten eines Gens eine über das Normale hinaus erhöhte Wahrscheinlichkeit besteht, eine Alzheimer-Krankheit zu entwickeln oder in einem bestimmten Alter zu entwickeln. Die genetisch kontrollierte Produktion eines gewissen Proteins (Apolipoprotein, Apo E) gilt hauptsächlich unter den 60jährigen und darüber als beteiligt am Entstehen einer Alzheimer-Krankheit [Roses et al., 1994]. Das Gen ist auf Chromosom 19 lokalisiert. Es gibt drei Formen des Gens, die Allele E2, E3 und E4. Da jedes Individuum zwei Gene – eines von jedem Elternteil – erbt, gibt es sechs Kombinationen: E2/E2, E2/E3 etc. Kombinationen, die E4 enthalten, scheinen mit einer höheren Wahrscheinlichkeit der Alzheimer-Krankheit einherzugehen. Übrigens sind Kombinationen mit E2 in hohem Maße mit kardiovaskulärer Erkrankung assoziiert.

Streng genommen ist es bedeutungslos, von einem Individuum zu sagen, es trage eine Wahrscheinlichkeit von X Prozent für die Entwicklung einer genetisch bedingten Erkrankung. Es bleibt immer noch eine zentrale Frage: Was unterscheidet diejenigen, die eine Krankheit entwickeln, von denen, die dies nicht tun, wenn man berücksichtigt, daß alle die relevante genetische Kombination tragen? Hier sind viele der Antworten wahrscheinlich epigenetisch, das heißt, sie stehen im Zusammenhang mit der Art, in der sich jedes Individuum bei vorgegebener genetischer Ausstattung entwickelt. Im allgemeinen wurde dem Gen eine verursachende Kraft eingeräumt, die weit über das Beweismaterial hinausgeht; schließlich ist es nur eine Schablone auf der Grundlage, welche Proteine zusammengesetzt werden. Die Dynamik der Zellfunktion muß auf andere und weitaus komplexere Weise erklärt werden.

Die neuen genetischen Entdeckungen präsentieren enorme ethische Probleme, wie Harry Cayton, geschäftsführender Direktor der English Alzheimer's Disease Society, gezeigt hat [Cayton, 1995]. Die vielleicht bedeutendsten Fragen beziehen sich auf prädiktives genetisches Testen und wie diejenigen zu beraten sind, für die Angelegenheiten der Genetik eine Quelle großer Angst sind. Die Probleme werden dadurch erschwert, daß genetische Wissenschaft sich primär mit dem Identifizieren maladaptiver Genkombinationen befaßt hat. Die Verbindungen zwischen grundlegenden genetischen Entdeckungen und effizienten Behandlungen wurden indessen weitaus weniger gut erforscht. Hier wäre es nötig, detaillierte Kenntnisse über die Interaktionsweisen von Genen und ein viel besseres Verständnis epigenetischer Faktoren zu haben. Die Chorea Huntington, deren ausgeprägte genetische Grundlage seit Jahren bekannt ist, bietet ein sehr ernüchterndes Beispiel: Bislang sind keine «genetischen Heilverfahren» aufgekommen. Medienberichte implizieren oft, daß mit dem Aufdecken der genetischen Grundlage einer Erkrankung bald auch ein Heilverfahren in Entwicklung sein wird. Dies ist jedoch ein Trugschluß [Economist, 1996] und spielt in gefährlicher Weise mit unrealistischen Hoffnungen auf Wunderheilungen.

3.10 Körperliche Zustände, die eine Demenz verstärken

Es gibt ein breites Spektrum an Zuständen im Zusammenhang mit körperlicher Gesundheit, die eine demenz-ähnliche Verwirrtheit hervorrufen können [Allardyce, 1996a]. Beim Vorliegen einer primären Demenz neigen sie dazu, die Symptome zu verstärken und können zur Fehleinschätzung der tatsächlichen Beeinträchtigungen einer Person führen. Im Idealfall sollte eine Diagnose daher so lange als vorläufig angesehen werden, bis alle Probleme körperlicher Gesundheit erkannt und, soweit möglich, behandelt wurden.[4]

Unter diesen Zuständen am besten bekannt sind die sogenannten toxischen Verwirrtheitszustände, die akute Infektionen, wie etwa eine Pneumonie, begleiten

---

[4] An dieser Stelle danke ich Dr. John Wattis für seinen Rat sowohl bei der Vorbereitung dieses Abschnitts als auch des Kapitels als Ganzem.

oder ihr nachfolgen. Ihr Vorliegen ist leicht zu erkennen, weil hier ein offensichtliches «Umnebeln des Bewußtseins» besteht, dessen extremes Beispiel das Delirium ist. Ferner gibt es die Folgen von chronischen Infekten oder von Infekten mit geringer Intensität, wie etwa denen der Harnwege; diese werden leichter übersehen. Ein weiteres relativ häufiges Problem sind Störungen des Hormonhaushalts, vor allem bei herabgesetzter Schilddrüsenfunktion [Allardyce, 1996 c]. Verwirrtheit kann mit unzureichender Ernährung in Verbindung stehen, verursacht in manchen Fällen durch die einfache Tatsache, daß jemand unter Umständen keine ausgewogene Nahrung zu sich genommen hat. Ein Vitamin-B_{12}-Mangel steht oft mit Demenz in Zusammenhang, wobei nicht klar ist, ob dies eine Ursache oder eine Begleiterscheinung ist. Gemeinhin ist man der Ansicht, daß chronische Konstipation zur Verwirrtheit beitragen kann, vielleicht weil toxisches Material, das normalerweise ausgeschieden würde, reabsorbiert wird. Natürlich kann schwere Konstipation auch eine Quelle starker Beschwerden sein.

Jede Form von Beeinträchtigung der Sinne verstärkt wahrscheinlich die Symptome von Demenz. Als Folge steht eine Person wahrscheinlich weniger in Kontakt zu ihrer Umgebung und – was viel ernster ist – kommuniziert auch weniger mit anderen. Von allen sensorischen Beeinträchtigungen ist vielleicht die Taubheit diejenige, welche die meisten der bereits vorhandenen Behinderungen zusammenführt. Eine taube Person kann in vieler Hinsicht weitgehend «normal» sein und damit keiner zusätzlichen Aufmerksamkeit bedürfen. In Wahrheit ist sie jedoch unter Umständen radikal von der sozialen Welt abgeschnitten und demnach ihres Personseins beraubt.

Auch die Wirkung von physischem Schmerz aufgrund eines Zustands, der für sich genommen keine Verwirrtheit verursacht, sollte berücksichtigt werden. Wer eine Phase anhaltenden körperlichen Schmerzes durchgemacht hat, kann bezeugen, wie der Umgang mit dem Schmerz und seine Bewältigung zu einer Hauptbeschäftigung wird, die viel Raum einnimmt, Lebensenergie abzieht und sehr von den alltäglichen Dingen ablenkt. Menschliche Unterstützung und Verständnis können das Gefühl von Schmerz ganz erheblich erleichtern; Einsamkeit und Angst können ihn sehr verschlimmern. Es muß für eine Person extrem schwierig sein, mit Schmerz umzugehen und zurechtzukommen, wenn sie keine Möglichkeit hat, dessen Ursache zu verstehen, und vielleicht nicht über die Mittel verfügt, anderen klar mitzuteilen, was sie fühlt. Zwei der häufigsten Schmerzquellen für Menschen mit Demenz sind Arthritis und Angina. Außerdem gibt es die Möglichkeit eines Tumors, der niemals diagnostiziert wurde.

Über die in unmittelbarem Zusammenhang mit der physischen Gesundheit stehenden Probleme hinaus kann eine Person, die sich einer größeren Operation unterzogen hat, wegen der noch immer in ihrem Körper ausklingenden Anästhetika verwirrt sein. Auch ist heute weithin anerkannt, daß manche Menschen unter Umständen an der Wirkung eines langfristigen Anschoppens oder Akkumulierens, d. h. einer sich über einen längeren Zeitraum hinweg aufbauenden Überdosierung von Medikamenten leiden, welche zu dem als «iatrogener, medikamentös bedingter, chronischer Verwirrtheitszustand» genannten Zustand führt [Absher und Cummings, 1994]. Manche Menschen erhalten über lange Zeit hinweg immer wieder neue Wiederholungsrezepte, ohne daß ihre Medikation als Ganzes überprüft wird. Aus eben diesem Grund setzen viele Geriater beim ersten Assessment jedes Medikament mit Ausnahme der lebenserhaltenden Präparate ab und suchen dann herauszufinden, was wirklich gebraucht wird. Unter den Substanzen, die zur Verwirrtheit beitragen, sind die meisten Antipsychotika, einige Anti-Parkinson-Mittel, die Antiepileptika und alle Tranquilizer. Zunehmend besteht die Meinung, daß letztere in der sogenannten Behandlung der Demenz bei weitem zu viel eingesetzt worden sind. Substanzen der Benzodiazepin-Gruppe, wie etwa Valium® können, wenn sie über einen langen Zeitraum gegeben werden, sogar dementogen wirken [Coleman, 1988].

Demenz ist dann auch in das allgemeine Bild von Gesundheit eines jeden Individuums eingebettet. In jungen Jahren tendieren Krankheiten dazu, relativ klar umrissen zu sein und können oft als separate Entitäten medizinisch behandelt werden. Später im Leben neigt das Erkrankungsmuster indessen viel mehr zu einem aus mehreren chronischen Erkrankungen bestehenden, ohne klare Grenzen und ohne die Aussicht auf vollständige Heilung. Demnach ist es lebenswichtig, allen Aspekten des körperlichen Wohlbefindens einer Person mit Demenz Aufmerksamkeit zu widmen. In dem Eifer, eine person-zentrierte Pflege zu bieten, kann eine Gefahr liegen, dies zu vernachlässigen. Besonders ist die Falle zu meiden, eine Störung zu behandeln, als habe sie psychische Ursachen, und demnach auch nur nach psychologischen Lösungen zu suchen, während die schwere zugrundeliegende Störung mit der physischen Gesundheit zusammenhängt.

3.11 Ein Paradigma in Auflösung

In Gesundheit und Krankheit ist das Gehirn ein außerordentlich komplexes Organ. Die Tatsache, daß so viel darüber bekannt ist, zeugt von der Geschicklichkeit, dem Einfallsreichtum und der reinen Hingabe von Forschenden auf verschiedenen Gebieten, von denen viele ihren Untersuchungen Jahre ihres Lebens gewidmet haben.

Das gesamte begriffliche Rahmenwerk der biomedizinischen Forschung zur Demenz ist jedoch weit davon entfernt, dem Problembereich angemessen zu sein. Wie Kuhn [1966] es ausgedrückt haben könnte, ist es ein Paradigma in Auflösung. Die allgemeine Hypothese, auf der es beruht, läßt auch wie folgt wiedergeben:

Faktor oder Faktoren X → neuropathische Veränderung → Demenz

Nur selten wird die Hypothese in dieser Form vorgebracht, die genaue Betrachtung vieler Forschungsarbeiten macht jedoch deutlich, das dies die «generative Grammatik» ist. Die Hypothese tritt bisweilen in einer expliziten Form zutage, wenn Forscher ihre Arbeit einem breiteren Publikum zu erklären versuchen, z. B.:

> «Die Alzheimer-Krankheit ist eine körperliche Erkrankung. Die geistigen und emotionalen Symptome sind ein direktes Ergebnis einer Reihe katastrophaler Veränderungen im Gehirn, die zum Absterben von Hirnzellen führen. Diese Degeneration ist irreversibel.» [Alzheimer's Disease Society, 1996]

Es notwendig, ein Paradigma zu haben, um die Aufmerksamkeit auf spezielle Probleme zu richten. Dieses Paradigma bietet jedoch keine solide Grundlage für die allgemeine Erklärung von Demenz, sei sie nun vom Alzheimer-Typus oder von irgendeinem anderen Typus. Es ist logisch nicht schlüssig und nimmt das volle Spektrum des vorliegenden Beweismaterials nicht leicht auf. Es gibt drei besonders problematische Merkmale.

Das erste betrifft Vorstellungen über die sogenannte «organische» Grundlage von Demenz, die im allgemeinen viel zu schmal ist. Wie wir gesehen haben, ist die einfache Vorstellung, daß neuropathologische Vorgänge Demenz verursachen, unsolide. Es können beträchtliche neuropathologische Zustände ohne Demenz vorliegen, und es kann eine Demenz ohne signifikante Neuropathologie bestehen, wie jeder ernsthaft auf diesem Gebiet Tätige weiß. Das Standardparadigma berücksichtigt nicht die Art und Weise, in der Gehirnfunktion in Gehirnstruktur übertragen wird. Es ignoriert jene Aspekte der Nervenarchitektur, die entwicklungsbedingt sind und demnach in engem Zusammenhang mit den Erfahrungen und Abwehrmechanismen einer Person stehen. Wir können nicht einmal sicher sein, daß der Ursprung der Alzheimer-Krankheit ausschließlich in den Neuronen liegt. Eine andere, grob vernachlässigte Hypothese ist, daß er in der Neuroglia liegt, jenen Zellen, die weitaus zahlreicher sind als die Neuronen und deren Funktion in Reparatur, Wartung und Immunität liegt. Um ein analoges Bild zu verwenden: Stellen Sie sich vor, der Motor eines Autos habe versagt, und man fände in der Ölwanne kleine Metallstückchen, deren Untersuchung eindeutig ergäbe, daß es sich um gebrochene Kolbenringe handele. Daraus folgt nicht, daß die ursprüngliche Ursache der Störung ein Fehler an den Kolbenringen ist. Das Grundproblem könnte in der Ölpumpe und damit in der Schmierung gelegen haben.

Das zweite problematische Merkmal betrifft die Theorie der Verursachung. Das Standardparadigma arbeitet oft mit einer einfachen linearen Vorstellung entsprechend einem Billard-Queue, der eine Kugel in Bewegung setzt, die mit einer anderen kollidiert und sie ebenfalls in Bewegung setzt usw. Innerhalb des Standardparadigmas wird angenommen, daß die Grundursache eine genetische ist. Eine Sichtweise von Verursachung, die wie Billardkugeln oder gar Newtonsche Atome funktioniert, wird für biologische Systeme nicht ausreichen. In gewissem Sinne «verursachen» Gene nichts; sie sind einfach nur ein Hintergrund, vor dem andere Ursachen operieren. Ein Schnittmuster verursacht nicht das Schneidern eines Kleidungsstücks. Zumindest benötigen wir jene Sichtweise von Verursachung, welche nach dem Set interagierender Bedingungen sucht, die – alle notwendig, aber für sich allein nicht hinreichend – für das Eintreten eines Ereignisses erforderlich sind. Würde eine Gruppe von Ingenieuren das Einbrechen einer Brücke zu verstehen suchen, so würden sie diese Art von Rahmenwerk benützen. Darüber hinaus würden sie ihre Erklärung teils in allgemeinen Prinzipien, wie etwa der Statik von Strukturen oder der Zusammensetzung von Stahl, und teils in ungünstig zusammentreffenden Faktoren, wie etwa der Verkehrsdichte und der Richtung und Geschwindigkeit des Windes finden. Und entlang eben dieser Linien bewegen wir uns wahrscheinlich in Richtung einer soliden Erklärung von Demenz in jedem beliebigen individuellen Fall.

Das dritte problematische Merkmal des Standardparadigmas ist folgendes: Neuropathische Prozesse schreiten im allgemeinen relativ langsam fort, vor allem bei Menschen fortgeschrittenen Alters. Ihr typischer zeitlicher Ablauf ist eine Sache von Jahren. Demenz schreitet jedoch bisweilen extrem schnell fort. Selbst über ein paar Monate kann der Zustand einer Person von nahezu normalem Zurechtkommen zu drastischem «Dement-Sein» abfallen. Die negativen Veränderungen in der Folge eines Krankenhausaufenthalts oder nach dem Beginn einer Heimpflege sind wohlbekannt. Zur Erklärung dieser Veränderungen bedarf es eindeutig mehr als einfacher Neuropathologie, und dennoch hat das Standardparadigma fast nichts zu bieten. Wir benötigen einen Bezugsrahmen, der persönliches Erleben und Sozialpsychologie und damit einhergehend auch die Hirnfunktion in sich aufzunehmen vermag. Ähnliche Themen erheben sich mit noch größerer Macht um das Phänomen der «Wiederherstellung geistiger Funktionen» oder das Wiedererlangen einiger der scheinbar verlorengegangen Kräfte. Hier ist das Standardparadigma unvermögend; es kann lediglich anregen, das es sich nicht um einen Fall von echter Demenz gehandelt haben könnte.

Entlang der Argumentationslinien, die ich gegen Ende des Kapitels 2 dargelegt und in der einfachen Formel

$$\frac{\psi \equiv b}{(B^d, B_p)}$$

zusammengefaßt habe, ist ein andersgeartetes Paradigma möglich. Mit diesem Paradigma als «generativer Grammatik» können wir der Neurowissenschaft und dennoch auch der Person treu bleiben. Die Wissenschaft der Genetik wird respektiert, genetische Hybris jedoch nicht. Es gibt Raum für Neuropathologie, aber nicht für neuropathische Ideologie. Die Sichtweise der Verursachung ist nicht linear, sondern vielfältig und interaktional. Sowohl allgemeine Theorie als auch intensiver Partikularismus gehen Hand in Hand.

4. Das Untergraben des Personseins

Die meisten der im vorangegangenen Kapitel abgedeckten Punkte sind in der Psychiatrie und der klinischen Psychologie der Demenz vertraute Themen. In meiner Erörterung habe ich mich überwiegend auf anerkanntem Terrain bewegt, indem ich einen kleinen Ausschnitt des enormen Korpus an themenbezogener Forschung genutzt habe. Meine Kritik richtete sich dabei sehr umfassend gegen das «Standardparadigma», das gesamte Rahmenwerk, in das Forschungsergebnisse gewöhnlich eingeordnet werden, und ich habe hauptsächlich auf dessen inneren Widersprüche und Ungereimtheiten hingewiesen.

Bringen wir nun all jene Betrachtungen zum Personsein ein, wie sie in Kapitel 2 untersucht wurden, so läßt sich eine weitere bedeutende Unzulänglichkeit ausmachen. Das Paradigma umreißt die Probleme, welche die Demenz umgeben, im wesentlichen auf eine technische Weise, wie es etwa ein Elektronikexperte mit einem defekten Computer oder ein Mechaniker mit einem liegengebliebenen Fahrzeug tun würde. Weder seitens des Standardparadigmas noch seitens der begleitenden Forschung erhalten wir irgendeine Empfindung für die realen Personen in der Vielfalt ihres jeweiligen Hintergrundes, ihrer Persönlichkeit und ihres Alltags, die eine zur Demenz führende Erkrankung entwickeln. Darüber hinaus hat das Standardparadigma nichts über die effiziente Pflege einer Person mit Demenz zu sagen. Es läßt den Pflegeprozeß vage, undurchsichtig und ohne theoretischen Hintergrund und besagt damit auch, daß keine besondere Verbesserung eintritt, solange es nicht zu einem medizinischen Durchbruch kommt. Implizit nährt das Standardparadigma damit eine extrem negative und deterministische Sichtweise, die sich in dem gängigen Image des «Todes, der den Körper zurückläßt» und in der Überschrift eines Artikels in einer Publikumszeitschrift – «Alzheimer – keine Heilung, keine Hilfe, keine Hoffnung» – zusammenfassen läßt.

Wenn wir uns nun an die nüchterne Realität halten und untersuchen, wie Menschen mit Demenz von Tag zu Tag ihr Leben im eigenen Zuhause und in den Einrichtungen der stationären und teilstationären Pflege), verbringen, gewinnen wir ein recht unterschiedliches Bild [Kitwood, 1990b]. Klar ist, daß viele soziale oder gesellschaftliche Faktoren beteiligt sind: Kultur, Örtlichkeit, soziale Klasse, Bildung und finanzielle Ressourcen sowie die Verfügbarkeit oder das Fehlen von Unterstützung und Dienstleistungen. Auf zwischenmenschlicher und sozialpsychologischer Ebene hängt auch vieles davon ab, inwieweit eine Person mit Demenz noch in der Lage ist, intakte Beziehungen zu unterhalten und ihre Fähigkeiten dazu zu nutzen, Abwechslung und Freude zu erleben. Unter dem Blickwinkel des Standardparadigmas sind dies Äußerlichkeiten, getrennt von dem fortschreitenden Krankheitsprozeß. Dem von mir vorgeschlagenen Paradigma zufolge sind auch sie Teil des Gesamtprozesses, ja in die zur Demenz führende Erkrankung integriert – zum Guten oder zum Schlechten [Kitwood, 1994 a].

4.1 Eine Geschichte aus der Gegenwart

An dieser Stelle folgt in groben Zügen der Bericht über den Demenzprozeß einer älteren Frau, in dem insgesamt ein Zeitraum von rund 8 Jahren abgedeckt wird. Ich habe ihn in der vorliegenden Form in Trainingskursen als Mittel verwandt, um das Bewußtsein für den breiteren Kontext zur Demenz führender Erkrankungen zu wecken.

Margaret B. starb im März 1995 im Alter von 89 Jahren im Pflegeheim «Bank Top». Die erste Episode, die ihren Ehemann Brian wirklich davon überzeugte, daß etwas ganz ernsthaft nicht in Ordnung war, trat im Sommer 1987 auf, als sie während eines Urlaubs in Spanien in einem großen Hotel wohnten. Als sie eines Morgens im Speisesaal ihr Frühstück zusammenstellte, verirrte sie sich vollkommen und konnte weder Brian noch ihren Tisch wiederfinden. Als er sie fand, war sie sehr aufgeregt und verängstigt und hatte anscheinend keine Vorstellung davon, wo sie sich befand. Seither schien sie an Selbstvertrauen zu verlieren und wurde zunehmend ängstlich und verwirrt. Schon vorher hatte Margaret einige Anzeichen von Vergeßlichkeit gezeigt. So fiel es ihr beispielsweise schwer, sich die Namen ihrer sechs Enkel zu merken. Auch hatte sie ein paar seltsame Fehler gemacht, etwa indem sie aus dem Supermarkt mit Katzenfutter nach Hause kam, obwohl ihre letzte Katze schon vor einigen Jahren gestorben war. Brian hatte all dies einfach als Teil des Älterwerdens abgetan, schließlich gingen sie beide auf die 80 zu.

Margaret war stets eine sehr gewissenhafte Person gewesen und hatte loyal zu ihrem Mann und ihrer Familie gestanden. Eine Zeit lang hatte sie halbtags gearbeitet, hauptsächlich hatte sich ihr Leben jedoch um das Zuhause gedreht. Brian war ein starker und aufrechter Mann, hochgradig effizient und organisiert. In der Gemeinde wurde er respektiert, obwohl ihn nur wenige gut kannten. Seinen drei Kindern war er ein strenger Vater gewesen, und mit seiner Frau hatte er stets auf eher förmliche Weise verkehrt. Als Paar hielten sich Margaret und Brian «für sich». Enge Freunde hatten sie nicht. Ihre Tochter Susan war ausgewandert, und beide Söhne hatten sich an entfernten Orten niedergelassen.

Nach der Episode in Spanien wurde das Leben für Margaret und Brian zunehmend schwieriger, obwohl keiner von beiden verstand, was vor sich ging. Brian ertappte sich dabei, wie er sich über Margarets Unzuverlässigkeit ärgerte, und zu seiner eigenen Bestürzung begann er, ihre Fehler offen zu kritisieren. Wenn sie Zeichen der Angst oder Trauer zeigte, sagte er ihr oft, sie möge «sich zusammenreißen». Manchmal trat sie an ihn heran und bat ihn, sie im Arm zu halten und ihr zu helfen, sich sicher zu fühlen. Gewöhnlich schob er sie dann von sich oder riet ihr, sich eine Weile hinzusetzen, während er in seinen diversen Tätigkeiten fortfuhr. Bei einigen Gelegenheiten wurde er regelrecht wütend auf sie, was seinem früher üblichen Verhalten überhaupt nicht entsprach. An einem Nachmittag ging sie von Zuhause fort, und als Brian zurückkehrte, war sie nirgends zu finden. Die Polizei griff sie in einem weiter entfernt gelegenen Stadtteil auf. Er war wütend darüber und sagte ihr, es sei eine Schande für die Familie und für alles, für das sie einstünden. Von da an hielt er es für notwendig, sie zu Hause einzuschließen, wann immer er fortging.

Obwohl Brian aus dem Fernsehen und aus einigem, das er gelesen hatte, ein wenig über die Alzheimer-Krankheit wußte, brachte er dieses Wissen jedoch nicht bewußt mit Margarets Verhalten in Verbindung. Erst 1990, als Susan aus Australien zu Besuch kam, dämmerte ihm die Erkenntnis. Susan war Krankenschwester. Sofort erkannte sie die Anzeichen von Demenz und bestand darauf, daß ihre Mutter zu einem Arzt gebracht würde. Bei Margaret wurde vorläufig eine Alzheimer-Krankheit diagnostiziert, und der Arzt empfahl Brian, sein Bestes zu tun, um sich zu Hause um Margaret zu kümmern.

Brians Reaktion war dramatisch. Rasch nahm er alle ihm zugänglichen Informationen über die Alzheimer-Krankheit in sich auf und begann, auf höchst effiziente Weise für Margaret zu sorgen. Er übernahm die gesamte Hausarbeit und das Kochen. Wenn sie sich in seiner Nähe herumtrieb, während er seinen Aufgaben nachging, sorgte er dafür, daß sie ins Wohnzimmer zurückkehrte. Einkaufen ging er alleine. Sobald Margaret Probleme mit der Kontinenz zu haben begann, verschaffte er sich Hilfe bei einem Beratungsdienst und tat alles Notwendige, um unangenehme Zwischenfälle zu vermeiden. Als sie Schlafstörungen entwickelte, brachte er sie zum Arzt, der ihr ein Beruhigungsmittel für die Nacht verschrieb. Obwohl die Aufgabe, für Margaret zu sorgen, extrem belastend war, hatte sich Brian vorgenommen, seine Rolle gut zu spielen.

Gegen Ende des Jahres 1991 war sich Brian darüber im klaren, daß alles zuviel für ihn wurde. Er wurde zunehmend müde und gereizt; Margaret war immer verwirrter und weinerlicher. Brian zog die Sozialdienste hinzu. Nach

Margarets Assessment wurde beschlossen, daß sie in ein Tageszentrum gehen sollte. Dies verschaffte Brian eine gewisse Erleichterung, obwohl Margaret vor dem Weggang oft sehr aufgeregt war und manchmal bei der Rückkehr extrem verwirrt schien. Er ging niemals mit ihr zu dem Zentrum, blieb jedoch telefonisch mit dessen Leiter in Kontakt. Mitte 1992 entwickelte sich eine neue Krise. Brians Gesundheitszustand verschlechterte sich; er hatte Angina pectoris bekommen. Margaret war extrem verwirrt und agitiert, und ihre Medikation wurde erhöht. Der Manager des Tageszentrums meinte, Margaret sei als Klientin nicht länger geeignet, da ihre Demenz zu schwer sei. Die Gemeindeschwestern, die vorbeischauten, um dabei zu helfen, Margaret ins Bett zu bringen, waren gewöhnlich in Eile und sprachen dauernd miteinander, während sie sie badeten und zu Bett brachten. Dies schien Margaret sehr aufzuregen. Eines Abends biß sie eine der Pflegepersonen in den Arm, was große Verärgerung auslöste. Damit war für Brian der Faden gerissen. Nachdem er die Angelegenheit mit dem Sozialarbeiter besprochen hatte, kam er zu dem Schluß, Margaret müsse in eine Vollzeit-Heimpflege gehen. Bei dieser Aussicht fühlte er sich extrem schuldig und unwohl.

Brian hatte gehört, The Gables sei ein gutes Heim, und rief den Heimleiter an, der sofort einen Platz für Margaret anbot. An einem Tag im November sagte Brian zu Margaret, sie würden eine Spazierfahrt im Auto machen, obwohl er ihr nicht sagte, wohin sie führen. So gelangte sie ins Pflegeheim. Da Margaret sehr ängstlich und weinerlich war, empfahl der Leiter, Brian solle sie ein paar Tage lang nicht besuchen, um ihr Zeit zu geben, sich an ihr neues Zuhause zu gewöhnen.

Leider gewöhnte sich Margaret in The Gables nicht ein. Ihr Leiden und ihre Umtriebigkeit störten die übrigen Bewohner ganz außerordentlich; nachts blieb sie nicht im Bett. Brian besuchte sie gewöhnlich dreimal pro Woche, aber schon bald schien sie ihn nicht mehr zu erkennen und ignorierte ihn oft. Eines Abends beschimpfte eine der Bewohnerinnen Margaret aufs Gröbste, und Margaret schlug sie ins Gesicht und richtete sie dabei übel zu. Die Familie der Bewohnerin reichte sofort Beschwerde ein und bestand auf einer Untersuchung.

Zwei Tage darauf wurde Margaret zur Begutachtung auf eine psychiatrische Station gebracht, wo sie für 6 Wochen verblieb. Sie erhielt starke Beruhigungsmittel. Anschließend wurde sie in das Bank Top Pflegeheim eingewiesen, das einen ganzen Flügel nur für Personen mit Demenz hatte.

In Bank Top blieb Margaret unter Sedierung. Ihr Leben bestand daraus, morgens aus dem Bett geholt zu werden, ihr Frühstück einzunehmen und in einen Stuhl gesetzt zu werden. Da saß sie dann endlose Stunden, halb wach, halb schlafend und ging gelegentlich umher. Jeden Tag wurde sie etwa um 20.00 Uhr zu Bett gebracht. Innerhalb von 4 Monaten gebrauchte sie ihrer Beine

> *immer weniger und wurde zunehmend bewegungseingeschränkt. Sie wurde sehr dünn und ließ ihr Essen oft stehen. Nur ein Mitglied des Personals erkannte, daß Margaret oft versessen aufs Essen war, aber der Aufforderung bedurfte, um es auch wirklich zu tun. Brians Besuche wurden immer seltener; er sah keinen Sinn darin. Die beiden Söhne kamen überhaupt nicht. Während der letzten Zeit ihres Lebens brachte Margaret immer längere Phasen auf dem Bett liegend zu. Ihr wurde Essen gereicht, hauptsächlich mit flüssiger Nahrung. Eines Morgens stellte man fest, daß sie gestorben war.*

Obwohl diese Erzählung als ganze erfunden ist, so beruht doch jedes ihrer Elemente auf tatsächlichen Ereignissen. Obwohl es auch «The Gables» und das Pflegeheim «Bank Top» in Wirklichkeit nicht gibt, so bieten doch beide eine gedrängte Darstellung der schlechteren Art von Ort, an den Menschen zur Heimpflege verbracht werden. Die Geschichte von Margaret und Brian ist typisch für die Art, in der sich das Leben mit Demenz während der vergangenen Jahre in Großbritannien gestaltete und hat starke Ähnlichkeit mit der Situation in anderen Industrieländern. Nachdem ich diese Geschichte in der Trainingsarbeit verwendet habe, haben mir mehrere Personen gesagt, sie beschriebe nahezu exakt einen ihnen bekannten Fall oder gar ein Ereignis in der eigenen Familie.

Wenn wir die Entwicklung einer zur Demenz führenden Erkrankung bei einer beliebigen Person verfolgen, so werden wir immer wieder sehen, wie soziale und zwischenmenschliche Faktoren ins Spiel kommen und entweder zu den sich unmittelbar aus der neurologischen Beeinträchtigung ergebenden Schwierigkeiten beitragen oder helfen, deren Auswirkungen abzuschwächen. Unter diesem Aspekt fällt es extrem schwer, an der vom Standardparadigma vorgeschlagenen Sichtweise festzuhalten, daß nämlich die geistigen und emotionalen Symptome unmittelbares Resultat einer katastrophalen Reihe von Veränderungen im Gehirn sind, die zum Absterben von Hirnzellen führen – und sonst nichts. Diese enge Vorstellung von Unbehagen, das die Demenz oft mit sich bringt, kann die Aufmerksamkeit leicht von der Unzulänglichkeit unserer sozialen Arrangements ablenken und hat zu einer krassen Unausgewogenheit in der Forschung geführt. Insoweit sie dies bewirkt hat, könnte sie als «neuropathische Ideologie» angesehen werden – ein Meinungsgefüge, das die Wahrheit systematisch verdreht.

In Begriffen der Moral wird selbst in der hier aufgeführten kurzen Erzählung deutlich, daß es viele Punkte gab, an denen Margaret nicht in vollem Umfang als Person behandelt wurde. Sie brauchte Trost in ihrer Angst, aber Brian war nicht in der Lage, ihn ihr zu spenden. Sie bat um Ermutigung und das Vermitteln von Zuversicht, als ihr Selbstvertrauen versagte, aber sie begegnete Kritik oder Verärgerung. Sie wollte eine «Lebensweise», eine Kontinuität mit ihrer Vergangenheit, wurde jedoch ihrer Rolle als Hausfrau völlig entkleidet. Das Tageszentrum vermochte ihr keine Beschäftigung im Bereich ihrer Fähigkeiten zu geben und war nicht in der Lage, ihr die Art von Gesellschaft zu bieten, in der sie sich wohlfühlen konnte. Weder The Gables noch Bank Top hatte unter seinem Personal die Fertigkeiten entwickelt, die es dazu befähigen würden, Bewohnern mit Demenz eine effiziente psychologische Betreuung zu bieten. Margarets «Verhaltensprobleme» wurden nie in mitfühlender Weise erforscht oder zu ihren Wurzeln zurückverfolgt. Schließlich wurden sie medikamentös beherrscht, wenn auch um den Preis der Unterdrückung eines großen Teils dessen, was sie noch in die Lage versetzte, eine Person zu sein, und möglicherweise unter weiterer Schädigung ihres Nervensystems.

In einem Fall wie diesem mag man sich versucht fühlen, den hauptsächlich Fürsorgenden anzuschuldigen, jedoch wäre dies sowohl psychologisch unangebracht als auch moralisch blind. Wer sich in dieser Rolle befindet, übernimmt nahezu im Alleingang eine kolossale Aufgabe. Gewichtige Belege aus der Anthropologie sprechen dafür, daß kein Individuum je für eine derart belastende Verpflichtung «ausgelegt» wurde. Der Mensch ging aus der Evolution als eine hochgradig soziale Spezies hervor, in der Belastungen von einer Gruppe getragen werden. Selbst unter jenen in Industriegesellschaften seltenen Fällen, in denen die Pflege tatsächlich unter mehreren Familienmitgliedern aufgeteilt wird, ist die Situation weitaus weniger beladen und angespannt.

In der Erzählung blieb Brian damit alleingelassen, die Folge der Tendenz unserer Art von Gesellschaft auszuleben, unter Druck stehende Menschen in die Isolation zu zwingen. Außerdem war er in keiner Weise, weder praktisch noch psychisch, auf seine neue Rolle vorbereitet worden. Er war das Produkt seiner eigenen Erziehung mit ihren vielen Einschränkungen und seiner eigenen Versuche, den herrschenden Standards des Mann-Seins gerecht zu werden. An vielen Punkten bleiben seine eigenen Bedürfnisse unbefriedigt, und als die Situation wirklich schwierig wurde, erhielt er keine Unterstützung. Soweit «kommunale Fürsorge» verfügbar war, bestand sie hauptsächlich aus Ad-hoc-Interventionen, und erwies sich, als die Situation wirklich schwierig wurde, als völlig unzureichend. Einiges von dem, was Brian Margaret getan hat, war von wahrem Respekt vor ihrem Personsein weit entfernt, aber wie war es letztlich auch um sein eigenes Personsein bestellt? Seine Frau zu Hause einzuschließen, wenn er fortging, könnte als zutiefst unmoralisch gesehen werden, war jedoch vielleicht nur das «am wenigsten Schlechte», was er unter den herrschenden Umständen tun konnte. Als sich Margarets Demenz verschlechterte, half niemand Brian in seinen Gefühlen der Wut, der Unzulänglichkeit und der Schuld; niemand befähigte ihn, sich mit seiner eigenen tragischen Zwangslage zu arrangieren.

Diese Erzählung der Demenz einer Person ist demnach viel mehr als die einer fortschreitenden neurologischen Erkrankung. Es ist in absurder Weise reduktionistisch zu behaupten, wie dies einige getan haben, daß «schließlich alles auf das hinausläuft, was sich in individuellen Gehirnzellen abspielt». In sehr vielen Fällen stellen wir fest, daß der Prozeß der Demenz auch die Geschichte einer tragischen Unzulänglichkeit in unserer Kultur, unserer Ökonomie, unseren traditionellen Ansichten über Geschlecht, unser medizinisches System und unsere allgemeine Lebensweise ist. Im Umgang mit Menschen in der Position von Brian sollten wir sehr darauf achten, nicht willkürlich zu urteilen, denn unter Umständen tragen sie bereits eine sehr große Last an Schuldgefühlen. Der Fehler liegt im Kontext und auf einer systemischen Ebene; er ist der Kulminationspunkt eines langen historischen Prozesses. Dieser Kontext bedarf radikaler Verbesserung – durch einen Wandel in der Pflegekultur. Indessen wurde diese Aufgabe bis vor ganz kurzer Zeit nahezu vollständig vernachlässigt.

4.2 Das problematische Erbe

Wenn die Geschichte von Margaret und Brian typisch ist, so weist sie auf eine verheerende Inkompetenz innerhalb gegenwärtiger Gesellschaften hin. Zum gegenwärtigen Zeitpunkt der Geschichte kommt es sicher keiner Regierung gelegen, die «steigende Flut» der Demenz ernst zu nehmen; sie hat solch schwerwiegende Implikationen für die Gesundheitsdienste und weist auf ein immenses Bildungsdefizit hin. Auch in weitergefaßter kultureller Hinsicht sind wir auf die neue Situation, in der ein ungeheures neues Feld moralischer Verantwortung liegt, noch weitgehend unvorbereitet. Dieses allgemeine Unvermögen auf gesellschaftlicher Ebene reicht viele Jahrhunderte zurück. Europa hatte nie ein goldenes Zeitalter des Mitgefühls und der Erleuchtung. Ich möchte nun einen kurzen historischen Abriß institutioneller und sozialer «Pflege» geben. Er ist in sich selbst bedeutsam, da er unsere aktuelle Zwangslage in einen historischen Zusammenhang stellt. Auch zeigt er das Ausmaß der Probleme, die einem kulturellen Wandel im Wege stehen.

Im späten Mittelalter und durch die sozialen Umwälzungen des 14. bis 16. Jahrhunderts hindurch wurde aber auch nicht die geringste organisierte Vorsorge für die schwächeren Mitglieder der Gesellschaft getroffen [Tuchman, 1979]. Zum größten Teil hingen sie von individuellen Akten der Mildtätigkeit ab, und ein paar religiöse Körperschaften sorgten für ein wenig Rückhalt. Während des 17. Jahrhunderts entstand die Gesellschaft in ihrer «modernen» Form, mit vielen der Nationalstaaten, wie wir sie noch heute kennen, die ihre wirtschaftlichen Interessen über den gesamten Erdball hinweg entwickelten. Sollte die neue, eher zentral regierte und auf Besitz, Handel und Großreich ausgerichtete Gesellschaft «effizient» funktionieren, mußte man ein gewisses Maß an Chaos und Unordnung loswerden. Während dieser Phase wurden viele Bewahranstalten eingerichtet und gesellschaftliche Außenseiter – Bettler, Landstreicher, Verbrecher, Dissidenten, die

Verrückten, die Behinderten und die offen Unmoralischen – in großer Zahl von der Straße geholt [Foucault, 1967]. Manche wurden zu niedrigen Arbeiten gezwungen. Wer geistesgestört war, wurde weggeschlossen und in vieler Hinsicht wie ein Tier in der übelsten Art von Zoo behandelt. Die Gefügigen überließ man im allgemeinen sich selbst, während die Gewalttätigen in Fesseln gehalten wurden. Im allgemeinen gab es weder Linderung bei Verwahrlosung und Krankheit noch konstruktive Versuche der Hilfe oder Heilung. Dies ist unser Bild vom Tollhaus, das allerdings eine echte Bewahranstalt war.

Einer der großen Erneuerer der Medizin, Samuel Hahnemann, schrieb um 1810 folgendes über die Behandlung derer, die an Geisteskrankheiten litten:

«Man muß über die Hartherzigkeit und Unbesonnenheit der Ärzte in mehren Krankenanstalten dieser Art, ... erstaunen, welche, ... sich begnügen, diese bedauernswürdigsten aller Menschen durch die heftigsten Schläge und andre qualvolle Martern zu peinigen. Sie erniedrigen sich durch diese gewissenlose und empörende Verfahren tief unter den Stand der Zuchtmeister in Strafanstalten, denn diese vollführen solche Züchtigungen nur nach Pflicht ihres Amtes und an Verbrechern, jene aber scheinen ihre Bosheit gegen die scheinbare Unheilbarkeit der Geistes- und Gemüths-Krankheiten, im demüthigenden Gefühle ihrer ärztlichen Nichtigkeit, durch Härte an den bedauernswürdigen, schuldlosen Leidenden selbst auszulassen.» [Hahnemann, S.: Organon der Heilkunst. Nachdr. d. 5., verb. u. verm. Aufl., Arnold, Dresden u. Leipzig, 1833 – Karl F. Haug Verlag, Heidelberg, 1987]

Hahnemanns Bemerkungen sind Zeichen einer neuen und wachsenden Besorgnis über die furchtbaren Zustände in den Institutionen. Während des 19. Jahrhunderts setzte ein langsamer Reformprozeß ein, und schließlich wurde ein Inspektionssystem eingerichtet. Der neue Führungsstil war bestenfalls dazu ausgelegt, eine Art «moralischer Erziehung» mit einer starken, aber freundlichen Autorität zu bewirken. In gewisser Weise war er wie die Verhaltenstherapie unter Verwendung eines Systems der Belohnungen und Bestrafungen. Diese Reformen waren ein Fortschritt, aber es gab noch immer einen intensiven Frauenhaß und eine Neigung, das Opfer zu beschuldigen [Ussher, 1991]. Trotz wachsenden soziologischen Bewußtseins und vieler Verbesserungen der Arbeitsbedingungen in Bergwerken und Fabriken hinkte die Anwendung auf Geistesstörungen etwas nach. Nur in geringem Umfang wurden die Zustände in der Gesellschaft gewürdigt, die dazu geführt hatten, daß manche Menschen deviant, gewalttätig oder wahnsinnig wurden. Gegen Ende des Jahrhunderts stieg die Zahl der Insassen in den Einrichtungen enorm an. Viele der im ausgehenden 19. Jahrhundert gebauten Asyle hatte Platz für 1000 Insassen. Die meisten von ihnen stehen heute noch, ein Denkmal für das ungeheure soziale Unbehagen des großen Zeitalters der Industrialisierung und seinen anmaßenden Paternalismus.

Mit dem zeitweilig spektakulär erfolgreichen Fortschreiten der medizinischen Wissenschaft gewann eine neue Betrachtensweise abnormen Verhaltens an Boden.

4. Das Untergraben persönlicher Wesenheit

Vieles von dem, was zuvor als eine Art moralischer Unzulänglichkeit oder angeborener Mangel angesehen worden war, wurde nun als Krankheitszustand neu eingestuft. Das klassische Beispiel dafür war die Syphilis, bei der eine unbestreitbare Beziehung zwischen schwerer Geisteskrankheit und Organpathologie bestand. Die Existenz des Neurons in der grauen Hirnsubstanz wurde eindeutig nachgewiesen. In dieser Zeit entstand die Psychiatrie in ihrer hochgradig medikalisierten Form, wie wir sie heute kennen. Die Hoffnung vieler der neu Praktizierenden lag darin, daß im Laufe der Zeit der einer jeden Geisteskrankheit zugrundeliegende pathologische Prozeß entdeckt würde. Die ersten wissenschaftlichen Untersuchungen an Gehirnen von Menschen, die mit Demenz gestorben waren – einschließlich der Arbeit von Alzheimer selbst – waren Teil dieses allgemeinen Projektes [Berrios und Freeman, 1991]. Die Ideen Freuds und der frühen Psychoanalytiker bildeten in gewissem Sinne eine Gegenkultur: Es wurde postuliert, daß als Ursache einer Geisteskrankheit eher unbewußte geistige Prozesse als eine organische Krankheit zugrundelägen

Zweifellos wurde durch diesen Prozeß der Medikalisierung viel gewonnen. Es steht eine weitaus bessere Diagnostik zur Verfügung. Wir beginnen die neurophysiologischen und neuropathologischen Substrate geistiger Prozesse zu verstehen, und es gibt inzwischen Formen der Behandlung, die bei einigen sehr belastenden Symptomen rasch Linderung schaffen. Wie wir bereits gesehen haben, brachten medizinische Ansätze in der Psychiatrie aber auch ihre eigenen Probleme mit sich: stark vereinfachte Sichtweisen einer Organbedingtheit, eine eher durch verfügbare Technik als durch Theorie geleitete Forschung und übertriebene Hoffnungen, die Wissenschaft könne Wunderheilmittel liefern. Oft wurde Personsein mißachtet, vor allem, wenn es den «Patienten» nicht leicht fällt, für ihre eigenen Interessen einzutreten. Inzwischen ist es nur allzu leicht, das Leiden eines Mitmenschen zu ignorieren und statt dessen lediglich ein biologisches Problem zu sehen, das durch irgendeine Art technischer Intervention zu lösen ist.

Nun haben in dem Versuch, «kommunale Fürsorge» zu bieten, natürlich viele der alten Einrichtungen ihre Pforten geschlossen oder sind dabei, es zu tun. Eine sehr klare Darstellung des Hintergrundes zu diesem Prozeß und seiner Implikationen für die Zukunft hat Elaine Murphy in ihrem Buch *After the Asylums* [1991] gegeben. Es gab viele gute Gründe für einen Wechsel zur Fürsorge in der Gemeinde. Das Verwahren und Wegschließen von Menschen mit sehr unterschiedlichen Geisteskrankheiten konnte beendet werden. Viele Menschen könnten in die Lage versetzt werden, ein regelrecht normales Leben zu führen. Kleinere Wohneinheiten auf lokaler Basis könnten eine bessere Lebensqualität mit größerer Kontinuität und reichhaltigerem menschlichen Kontakt bieten. Außerdem bestand das Potential zur Entwicklung einer stärker personenzentrierten und ethisch verantwortungsvollen Form von Sozialdienst [Stevenson und Parsloe, 1993].

Die ersten Schritte in diese Richtung wurden in Großbritannien schon vor 20 Jahren unternommen. Als es jedoch zu den raschen Veränderungen im Gefolge des NHS und des Community Care Act von 1990 kam, wurden die Versprechungen nicht erfüllt. Das Motiv war zum großen Teil ökonomisch, denn der Staat hatte sich seiner Verantwortung für die Wohlfahrt entledigt, wann immer er konnte. Eine der zentralen Ideen bestand in der Schaffung einer «gemischten Fürsorgeökonomie», in der Marktkräfte freie Bahn hätten; dies war jedoch extrem trügerisch. Wenn sich die Bedingungen einem echten Markt annähern, wissen die Konsumenten genau, was sie kaufen, und es gibt eine beträchtliche Auswahl. Es geht darum, daß Konkurrenzkampf sowohl dahingehend Druck ausübt, die Qualität zu steigern, als auch, die Preise niedrig zu halten. Wie jedoch Richard Titmuss [1969] vor vielen Jahren zeigte, können solche Bedingungen niemals erfüllt werden, wenn es um das Erbringen einer Dienstleistung im Humanbereich geht. Vor allem wissen Menschen nicht genau, was sie benötigen, und können durch «Experten», die aus wirtschaftlichen Motiven handeln, leicht getäuscht werden. Bei einer Angelegenheit wie der Demenz haben sie außerdem keine Vorstellung davon, wie die Dinge sich entwickeln werden und wie lange es dauern wird. Der Unsinn wird noch vergrößert, wenn ein öffentlicher Sektor, darauf erpicht, die Kosten niedrig zu halten, einer der bedeutendsten Einkäufer von Dienstleistungen ist.

Es kann also nicht der Schluß gezogen werden, daß die kommunale Fürsorge von einem personenzentrierten Standpunkt aus notwendigerweise eine Verbesserung darstellt. Wir werden von einer schrecklichen Situation zur nächsten taumeln und stolpern, solange für all die erforderlichen Sozialdienstleistungen nur unzureichende Mittel zur Verfügung stehen. Die Krise der Demenzpflege ist noch im Entstehen, aber es liegen böse Vorzeichen in dem, was vielen ehemaligen Patienten mit einer Geisteskrankheit geschehen ist, die jetzt «in der Gemeinde» leben. Sie sind schwerer Diskriminierung und Deprivation ausgesetzt [Barham und Hayward, 1991]. Nach und nach werden sie zu den neuen Außenseitern der Gesellschaft mit einem Image, das dem der Leprakranken eines früheren Zeitalters gleicht.

Demenz ist auf dieser historischen Bühne ein relativer Nachzügler, vor allem deshalb, weil die demographische Verschiebung, die zur allgemeinen Alterung der Gesellschaft führt, noch so neu ist. Die «Hinterhöfe» der Asyle, belegt mit älteren Menschen in unterschiedlichen Stadien der Verwirrtheit, Agitiertheit und Depression, sind ein typisches Merkmal der Zeit nach dem Zweiten Weltkrieg. Inzwischen ist weithin anerkannt, daß ihre Versorgung im allgemeinen weit unterhalb eines akzeptablen Standards lag, und es wird viel getan, um die Qualität der Pflege zu verbessern. Der Versuch, Menschen dazu zu befähigen, länger bei sich zu Hause zu leben und dann bei Bedarf in kleinere Wohnheime umzuziehen, bietet zweifellos die Gelegenheit, etwas weitaus Besseres als in der Vergangenheit zu tun.

Es ist jedoch nicht alles gut, wie die Geschichte von Margaret und Brian zeigt. Die düsterere Möglichkeit liegt darin, daß viele Menschen mit Demenz aus wirtschaftlichen Gründen weit über den Punkt hinaus, an dem dies mit ihrem Wohlbefinden oder dem der sie Betreuenden noch vereinbar ist, bei sich zu Hause wohnen werden. Wer allein lebt, steht unter Umständen vor einer noch schlimmeren Aussicht, nämlich gefangen in erschreckender Einsamkeit und persönlicher Gefahr seine «Care-Pakete» oder *Pflegemodule* zu erwarten. Was die neuen Wohnheime betrifft, so können wir nicht davon ausgehen, daß sie eine Verbesserung darstellen werden. Es ist möglich, daß viele von ihnen in einer den alten Institutionen ähnlichen Art geführt werden, jetzt allerdings auch noch den korrumpierenden Belastungen durch die Geldgebundenheit unterworfen sind. Außerdem besteht die Wahrscheinlichkeit, daß in sehr intensivem Maße Medikamente eingesetzt werden, und zwar nicht so sehr zur tatsächlichen Linderung von Symptomen, als vielmehr zur Verhaltenskontrolle und zur Kostenreduktion.

Ob in Institutionen oder in der ambulanten Versorgung, die Pflegepraxis enthält demnach die Spuren von wenigstens vier depersonalisierenden Traditionen: «Vertierung» (bestialization), Zuweisung eines moralischen Mangels, Verwahren und Wegschließen (warehousing) sowie die nicht notwendige Verwendung des medizinischen Modells. Von allen Bereichen ist die Versorgung von Menschen mit Demenz vielleicht am stärksten betroffen, weil eine starke Unterversorgung mit Ressourcen sich mit Angst, Abwehr und einer alles beherrschenden Diskriminierung alter Menschen mischt. [Die Diskriminierung von Menschen aufgrund ihres hohen Alters wird in den angelsächsischen Ländern seit Jahren unter dem Begriff «ageism» aufgegriffen. Anm. d. Hrsg.].

4.3 Maligne, bösartige Sozialpsychologie

Wenn wir nun im einzelnen betrachten, wie das Leben Stunde um Stunde, Minute um Minute gelebt wird, so können wir viele Prozesse sehen, die auf ein Untergraben von Menschen mit Demenz hinarbeiten. Lesen Sie sich folgenden kleinen Text durch, geschrieben von einer erfahrenen Pflegepraktikerin[5], die auf die Anfänge ihrer Arbeit im Jahre 1984 zurückblickt:

> *In diesem Pflegeheim erhielten die «Babys», wie die Personen mit Demenz oft genannt wurden, ihr Mittagessen, bevor den übrigen Bewohnern im Speisesaal*

---

5 Die Person, die diesen kurzen Text beigesteuert hat, möchte nicht namentlich genannt werden.

aufgetischt wurde. Für alle Bewohner waren Mahlzeiten Höhepunkte des Tages. Nachdem ich Frau G. ihr Mittagessen in ihrem eigenen Raum gereicht hatte, ging ich zur «Station», um zu schauen, ob dort Hilfe benötigt würde. Dies war ein langer Raum mit vier Betten, vier Stühlen und vier Toilettenstühlen und das Zuhause von vier Frauen mit Demenz. Als ich eintrat, stand die Tür weit offen; alle vier Frauen saßen auf ihren Toilettenstühlen, und der Geruch von Fäkalien durchdrang die Luft. Es gab keine Vorhänge, die die Damen voreinander oder vor Vorübergehenden abgeschirmt hätten. Meine Kolleginnen Sandra und Mary reichten zwei der Frauen das Essen und unterhielten sich über den gestrigen gemeinsam verbrachten Abend. Sandra fütterte Frau T. Nahrung sobald in deren Mund ein wenig Raum zu erkennen war, wurde mehr Nahrung eingegeben. Ihre Wangen waren geschwollen vor lauter Nahrung, die sie noch nicht hatte hinunterschlucken können. Frau T. begann zu würgen; Nahrung quoll aus ihrem Mund. Dann hustete sie und übersprühte Sandra mit halbgekauter Nahrung. Sandra begann sich zu säubern, während sie Frau T. mit Nahrungsresten auf der gesamten Kleidung und den nackten Oberschenkeln sitzen ließ. Sandra beschimpfte Frau T. als «schmutzige alte Frau». Dann bemerkte sie zu Mary, sie hoffe, daß jemand sie erschießen würde, wenn sie jemals in einen solchen Zustand geriete. «Wenn es um einen Hund ginge», sagte Sandra, «wäre er schließlich auch längst eingeschläfert worden.» Keine der beiden Damen erhielt ihr noch verbliebenes Mittagessen. Als ich Hilfe anbot, sagten Sandra und Mary, ich käme zu spät, sie wären schon fertig, und wieso hätte ich so lange gebraucht, um einer Frau das Essen zu reichen? Sie hätten jeweils zwei gefüttert. Wir verließen den Raum und ließen die Tür offen; alle vier Frauen saßen noch auf ihren Toilettenstühlen.

Wenn wir bedenken, daß grauenvolle Episoden dieser Art unter der «alten Pflegekultur» nicht die Ausnahme, sondern die Regel waren, so läßt sich unmöglich die Ansicht aufrechterhalten, all die persönliche Verschlechterung in Verbindung mit einer Demenz käme als Folge eines neurologischen Prozesses zustande, der seine eigene autonome Dynamik hat. Die von Michael Meacher [1972] in seiner berühmten Studie von Pflegeheimen getroffene Schlußfolgerung scheint den Punkt genauer zu treffen. Er legte nämlich dar, daß die sozialen, psychischen und allgemeinen Dispositionen für sich genommen bereits völlig ausreichen, «um Menschen dement zu machen».

Auf anderen Gebieten wurde eine Erkenntnis dieser Art zu einem «sozialen Modell von Behinderung» oder, genauer gesagt, von Invalidität ausgebaut. Das heißt, die Einstellungen und Handlungen anderer Menschen in Verbindung mit deren Nachlässigkeit verurteilen jene aktiv zur Ohnmacht, bei denen eine Art «Unterschied» besteht, indem sie ihre Versuche zu handeln übersehen und ihnen eine Stimme verweigern [Makin, 1995]. Nach und nach nahm man wahr, daß ähnliche Prozesse auch um Menschen mit Demenz herum am Werk sind [z. B. Gwilliam und Gilliard, 1996].

Schon sehr bald, nachdem ich begonnen hatte, mich mit Demenz zu beschäftigen, wurde ich mir dieser entpersonalisierenden Tendenzen sehr stark bewußt und beschloß, sie zu einem Forschungsthema zu machen. Meine Methode umfaßte eine einfache Form der Technik zur Dokumentation besonderer Vorkommnisse, die im wesentlichen darin bestand, jeweils sobald wie möglich nach einem Ereignis kurze Notizen darüber zu machen und dann zu versuchen, sie einzuordnen [Kitwood, 1990 a]. Diese Episoden belegte ich mit dem Begriff «maligne, bösartige Sozialpsychologie». Das starke Wort «maligne» bedeutet etwas sehr Verletzendes und für ein pflegerisches Umfeld, das das Personsein tief schädigt und möglicherweise sogar das körperliche Wohlbefinden untergräbt, Typisches. Die Wirkung des psychosozialen Umfeldes auf die Gesundheit wird erst allmählich deutlich, besonders bei der Untersuchung von Streß und der Entstehung von Krankheiten wie Krebs [s. z. B. Cooper, 1984; Ader et al., 1991]. Der Begriff «maligne» impliziert jedoch keine üblen Absichten seitens der Betreuenden; das meiste ihrer Arbeit wird auf freundliche Art und in guter Absicht getan. Die Malignität ist Teil ihres kulturellen Erbes.

Meine ursprüngliche Liste enthielt 10 Punkte:

1. *Betrug* (treachery) – Einsatz von Formen der Täuschung, um eine Person abzulenken, zu manipulieren oder zur Mitwirkung zu zwingen.

2. *Zur Machtlosigkeit verurteilen* (disempowerment) – jemandem nicht gestatten, vorhandene Fähigkeiten zu nutzen; die Unterstützung beim Abschluß begonnener Handlungen versagen.

3. *Infantilisieren* (infantilization) – jemanden sehr väterlich bzw. mütterlich autoritär behandeln, etwa wie ein unsensibler Elternteil dies mit einem sehr kleinen Kind tun würde.

4. *Einschüchtern* (intimidation) – durch Drohungen oder körperliche Gewalt bei jemandem Furcht hervorrufen.

5. *Etikettieren* (labelling) – Einsatz einer Kategorie wie Demenz oder «organisch bedingte psychische Erkrankung» als Hauptgrundlage der Interaktion mit der Person und zur Erklärung ihres Verhaltens.

6. *Stigmatisieren* (stigmatization) – jemanden behandeln, als sei er ein verseuchtes Objekt, ein Alien oder Ausgestoßener.

7. *Überholen* (outpacing) – Informationen liefern, Alternativen zur Wahl stellen etc., jedoch für die betreffende Person zu schnell, um zu verstehen; der Betroffene gerät damit unter Druck, Dinge rascher zu tun, als er ertragen kann.

8. *Entwerten* (invalidation) – die subjektive Realität des Erlebens und vor allem die Gefühle einer Person nicht anerkennen.

9. *Verbannen* (banishment) – jemanden fortschicken oder körperlich bzw. seelisch ausschließen.

10. *Zum Objekt erklären* (objectification) – jemanden behandeln, als sei er ein Klumpen toter Materie, der gestoßen, angehoben, gefüllt, aufgepumpt oder abgelassen werden kann, ohne wirklich auf die Tatsache Bezug zu nehmen, daß es sich um ein fühlendes Wesen handelt.

Seit meiner ersten Untersuchung über maligne Sozialpsychologie habe ich dieser Liste noch 7 weitere Punkte hinzugefügt:

11. *Ignorieren* (ignoring) – in jemandes Anwesenheit einfach in einer Unterhaltung oder Handlung fortfahren, als sei der bzw. die Betreffende nicht vorhanden.

12. *Zwang* (imposition) – jemanden zu einer Handlung zwingen und dabei die Wünsche der betroffenen Person beiseiteschieben bzw. ihr Wahlmöglichkeiten verweigern.

13. *Vorenthalten* (withholding) – jemandem eine erbetene Information oder die Befriedigung eines erkennbaren Bedürfnisses verweigern.

14. *Anklagen* (accusation) – jemandem Handlungen oder deren Unterlassen, die sich aus einer fehlenden Fähigkeit oder einem Fehlinterpretieren der Situation ergeben, zum Vorwurf machen.

15. *Unterbrechen* (disruption) – plötzlich oder in störender Weise in die Handlung oder Überlegung von jemandem einbrechen; ein rohes Aufbrechen des Bezugsrahmens einer Person.

16. *Lästern* (mockery) – sich über die «merkwürdigen» Handlungen oder Bemerkungen einer Person lustig machen; hänseln, erniedrigen, Witze auf Kosten einer anderen Person machen.

17. *Herabwürdigen* (disparagement) – jemandem sagen, er sei inkompetent, nutzlos, wertlos etc.; Botschaften vermitteln, die der Selbstachtung einer Person schaden.

4. Das Untergraben persönlicher Wesenheit

Einige der häufiger vorkommenden Aspekte der malignen, bösartigen Sozialpsychologie in Pflege-Settings der stationären und teilstationären Pflege wurden in der Beobachtungsmethode des Dementia Care Mapping operationalisiert [Kitwood und Bredin, 1992 b; Kitwood, 1997 c]. Dadurch gelangte die gesamte begriffliche Einheit in einen geschlossenen und übersichtlichen Raum, wo sie sich systematisch beobachten und sogar grob quantifizieren läßt.

Da Beschreibungen eines jeden der ersten 10 Punkte bereits veröffentlicht wurden, werden diese hier nicht wiederholt [s. Kitwood, 1990 a; Kitwood und Bredin, 1992 c]. Ich beschreibe lediglich ein Beispiel meiner jüngsten Erfahrungen.

> *Schauplatz ist die «Alzheimer-Station» eines amerikanischen Pflegeheims. Ein junger Pflegehelfer schubst eine etwa 75jährige Frau quer durch den Raum. Sie protestiert und leistet Widerstand, aber wortlos. Nach und nach manövriert er sie zu einem Stuhl mit einem Bohnensack als Sitzkissen, und es gelingt ihm, sie darauf zu plazieren. Der Stuhl ist sehr niedrig, er stützt ihren Rücken, bietet aber keine Möglichkeit, den Kopf anzulehnen. Sie hat nicht die Kraft, um sich selbst von dem Stuhl zu erheben. Sie blickt zu mir auf und sagt plötzlich vollkommen klar: «Es ist eine grausame geistige Tortur. Sie machen das ständig mit mir.»*

Diese winzige Episode enthält Elemente des Zur-Machtlosigkeit-Verurteilens und Einschüchterns, des Entwertens und Verbannens, des Zum-Objekt-Erklärens und des Zwangs sowie des Vorenthaltens. Der Pflegehelfer handelte auf Anweisung und tat dies auf die freundlichste ihm bekannte Weise. Das Heim war dazu übergegangen, mit Bohnen gefüllte Säcke als Stühle einzusetzen um zu verhindern, daß die Bewohner/Bewohnerinnen umhergehen; in einem technischen Sinne konnte trotz dieser Praxis behauptet werden, daß man keine bewegungseinschränkenden bzw. fixierenden Maßnahmen durchführe. An dieser Stelle könnte der Leser bzw. die Leserin zu der Passage am Anfang dieses Abschnitts zurückkehren und schauen, wieviele Elemente maligner, bösartiger Sozialpsychologie er bzw. sie dort auszumachen vermag.

Vorgänge dieser Art finden sich außer bei Demenz noch in vielen anderen Zusammenhängen, etwa in der Kinderbetreuung, in der Schule sowie bei der Behandlung psychisch kranker «Patienten» in Klinik und Gemeinde. Die Malignität oder Bösartigkeit scheint abhängig von drei Faktoren zuzunehmen: Angst, Anonymität und Machtgefälle. Demenz ist ein extremes Beispiel. Bisweilen erfassen Betroffene die Botschaft vielleicht einfach nur auf nonverbalen Wegen und erfahren die Malignität als eine unheimliche und unterdrückende Kraft. Vorstellungen, die den von mir geäußerten gleichen, finden sich in der Arbeit von Goffman [1974], der die sozialpsychologischen Prozesse betrachtete, denen Patienten in psychiatrischen Kliniken ausgesetzt waren, wobei er sich besonders auf das Stigmatisieren konzentrierte. Seine Forschung umfaßte jedoch nicht die Demenz. Die Idee der malignen, bösartigen Sozialpsychologie wurde auch in einer Arbeit neueren Datums untermauert. Steven Sabat und Rom Harré [1992] beispielsweise untersuchen, wie Menschen mit Demenz ihres «sozialen Selbsts» beraubt werden können. Im wesentlichen weigern sich andere, der dementen Person Nahestehende, die Rollen zu übernehmen, die zu der Rolle, welche die demente Person wünscht, komplementär sind und verhindern auf diese Weise eine kreative Interaktion. Die Vorstellung des Stigmas wurde in einer Studie von Nancy Blum [1991] in den Kontext der Familienfürsorge eingebracht. Sie zeichnet auf, wie die Betreuenden sich zunächst mit der dementen Person verbunden fühlen, indem sie ein ein «Höflichkeitsstigma» annehmen [Dieses Höflichkeitsstigma ist in Deutschland unter dem Begriff «Vermeidungsbeziehung» bekannt gemacht worden; vgl. K. Gröning, Entweihung und Scham; Anm. d. Hrsg.] und alles tun, um die Ausfälle an Fertigkeiten zu verdecken und unerwünschte Folgen auf einem Minimum zu halten. Nach einer Zeit beginnen jedoch einige Betreuende, ihre Bindung zu verändern und einem zunehmend größeren Kreis von Personen Information zukommen zu lassen, wobei sie die stigmatisierte Person ihr Stigma allein weitertragen lassen. Eines der von Blum gegebenen Beispiele handelt von einem Mann mit Demenz, der sich auf der Straße mit einem Fremden unterhält; seine Frau tritt zu dem Fremden und gibt ihm ein Zeichen, daß ihr Mann «verrückt» sei.

In einer anderen Studie derselben Autorin wird die Art betrachtet, in der Täuschung im «Umgang» mit dementen Menschen eingesetzt wird, und es werden vier verschiedene Täuschungspraktiken identifiziert [Blum, 1994]. Die erste ist das «Mitgehen» bei (faktisch falschen) Vorstellungen. Die zweite ist das «Verschweigen», etwa indem jemand ohne weitere Vorbereitung von Zuhause in ein Pflegeheim verlegt wird, indem man ihm sagt, es ginge einfach nur auf einen Ausflug. Die dritte Täuschungspraktik ist die «kleine Notlüge», etwa indem man einem Mann, der zum Umherwandern neigt, sagt, der Doktor habe es verboten. Die vierte besteht in «Tricks», etwa indem das Auto bewußt funktionsuntüchtig gemacht und der dementen Person dann gesagt wird, sie könne es nicht benutzen, da es repariert werden müsse. Blum konstatiert auch ein erhebliches Maß an betrügerischem Einverständnis, wo sich zwei oder drei Personen über eine Täuschungspraxis einigen: Die Person mit Demenz wird in der Position des Ausgeschlossenen («ex-colluded»), um Goffmans Beschreibung zu verwenden, gelassen. Obwohl Blums Studie nur von geringem Umfang ist, besagt sie, daß Täuschungspraktiken zumindest in der amerikanischen «Alzheimer-Kultur» fast mit einer Art von Zynismus weitestgehend als gegeben gelten und gegenwärtig von einigen Fachleuten, wie etwa den Leitern von Hilfsgruppen, befürwortet werden. Hier findet sich kein Hinweis auf die Erkenntnis, daß es vielleicht andere Wege im

Umgang mit Schwierigkeiten geben könnte, indem man erkennt, was eine Person benötigt, und dieses Bedürfnis zu befriedigen versucht.

Bis hierher haben wir die maligne, bösartige Sozialpsychologie in einem aktiven Sinne betrachtet. Es gibt außerdem die Tatsache schierer Vernachlässigung. Belege aus vielen Studien zeigen, daß Menschen mit Demenz in Heimpflege typischerweise sehr lange Zeiten ohne jeden menschlichen Kontakt zubringen [z. B. Woods und Britton, 1977; Clarke und Bowling, 1990; Kitwood und Bredin, 1992 b; Ward et al., 1992; Barnett, 1995]. In den schlechtesten Pflege-Settings können dies bis zu 80 % des Tages sein. Tessa Perrin [im Druck] fand in einer sehr detaillierten Arbeit unter Einsatz des Dementia Care Mapping, die 9 Settings mit Beobachtungsphasen von jeweils rund 7 Stunden umfaßt, daß Menschen mit sehr schwerer Demenz in gravierender Form menschlichen Kontaktes beraubt waren und ein großer Teil der Interaktion, die sich ergab, extrem kurz und oberflächlich war.

Maligne, bösartige Sozialpsychologie ist vielleicht der hervorstechendste schlechte Teil der Pflegetraditionen, die wir geerbt haben. Glücklicherweise fällt es relativ leicht, Personal in Einrichtungen der stationären und teilstationären Pflege für ihr Vorhandensein zu sensibilisieren und sie durch eine Reihe kurzer Trainingssitzungen erheblich zu reduzieren. Bemerkenswert ist, daß die scheinbar am schwierigsten zu eliminierende Episode die des «über jemanden in dessen Anwesenheit (nicht unfreundlich) Sprechens» ist. Dies ist ein leichter Fall von Punkt 11 (Ignorieren).

4.4 Die Dialektik der Demenz

Auf theoretischer Ebene spricht vieles dafür, die Geschichte der fortschreitenden Neuropathologie und die der Sozialpsychologie im Umfeld von Demenz zu einem Bild zusammenzuführen. In soweit deckt es sich mit neurowissenschaftlichen Befunden anzunehmen, daß die unmittelbare Ursache von Demenz in allen Fällen ein Mangel jenes gut funktionierenden Schaltkreisgefüges ist, mittels dessen eine Person die jeweiligen Ereignisse in ihrem Leben verarbeitet. Über die herkömmliche Sichtweise hinaus gibt es jedoch vier verschiedene Weisen, in denen das Schaltkreisgefüge in Mitleidenschaft gezogen werden kann:

1. Es wurde nie gebildet. Die Person war nicht in der Lage, sich psychisch an ihre gegenwärtige Lebenssituation anzupassen, was in einigen Fällen auch heißt, daß das geeignete neuronale Schaltkreisgefüge nicht entwickelt wurde.
2. Das notwendige Schaltkreisgefüge existiert, wurde jedoch deaktiviert oder umgangen. Möglicherweise ist es dies, was in einigen Fällen extremer psychischer Abwehr, etwa nach einem plötzlichen und traumatischen Verlust, geschieht.

3. Die Struktur des Schaltkreisgefüges existiert, aber die Synapsen funktionieren nicht richtig; es liegt ein neurochemischer Mangel oder ein Ungleichgewicht vor. So kann beispielsweise eine depressive Stimmung einfach nur mit neurochemischen Veränderungen in Zusammenhang stehen.
4. Das relevante Schaltkreisgefüge oder zumindest das Potential zu seiner Entwicklung existierte, aber es trat ein pathologischer oder degenerativer Prozeß dazwischen.

Diese allgemeine Hypothese paßt sich der essentiellen Einheit von Gehirn und Geist an. Sie geht davon aus, daß alle Ereignisse im Erleben einer Person, ob sie im Bewußtsein registriert werden oder nicht, ihr Gegenstück in der Hirnaktivität haben, und betrachtet Aspekte der Personalität und der Biographie als langsam in die Hirnstruktur integriert. Idealerweise ist demnach eine Person neurologisch dann «auf dem neuesten Stand», wenn sie über neuronale Strukturen verfügt, die für die gegenwärtige Situation relevant sind. Wo dies nicht der Fall ist, können die dahinterstehenden Ursachen auf einen pathologischen Vorgang oder Zustand zurückgehen, der seine eigene Dynamik hat; sie können aber auch auf psychische Faktoren zurückgehen, die ihr Gegenstück anfänglich in der Neurochemie und schließlich in der Art haben, in der die Entwicklung des Schaltkreisgefüges versagt bzw. in der es zerstört wird.

Wir können den Prozeß der Demenz demnach so sehen, daß er sowohl ein fortlaufendes Wechselspiel zwischen jenen der Neuropathologie per se zugehörigen als auch den sozialpsychologischen Faktoren umfaßt. Die Natur dieses Wechselspiels ist dialektisch [Kitwood, 1990 a]. Ursprünglich bezog sich der Begriff «dialektisch» auf eine Art des Arguments oder der Disputation. Eine Behauptung oder These wird vorgetragen, der dann eine andere These – die Antithese – gegenübergestellt wird. Aus der Diskussion geht eine neue Position – die Synthese – hervor, welche Elemente beider ursprünglichen Beiträge enthält. Dann wird eine weitere Behauptung in die Diskussion gebracht usw. Viel später wurde diese Vorstellung als Analogie für eine gewisse Art von Prozessen genutzt. So könnte beispielsweise die Verkehrsdichte auf den Straßen als Ergebnis eines dialektischen Wechselspiels zwischen zwei Hauptvariablen gesehen werden. Die erste ist die Kapazität der Straße, die zweite ist die Anzahl der Fahrzeuge. Wird die Kapazität der Straße erhöht, so steigt die Verkehrsdichte; mit steigender Verkehrsdichte entsteht der Druck zur Vergrößerung der Straßenkapazität. In einem dialektischen Prozeß wird niemals ein Gleichgewicht erreicht. Darüber hinaus könnte keine monokausale Theorie einen späteren Zustand der Dinge voraussagen.

Die allgemeine Natur eines dialektischen Prozesses zeigt **Abbildung 4-1**.

4. Das Untergraben persönlicher Wesenheit 81

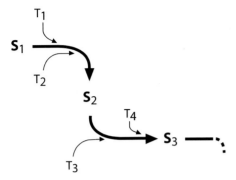

Abbildung 4-1: Allgemeine Natur eines dialektischen Prozesses (T = These, S = Synthese)

Die «Dialektik der Demenz» beschreibt den Menschen als jemanden, der eine Abfolge von Zuständen durchläuft, von denen ein jeder sowohl die Gehirnfunktion (in den in Kap. 2.6 beschriebenen Begriffen, $\psi \equiv b$), als auch die Gehirnstruktur in ihren Entwicklungsaspekten und pathologischen Aspekten (B^d, B_p) einbezieht. Jeder Zustand läßt sich wiedergeben als:

$$\frac{\psi \equiv b}{(B^d, B_p)}$$

Beim Übergang einer Person von einem Zustand zum anderen kann es unter Umständen Veränderungen in jeder der Komponenten geben. Manche Veränderungen der Hirnstruktur werden unter Umständen wirklich von einem Prozeß verursacht, der seine eigene (nichtpsychische) Dynamik hat, andere wiederum sind eine Folge von Erfahrung. Eine maligne, bösartige sozialpsychologische Umgebung könnte die Entwicklung neuer Schaltkreise verzögern oder gar das Fortschreiten einer neurologischen Degeneration beschleunigen.

All dies läßt sich grob wie folgt zusammenfassen:

$$\frac{\psi \equiv b}{(B^d, B_p)} \;\supset -$$

Ein kleiner Ausschnitt des dialektischen Prozesses hat die in **Abbildung 4-2** auf S. 82 gezeigte Form.

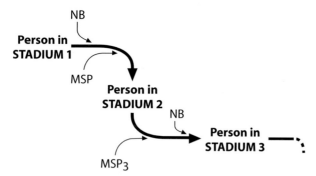

Abbildung 4-2: Ein kleiner Ausschnitt des dialektischen Prozesses (NB = neurologische Beeinträchtigung, MSP = maligne Sozialpsychologie)

Die Gesamtheit des zur Demenz führenden Prozesses, wie er klassischerweise beschrieben wird, könnte als «Involutionsspirale» gesehen werden, bei der Personsein nach und nach untergraben wird. Diese Vorstellung wurde ursprünglich von Barnes et al. [1973] vorgeschlagen, obwohl ihre vollen Auswirkungen im allgemeinen mißachtet wurden. Im Falle von Margaret hat die Spirale die in **Abbildung 4-3** gezeigte Form.

Die allgemeine Natur des Prozesses als eines dialektischen Wechselspiels zwischen neurologischer Beeinträchtigung (NB) und maligner *(bösartiger)*Sozialpsychologie (MSP) ist allen Menschen gemeinsam, die den klassischen zur Demenz führenden Prozeß durchlaufen. Der Beitrag der neurologischen Beeinträchtigung variiert dabei individuell; in manchen Fällen ist das Fortschreiten der Neuropathologie zweifellos besonders behindernd und belastend in seinen direkten Auswirkungen. Auch in vielen Einzelheiten gibt es Unterschiede zwischen Personen: die Reihenfolge der Ereignisse, das Gleichgewicht zwischen neurologischer Beeinträchtigung und verursachender maligner, bösartiger Sozialpsychologie, der Gehalt an maligner, bösartiger Sozialpsychologie und die Gesamtgeschwindigkeit, mit der der Prozeß fortschreitet. In manchen Fällen von Multiinfarkt-Demenz lassen sich eindeutig verschiedene Stadien identifizieren: Jemand kann eine Weile auf einem Plateau verbleiben, einen ziemlich raschen Verfall durchlaufen und dann wieder einen stabilen Zustand erreichen usw. Bei einer Pathologie vom Alzheimer-Typus sind die Stadien hingegen unendlich klein, ein Schema wie das in Abbildung 4-3 gezeigte ist einfach nur eine Illustration der Anschaulichkeit halber.

Dieses dialektische Rahmenwerk hat das Potential, die meisten der ernsthafteren Anomalien, denen das Standardparadigma nicht gerecht wird, zu erklären. Eine voll reversible «Pseudodemenz», vielleicht von der depressiven Art, erfaßt

4. Das Untergraben persönlicher Wesenheit **83**

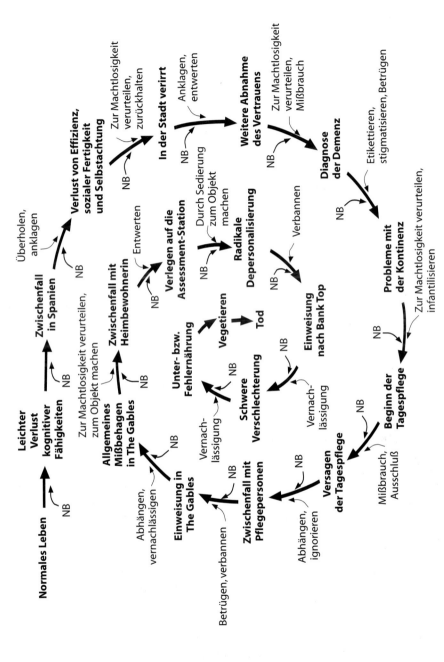

Abbildung 4-3: «Involutionsspirale» am Beispiel des Falls von Margaret (NB = neurologische Beeinträchtigung)

lediglich $\psi \equiv \mathbf{b}$; neurochemische Defizite genügen, um Synapsen am effizienten Funktionieren zu hindern. Die Unterscheidung nach Kategorien zwischen Depression und Demenz fällt in sich zusammen, weil beide Erkrankungen neurochemische Defizite umfassen und beide unter Umständen von strukturellen Veränderungen begleitet sein können. Variationen im Umfeld, wie sie in der London-New-York-Studie (s. Kap. 3.5) gefunden wurden, müssen nicht notwendigerweise in physischen Begriffen erklärt werden (unterschiedliche genetische Mischungen, Umweltgifte etc.). Es ist möglich, daß es sich vor allem für ältere, verletzliche Menschen in New York einfach nur schwerer lebt als in London, und daß die Belastungen des Lebens dementogen wirken können. Abweichungen in der Prävalenz zwischen Menschen verschiedenen Bildungshintergrundes ließen sich aus der Gesundheit und dem Lebensstil insgesamt oder gar, wie von einigen vorgeschlagen, aus der einfachen Vorstellung herleiten, daß «wer rastet, der rostet». Eine weitere Möglichkeit liegt jedoch darin, daß der naheliegende Kausalfaktor die Selbstachtung ist, ein globaler Zustand, der Fühlen und Denken gleichermaßen betrifft. Unterschiede im Bildungsgrad würden sich dann lediglich als indirekte Marker herausstellen.

Auch wenn die Art des Ansatzes, den ich vertrete, im Prinzip korrekt ist und mit der Neurowissenschaft übereinstimmt, so muß doch zugegeben werden, daß wir bei weitem noch nicht über die Mittel einer detaillierten Ausarbeitung verfügen. Weder die Methoden der neurologischen noch die der sozialpsychologischen Befragung sind bislang hinreichend gut entwickelt. Das personenzentrierte Paradigma steht indessen der Falsifikation offen, wie ich später in diesem Buch zeigen werde, und entspricht in diesem Sinne Poppers [1959] Kriterium der Wissenschaftlichkeit.

In diesem Kapitel haben wir den dialektischen Prozeß nahezu ausschließlich im negativen Sinne betrachtet, wo sowohl die neurologische Beeinträchtigung als auch die Sozialpsychologie gemeinsam daran arbeiten, Personsein zu untergraben. Es gibt indessen noch eine andere Möglichkeit, bei der die Sozialpsychologie von eher positiver und befähigender Art ist, indem sie die Auswirkungen der Neuropathologie ausgleicht und sogar einen gewissen Grad an struktureller Regeneration in den verbleibenden Neuronen fördert. Diesem Thema werden wir uns nun zuwenden.

5. Der Erhalt des Personseins

Auch wenn das im vorangehenden Kapitel dargestellte Bild der Demenz stark von Abbau und Schmerz gezeichnet war, so entsprach es dennoch nicht dem deterministischen Bild, das in dem Satz «Alzheimer – keine Heilung, keine Hilfe, keine Hoffnung» zusammengefaßt ist. In jedem Fall sind auf irgendeine Weise gesellschaftliche und sozialpsychologische Aspekte beteiligt, und ich habe vorgeschlagen, sie als integralen Bestandteil des Abbauprozesses zu betrachten. Es ist demnach wichtig, im Detail zu betrachten, wie für den Menschen beherrschbare Faktoren dazu dienen könnten, das Personsein von Menschen mit Demenz zu verstärken und dabei die Folgen der neurologischen Beeinträchtigung auszugleichen.

Natürlich sind die besten Pflege-Settings diesen Richtlinien nachgekommen, und dies oft mit beachtlichem Erfolg. Manche Praktiker können über ihr Tun indessen nicht eindeutig Rechenschaft ablegen; es gibt da eine Art einander widersprechender Denkweisen. Auf der einen Ebene halten sie an der offiziellen Theorie, einer landläufigen Wiedergabe des Standardparadigmas, fest – in der Praxis glauben sie nicht daran und ziehen eine positivere Sichtweise vor. Der Fortschritt wird viel rascher verlaufen, wenn es einen klaren theoretischen Rahmen gibt: Gute Pflege muß sich artikulieren können.

Dieses Kapitel bietet eine Übersicht und Würdigung der optimistischeren und mehr person-zentrierten Ansätze, die sich entwickelt haben. Wir werden ihr Entstehen zurückverfolgen und einiges von dem genauer betrachten, das auf bessere Ergebnisse hindeutet. Im letzten Abschnitt kommen wir auf die Dialektik der Demenz zurück und fügen die Befunde in das Rahmenwerk eines person-zentrierten Paradigmas ein.

5.1 Eine Angelegenheit von wachsender Bedeutung

Im Abrücken von der Negativität vergangener Tage kam es bei nahezu jedem Aspekt des Lebens von Menschen mit Demenz zu Verbesserungen: in der Diagnose, im Assessment, in der Pflegeplanung, in Lebensweisen und Beschäftigungen, in der Ernährung und medizinischen Behandlung, im Einsatz von Technik und im physischen Konzept von Pflegeumgebungen. Außerdem gab es einen beträchtlichen Wissens- und Erfahrungstransfer aus anderen Gebieten, wie etwa den Lernbehinderungen, der Psychotherapie und der Hospizbewegung. Unter den Übersichten positiver Ansätze ist die bei weitem umfassendste in Großbritannien die von Holden und Woods [1995]; andere wertvolle Quellen sind Woods [1995], Hunter [1997], Marshall [1997] und die beiden von Jones und Miesen [1992, 1994] herausgegebenen Bände. Die sehr kurze Übersicht in diesem Abschnitt und die anschließende Zusammenfassung von Forschungsmaterial ist jeder dieser Arbeiten zu einem Teil verpflichtet. Wir werden unsere Aufmerksamkeit hier auf drei der zentralen Kernthemen konzentrieren: Auffassungen über Menschen mit Demenz, Verbesserungen der Pflegepraxis und die Entwicklungen in der ambulanten Pflege und Betreuung.

5.1.1 Die Person mit Demenz

Vor der Etablierung des Standardparadigmas gab es eine Zeit, in der Psychiater und andere Forscher der Untersuchung der Frage, inwieweit persönliche Faktoren bei der Demenz eine Rolle spielen könnten, relativ offen gegenüberstanden. Einiges von dieser frühen Arbeit wird von Gilhooly [1984] und in einem meiner eigenen Artikel abgehandelt [Kitwood, 1988]. Ein Pionier ist der amerikanische Psychiater David Rothschild. Seiner Ansicht nach kann die Neuropathologie für das Auftreten einer primären Demenz nicht allein verantwortlich sein, und es sind – wie beim Parallelfall des Apoplex – stets psychische Aspekte beteiligt [Rothschild, 1937; Rothschild und Sharpe, 1944]. Neben anderen bedeutsamen Studien gibt es einige, in denen dargelegt wird, daß psychische Abwehrprozesse, wie etwa die Verleugnung, an der Demenz beteiligt sind [z. B. Morgan, 1965], und einige, in denen die Rolle der Persönlichkeit bei der Ätiologie und Präsentation betrachtet wird [z. B. Gillespie, 1963; Oakley, 1965]. Die Bedeutung dieser Schriften liegt nicht so sehr in den Befunden selbst, als vielmehr in der Breite und Humanität ihres Ansatzes.

In jüngerer Zeit ist eine allgemeine Bewegung in Richtung auf eine Anerkennung des Personseins von Männern und Frauen mit Demenz wahrzunehmen. Während der siebziger Jahre eröffneten einige wenige Forscher psychologische

Ansätze und stellten sich damit implizit gegen die vorherrschende Negativität und den Determinismus [z. B. Woods und Britton, 1977]. In Großbritannien war das vom King's Fund [1986] veröffentlichte Dokument *Living Well into Old Age* (Wohlbefinden bis ins hohe Alter) ein bedeutender Meilenstein. Darin wird ganz klar festgestellt, daß Menschen mit Demenz den gleichen Wert, die gleichen Bedürfnisse und die gleichen Rechte haben, wie alle anderen auch; sie müssen in vollem Umfang ins Rampenlicht moralischer Anteilnahme gebracht werden. Im Anschluß daran wurde es besser akzeptiert, der Psychologie und dem tatsächlichen Leben von Menschen mit Demenz Aufmerksamkeit zu widmen, wie die Arbeiten von Mary Marshall [1988] und Christopher Gilleard [1984] deutlich zeigen.

In meiner eigenen Arbeit über Demenz habe ich eine Sichtweise des Personseins zu entwickeln versucht, die zumindest vier Hauptkriterien erfüllt:

- Sie muß unsere moralischen Verpflichtungen erkennen lassen.
- Sie muß gültig sein im Sinne einer Psychologie, die sich auf Erfahrung, Handeln und Spiritualität konzentriert.
- Sie muß die Pflegepraxis erhellen.
- Sie muß in vollem Umfang im Einklang mit den gut fundierten Ergebnissen der Neurowissenschaft stehen.

Dieses Buch wird in seiner Gänze zeigen, wie weit dieses Projekt erfolgreich ist.

5.1.2 Pflegepraxis

Der erste klare Versuch, eine positive Intervention zu liefern, ging von Methoden der Realitätsorientierung (RO) aus, die in den 50er Jahren entwickelt und bei der Rehabilitation von Kriegsopfern eingesetzt worden war. Als die Realitätsorientierung in die Arbeit mit verwirrten älteren Menschen eingeführt wurde, waren ihre guten Auswirkungen in Form erneuerter Vitalität und Hoffnung deutliche sichtbar [Taulbee und Folsom, 1966]. Mit ihrer Ausweitung umfaßte die Methode die Sinne, menschliche Beziehungen und allgemeine Bewußtheit [Holden und Woods, 1988]; sicher war sie nicht die in engem Sinne kognitive Technik, wie sie in Karikaturen wiedergegeben wird. Welche Schwächen auch immer sie gehabt haben mag, die Realitätsorientierung erkannte das Personsein von Männern und Frauen mit Demenz an, indem sie der Überzeugung Ausdruck verlieh, daß es die Mühe lohnt zu versuchen, sie zu einer «normalen» Lebensweise zurückzuführen.

In den frühen sechzigern, ein paar Jahre, nachdem die Realitätsorientierung gegriffen hatte, entwickelte Naomi Feil ihren Ansatz, den sie Validationstherapie

(VT) nannte [Feil, 1982, 1993]. Hierbei kam es zu einer dramatischen Hinwendung zu den Gefühlen und Emotionen und zu der Erkenntnis, daß es bei Demenz tatsächlich therapeutisch-psychologische Ergebnisse geben könnte. Wie bei der Realitätsorientierung fällt es auch bei Feils Arbeit leicht, sie lächerlich zu machen, zumal der von ihr gelieferte theoretische Rahmen nicht sehr stark ist [Kitwood, 1994c]. Nichtsdestoweniger kennzeichnete die Einführung der Validationstherapie einen großen Schritt nach vorn, indem sie bestätigte, daß die Erfahrung von Menschen mit Demenz in höchstem Maße ernstgenommen werden sollte. Diese Einblicke wurden in dem Ansatz, den Graham Stokes und Fiona Goudie [1989] «resolution therapy» nannten, und bei dem der Schwerpunkt auf Empathie, Kommunikation und dem Reagieren auf aktuelle Bedürftigkeit liegt, sogar noch weiter geführt.

Ein weiterer bedeutender Beitrag war die Einführung des Erinnerns durch Arbeit an der eigenen Biographie als Folge der Arbeit von Robert Butler [1963] und die anschließende Forschung von Peter Coleman [1986]. Obwohl eine Demenz erhebliche Verluste der kognitiven Fähigkeit beinhaltet, war sehr wohl bekannt, daß das Langzeitgedächtnis oft relativ intakt bleibt. Verschiedene Arten individueller und in Gruppen durchgeführter Erinnerungsarbeit waren möglich, bei denen oft Musik, Fotos oder Haushaltsgegenstände verwendet wurden [Woods et al., 1992; Mills und Coleman, 1994]. Mit der Entwicklung der Erinnerungsarbeit wurde deutlich, daß sie viel mehr war als ein erneutes Durchgehen der Vergangenheit. Es scheint, als böten Erinnerungen den Menschen oft metaphorische Ressourcen, über ihre aktuelle Lage in einer für sie handhabbaren Weise zu sprechen [Barnett, 1996; Cheston, 1996]. Laura Sutton [1995] ging sogar noch weiter und entwickelte eine Theorie der Erinnerung als zwischenmenschliche Kommunikation mit einer radikalen Kritik an allzu stark vereinfachenden Vorstellungen des Gedächtnisses als bloßem Aufrufen von Tatsachen.

Im Zuge der Erinnerungsarbeit wurde erkannt, daß biographisches Wissen auf vielfältige Weise in die Pflegeplanung und -praxis integriert werden konnte [Gibson, 1991, 1994; Murphy et al., 1994]. Pflege-Settings begannen sich mit Angehörigen darüber zu beraten, wie sie für Aktivitäten sorgen könnten, die zu den früheren Vorlieben und Interessen einer Person passen würden, und die Idee einer Art von Lebensgeschichtsbuch mit Fotografien wurde Teil einer optimalen Versorgung. Bei Demenz läßt das Gefühl von Identität, das darauf beruht, eine Lebensgeschichte zu erzählen zu haben, unter Umständen allmählich nach, wie Marie Mills [1995] gezeigt hat. In diesem Fall gewinnt biographisches Wissen über eine Person entscheidende Bedeutung, wenn diese Identität noch gehalten werden soll.

Nach dem offensichtlichen Erfolg von Praktiken wie den oben genannten wurden viele Weisen einer Bereicherung des Lebens von Menschen mit Demenz untersucht, z.B. der Einsatz von Musik, Tanz und Schauspiel sowie Malen und

Zeichnen. Eine der wichtigsten der in letzter Zeit zu diesem Spektrum hinzugekommenen Ergänzungen ist die Entwicklung von Methoden, mit denen für menschlichen Kontakt und angenehme Stimulierung der Sinne gesorgt wird, wobei das bewußte Erkennen nahezu vollständig umgangen wird. Der kombinierte Einsatz von Licht, Geräuschen bzw. Tönen und angenehmen Gerüchen wurde unter dem Begriff «Snoezelen» zusammengefaßt, und in vielen Pflegeeinrichtungen gibt es inzwischen einen speziellen Raum für diesen Zweck [Benson, 1994; Threadgold, 1995]; [im deutschsprachigen Raum entspricht dem in weiten Teilen das Konzept der Basalen Stimulation; Anm. d.Lek.]. Auch auf dem Gebiet der Entwicklung von Aktivitäten, die sich für die verschiedenen Grade kognitiver Beeinträchtigung eignen, wurde erhebliche Arbeit geleistet. Hier haben die Amerikaner im Zuge ihrer extrovertierten kulturellen Tradition viele herausragende Neuerungen bewirkt [z. B. Funnemark, 1995]. In Großbritannien wurden viele der bis dahin kreativsten Ideen von Carol Archibald zusammengetragen [1990, 1993].

Mit wachsendem Bemühen um das Angebot einer guten Pflege wurde zunehmend erkannt, daß ein Bedarf an Qualitätsstandards und soliden Methoden der Evaluation besteht. Inzwischen wurden mehrere Beobachtungsverfahren zur Evaluation des aktuellen Pflegeprozesses entwickelt und befinden sich weit verbreitet in Gebrauch, z. B. Dementia Care Mapping [Kitwood und Bredin, 1992b] und Quality of Interaction Schedule [Dean et al., 1993]. Dawn Broker [1995] verfaßte eine Übersicht der verfügbaren Methoden. Es ist nun möglich, integrierte Strategien zur Evaluation und Qualitätssteigerung zu ersinnen, indem man dem Personal ein klares und praktisch umsetzbares Feedback über den Fortschritt seiner Arbeit gibt [Kitwood und Woods, 1996].

5.1.3 Ambulante und teilstationäre Pflege und Betreuung

Die ambulante und teilstationäre Pflege ist, strategisch gesprochen, von höchster Priorität, weil rund 80 % aller Menschen mit Demenz noch immer in den eigenen vier Wänden leben, und ein erheblicher Teil von ihnen – etwa 30 % – lebt allein [Ely et al., 1996]. Sozialdienste passen sich dieser Situation nur langsam an und stehen aufgrund einer erheblichen Mangels an Ressourcen vielen Problemen gegenüber. Es bedarf neuer Fertigkeiten, besonders im Hinblick auf Themen des Pflege-Managements, und auf allen Ebenen besteht immenser Ausbildungsbedarf [Chapman und Marshall, 1996]. Trotz der Schwierigkeiten wurden indessen zahlreiche vielversprechende Neuerungen geschaffen.

Die Tagespflege hat sich in sehr kurzer Zeit von einer Art des hauptsächlich zur Entlastung schwergeplagter Betreuungspersonen gedachten «Aufpassens» zu einer hochfachlichen und -spezialisierten Form der Praxis entwickelt. In den besten

Settings findet ein sehr gründliches Assessment statt, und die Pflege wird im Hinblick auf die Befriedigung individueller und rehabilitativer Bedürfnisse geplant. Inzwischen weiß man viel mehr darüber, wie jüngeren Menschen mit Demenz eine gute Pflege geboten werden kann. Eine relativ neue Idee ist die «informelle» Tagespflege, bei der zwei oder drei Personen mit Demenz den Tag bei einer entsprechend ausgebildeten ehrenamtlichen Betreuungsperson verbringen. Zunehmend werden auch «Befreundungsdienste» in Anspruch genommen, bei denen ein Besucher bzw. eine Besucherin eine Zeit bei der Person mit Demenz zu Hause verbringt.

In mehreren Ländern wandte man sich kleineren Heim-Einheiten zu, die in vollem Umfang Teil der örtlichen Gemeinde sind. In Schweden beispielsweise wurde damit experimentiert, daß die Menschen nahe beieinanderliegende Wohnungen in einem allgemeinen Wohnblock haben und in geringem Umfang kontinuierliche Pflege und Betreuung geleistet wird [Annerstedt, 1987]. Es wurden mehrere Formen des Lebens in Kleingruppen entworfen, mit dem Ziel einer Maximierung von Unabhängigkeit und Kooperation bei gleichzeitigem Angebot des erforderlichen Pflegehintergrundes. Das Domus-Projekt in Großbritannien wurde besonders im Hinblick auf das Bedürfnis von Menschen entwickelt, sich als Herr über ihr Leben zu fühlen [Murphy et al., 1994]. Die Anzahl von Menschen mit Demenz unter betreutem Wohnen nimmt zu, und manche Versorger unternehmen gar Schritte, um sie dazu zu befähigen, soweit irgend möglich in ihrem eigenen Zuhause wohnen zu bleiben, statt in ein Pflegeheim umzuziehen [Petre, 1995]. Auf diese und viele andere Weisen beginnen wir zu erkennen, wieviel Spielraum bei Demenz für das Angebot einer bedeutungsvollen Lebensweise besteht und wie unbeweglich die ältere binäre Unterteilung in stationäre und ambulante Pflege war.

Im Angebot von Unterstützung für Betreuende wurden große Fortschritte erzielt, und auf diese Weise konnte auch den Betreuten geholfen werden. Zur Unterstützung betreuender Personen wurden mehrere verschiedene Modelle untersucht, von denen einige eher im Sinne von «Schulung», andere eher «therapeutisch» funktionieren [s. Miller und Morris, 1993, S. 133–153]. Eine vielversprechende Neuerung war die Entwicklung eines strukturierten Programms von Unterstützungsgruppen für Betreuende, das etwa 15 Wochen dauert und als Grenzbereich zwischen Schulung, Stärkung und Gruppentherapie dient. Jede Gruppe, die das Programm abschließt, trifft sich auch weiterhin, ohne daß die Person, die die Gruppe betreut hat, dabei anwesend ist [Bruce, 1995, 1996].

Schließlich muß auch noch die Entwicklung von Beratung und Gruppentherapie von Menschen mit Demenz, vor allem in der Zeit, nachdem ihnen die Diagnose eröffnet wurde, erwähnt werden. Wir erleben gegenwärtig die erste Gruppe zur gegenseitigen Unterstützung von Menschen mit Demenz, etwas, das noch vor 10 Jahren unvorstellbar gewesen wäre. Der Fortschritt auf diesem Gebiet ist zum großen Teil auf eine größere Offenheit gegenüber Demenz und auf einen teilweisen Abbau des Stigmas zurückzuführen, wobei die USA die führende Rolle übernahmen. Trotz ihrer Etikettierung als «Krankheit» wird Demenz allmählich entpathologisiert und als Teil des menschlichen Daseins akzeptiert.

5.2 Hinweis auf eine positive Sichtweise: eine Fallstudie

Eine Reihe von Beiträgen im *Journal of Dementia Care* belegt die guten Auswirkungen in Verbindung mit – und beinahe sicher als Folge von – person-zentrierter Pflege [Kitwood, 1995c]. Jeder Beitrag zeigt, wie angesichts kognitiver Beeinträchtigung eine sich verschlechternde Situation ins Gegenteil verkehrt oder das Wohlbefinden erhalten werden konnte, und verweist damit auf einen dialektischen Prozeß, der sich von dem in Kapitel 4 beschriebenen deutlich unterscheidet. Die folgende Geschichte beschreibt den letzten Lebensabschnitt einer Frau mit Demenz, nachdem sie zu betreutem Wohnen gewechselt hatte.

> *Als Bessy aus einem wenige Kilometer entfernten Dorf in den Flower Court umzog, zeigte sie bereits Frühzeichen von Gedächtnisstörungen, die für ihre engere Familie offensichtlich waren. Ihre Tochter lebte in der näheren Umgebung und hatte eine Wohnung für ihre Mutter beantragt, um zusätzlich helfen zu können.*
>
> *Als ich Bessy 2 Jahre später traf, hatte ihre Demenz erheblich zugenommen, sie schien sich jedoch sehr wohl zu befinden. Während meines Besuchs in ihrer Wohnung führte sie keine echte Unterhaltung, sondern lachte ständig und machte glückliche, bruchstückhafte Bemerkungen. Dieser Eindruck wurde durch die Betreuungsperson bestätigt. Deren Berichten zufolge zeigte Bessy stets ein beträchtliches Maß an Humor, schloß von sich aus häufig soziale Kontakte zu anderen und war gewöhnlich entspannt.*
>
> *In der ersten Zeit nach dem Einzug von Bessy war die Situation nicht immer so glücklich, wie ich sie dann vorfand. Während ihrer ersten Monate in Flower Court war sie oft aggressiv und regelrecht körperlich gewalttätig gegenüber Personen gewesen, die mit ihr in Konflikt gerieten. So weigerte sie sich beispielsweise stets, sich beim Zubettgehen auszuziehen, und wenn man sie dazu anhielt, schlug sie zu. Ihre Nachbarn fürchteten sich vor ihren aggressiven Ausbrüchen und neigten in der Folge dazu, sie zu meiden, was ihr Sozialleben gravierend einschränkte.*
>
> *Zusätzlich trat ein Problem anderer Art auf. Täglich etwa zur gleichen Zeit versuchte Bessy, die Einrichtung zu verlassen und nach einem Bus zurück in das*

Dorf, wo sie einst gelebt hatte, zu suchen. Im betreuten Wohnen sind die Bewohnerinnen und Bewohner im allgemeinen aktiv genug, um nach Belieben zu kommen und zu gehen, und es gibt kein Pflegepersonal, das nach ihnen sieht. Mit der Zunahme von Bessys Demenz wuchs demnach auch die Sorge, sie könne sich verirren und/oder verletzt werden, wenn dies so weiterginge.

Zum Glück für Bessy hatten sich Janet, die Betreuende, und Bessy auf Anhieb verstanden und entwickelten mit der Zeit eine starke Bindung zueinander. Eine Reihe von Verhaltensweisen von Seiten Bessys bestätigte ihre Zuneigung. So hatte sie beispielsweise Janets Namen sofort gelernt und verwendet ihn – «Zu meiner Überraschung», wie Janet sagte. Wenn Bessy sich wehtat, suchte sie nach Janet, um sich von ihr helfen zu lassen. Bei einer dieser Gelegenheiten stürzte sie und verletzte sich schwer am Knie, schaffte aber dennoch, in Janets Büro zu gehen und zu sagen: «Rette mich.»

Janet hatte es sich zur Aufgabe gemacht, nach Möglichkeiten zu suchen, um ihr nachmittägliches Verschwinden, ihre Aggression und entsprechende Stigmatisierung abzumildern und sorgte für ein Treffen mit Bessys Tochter. Aus diesem Gespräch ergab sich ein reiches Bild von Bessys früherem Leben. Vor dem Tod ihres Mannes hatten beide ihr Leben als Gastwirte verbracht. Scheinbar war Bessy äußerst extrovertiert und zugewandt gewesen – sie liebte die Gesellschaft anderer Menschen, Scherze, sich für die Arbeit gut zu kleiden und ein sehr geregeltes Leben. Aufgrund eines solchen Lebensstils war es für Bessy offensichtlich auch notwendig gewesen, sich schützen zu können, selbst wenn dies nur durch aggressives Auftreten geschah.

Janet hatte diese persönlichen Informationen dazu verwendet, sich ein paar Vorstellungen über Wege zu machen, auf denen sich Bessys Probleme verringern ließen. So weigerte sich Bessy beispielsweise, sich zum Schlafengehen auszuziehen, und wurde aggressiv, wenn man sie drängte. Ein wenig kreatives Nachdenken über Bessys frühere Vorliebe für Gut-gekleidet-Sein linderte das Problem. Die Betreuende erlaubte Bessy, in den Kleidern zu schlafen, die sie tagsüber getragen hatte. Wenn dann die Helferin des Heims am nächsten Morgen kam, holte sie eine Menge Kleidungsstücke heraus und meinte: «Das ist ja hier wie bei C&A, laß uns ein paar Sachen anprobieren.» Glücklich versuchte Bessy dann, verschiedene Dinge anzuprobieren, bis sie jeden Tag neu und sauber gekleidet war.

Dann richtete Janet ihre Aufmerksamkeit auf das zunehmend gefährliche Umherwandern und Suchen und dachte an die Langeweile, die Bessy nach einem betriebsamen und von Routinen gefüllten Leben jetzt haben müsse. Als ein Anfang nahm sie sie mit, wenn sie ihre Kinder zur Schule brachte und wieder abholte. Dies gab Bessys Tag eine große Regelmäßigkeit. Täglich zur gleichen Zeit, morgens und nachmittags, ging Bessys nun, wie sie es nannte, «aus»

> *und begegnete dabei anderen Menschen, was ihrer geselligen Natur förderlich war. Mit ein wenig Ermutigung akzeptierten es Mitbewohner, daß Bessy zu geselligen Ereignissen in den Gemeinschaftsraum kam, und einige holten sie in ihrer Wohnung ab. Bessy verbrachte, Janet zufolge, «eine herrliche Zeit», bei diesen geselligen Ereignissen. Sie sang gerne, und wenn Mitbewohner sie zu ihrer Wohnung zurückbrachten, mußten sie auf dem ganzen Weg mit ihr singen.*
>
> *So gelangte die Einrichtung in die Situation, die ich vorfand. Bessy war glücklich und entspannt und hatte eine starke Bindung zu Janet. Ihre anfängliche Aggression hatte erheblich nachgelassen, ohne daß jemals Medikamente eingesetzt wurden. Andere Mitbewohner hatten Bessy liebgewonnen und halfen ihr aktiv, an Veranstaltungen teilzunehmen.*
>
> *Vor meinem letzten Besuch in Flower Court war Bessy schwer gestürzt und anschließend auf eine geriatrische Station verlegt worden. Drei Wochen später starb sie noch in der Klinik. Bis zum Schluß ihre Zeit in Flower Court war sie Janet eng verbunden geblieben und von den übrigen Mitbewohnern wohlgelitten. An ihrer Beerdigung nahm die Hälfte der Mitbewohner teil und bezeugte ihr Beileid – ein Zeichen dafür, wie beliebt sie gewesen war. [Petre, 1996]*

Diese Geschichte zeigt unbestreitbar einige der Auswirkungen person-zentrierter Pflege. Der Grund von Bessys Wohlbefinden während ihrer Witwenschaft lag in der engen Bindung, die sie mit Janet, der Betreuenden, eingegangen war. Janet bot ferner eine Struktur für ihren Tag und half ihr, wieder genügend Selbstvertrauen zu gewinnen, um ihren früheren, nach außen gewandten Lebensstil wieder aufzunehmen. Mit der Beteiligung weiterer Mitbewohner begann ein «Engelskreis». Tracy Petre, die die Untersuchung durchführte, gelang es, bei Bessy etwa 1 Jahr vor ihrem Tod eine Mini-Mental-Status-Erhebung durchzuführen. Ihr Punktwert betrug 1 (von maximal 30), was neben der informellen Beobachtung auf eine schwere kognitive Beeinträchtigung schließen läßt.

Natürlich können einzelne Beispiele nicht als Beweis für einen allgemeinen Fall herangezogen werden. Sie können lediglich einzelne Punkte illustrieren und Bereiche hervorheben, in denen systematisch Beweismaterial gesammelt werden muß. Jenes Projekt steckt, wie ich bereits erwähnte, noch in den Kinderschuhen, aber es wurden bereits erhebliche Fortschritte erzielt, wie wir im folgenden Abschnitt sehen werden.

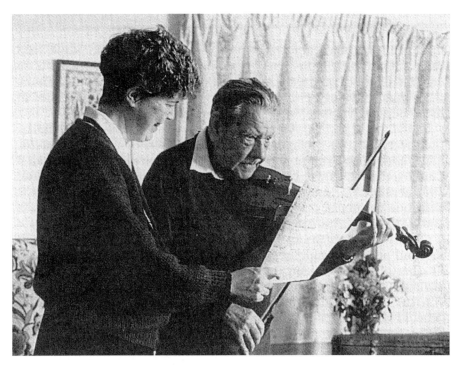

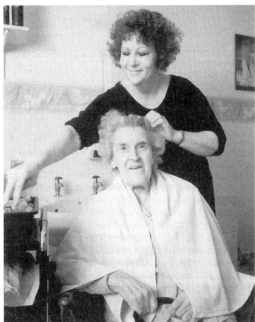

Abbildung 5-1: Erhalt des Personseins. Nach der Befriedigung körperlicher Bedürfnisse ist dies die zentrale Aufgabe der Demenzpflege. Sie umfaßt das Befähigen zum Treffen einer Auswahl, den Einsatz von Fähigkeiten, den Ausdruck von Gefühlen und das Leben im Kontext von Beziehung. (Methodist Homes for the Aged)

5.3 Weitere Hinweise auf eine positive Sichtweise: Erfahrung und Forschung

Obwohl Forschung im Hinblick auf den Alltag von Menschen mit Demenz finanziell weitaus weniger unterstützt wurde, als auf dem Gebiet der Biomedizin, gibt es inzwischen einen kleinen, aber substanziellen Wissensfundus, der darauf schließen läßt, daß Fälle wie der von Bessy keine Ausnahme sind. Sie sind Teil des heraufziehenden neuen Bildes von Demenz, das sich von dem gewohnten sicher sehr deutlich unterscheiden wird.

Zunächst und – selbst wenn sie nicht die Gestalt einer strukturierten Forschung annimmt – möglicherweise von größter Bedeutung ist die Erfahrung einer inzwischen beträchtlichen Anzahl von Personen, die sich der Anwendung einer person-zentrierten Pflege gewidmet haben. Janet Bell und Iain McGregor beispielsweise haben eine Reihe von Artikeln geschrieben, die das Leben in dem von ihnen aufgebauten Pflegeheim beschreiben. Übereinstimmend berichten sie, daß die Mehrzahl ihrer Bewohner nicht im Dahinvegetieren enden; eine signifikante Anzahl von ihnen stabilisiert sich und behält trotz sehr schwerer kognitiver Beeinträchtigungen relativ hohe Grade des Wohlbefindens [Bell und McGregor, 1995]. Viele ihrer Bewohner waren in anderen Settings als hoffnungslose Fälle abgeschrieben worden, und das Heim hielt stets einige Plätze für jüngere Menschen vor, für die eine Demenz oft besonders verheerend ist. Ähnliche Berichte tauchen inzwischen aus verschiedenen Ecken auf und werden in einigen Fällen durch systematisch gesammeltes Datenmaterial untermauert [z. B. Mills, 1997].

Auch die Belege aus der Forschung beginnen in ähnliche Richtung zu weisen. Andrew Sixmith und Mitarbeiter [1993] beispielsweise führen eine Studie an «heimeligen Heimen» durch, in denen die Pflege von hoher Qualität war. Hier fanden sie eindeutige Beispiele für eine «Wiederherstellung geistiger Funktionen» bzw. eine meßbare Erholung scheinbar verlorengegangener Kräfte. Oft folgte ein Grad an kognitivem Abbau, jedoch weitaus langsamer, als bei Menschen mit Demenz in Langzeitpflege typischerweise erwartet wurde. In einer Heimpflegestudie von Ann Netten [1993] fand sich, daß positive Merkmale signifikant mit drei zwischengeschalteten Ergebniskriterien korreliert waren: örtliche Orientiertheit, geringere soziale Gestörtheit und geringere Grade an Apathie. Auch die Auswertung des Domus-Projektes (s. Kap. 5.1.3) zeigte sehr vielversprechende Ergebnisse. Verglichen mit traditionelleren Settings gab es dort mehr und qualitätvollere Interaktion, einen Rückgang der Depression und weniger allgemeinen Abbau [Murphy et al., 1994]. Zu den von der Bradford Dementia Group durchgeführten Untersuchungen gehörte eine detaillierte Querschnittstudie an 224 Personen mit Demenz in 26 Pflegeheimen und 51 Einrichtungen für betreutes Wohnen, von denen sich die meisten im Besitz zweier gemeinnütziger Organisationen befanden. Es fanden sich unerwartet hohe Grade an Wohlbefinden, die vermuten lassen, daß die Transformation des Lebens von Menschen mit Demenz bereits im Gange ist [Kitwood et al., 1995].

Inzwischen gibt es viele Studien, in denen die Wirksamkeit einzelner Interventionen untersucht wird. Im Falle der Realitätsorientierung und der Validationstherapie ist das Beweismaterial aus der Forschung etwas undurchsichtig [Holden und Woods, 1995], obwohl die positive Erfahrung von in der Praxis Tätigen nicht leichtfertig übergangen werden darf. In ihrer Übersicht berichten Holden und Woods über kurzfristige vorteilhafte Wirkungen verschiedener anderer Interventionen, z. B. Musik, Besuch von Kindern, tiergestützte Therapie und Entspannungsprogramme. Unter den seit Erscheinen ihrer Übersicht veröffentlichten Forschungsarbeiten befindet sich eine Studie von Helen Nairn [1995], die auf einer Station der klinischen Langzeitversorgung über einen Zeitraum von 9 Monaten hinweg als Resultat eines Programms von Aktivitäten deutliche, positive Veränderungen feststellte.

Eine besonders gründliche Untersuchung wurde kürzlich von Tessa Perrin abgeschlossen. Ihre Arbeit konzentrierte sich ausschließlich auf Personen mit sehr schwerer Demenz, von denen sich alle einem Klassifizierungsschema wie dem von Reisberg (s. Kap. 3.5) zufolge im finalen Stadium der «globale Verschlechterung» befanden. Es wurden 14 verschiedene Arten der Beschäftigungsintervention untersucht, und 29 Personen wurden in die Studie aufgenommen, die etwa 200 Stunden minutiöser Beobachtung umfaßte. Positive Wirkungen wurden in etwa 60 % der Gelegenheiten beobachtet, und es gab nur 6 Personen, bei denen sich keine positive Reaktion hervorrufen ließ. Diese Studie ist sowohl treffend als auch erhellend, weil viele der daran Beteiligten Jahre der «alten Pflegekultur» zu ertragen hatten. Dennoch und trotz extremer kognitiver Beeinträchtigung und körperlicher Abhängigkeit gab es in den meisten Fällen noch immer das Potential, Person zu sein.

Es gibt eine Reihe von Forschungsergebnissen einer medizinisch orientierten Gruppe in Schweden, die diesem positiven Bild eine wichtige Dimension hinzufügt. Es handelt sich um Untersuchungen über die Auswirkungen «integritätsfördernder Pflege», zu der beispielsweise hohe Grade individueller Aufmerksamkeit, sorgfältig geplante Aktivitäten, enge persönliche Unterstützung und die Gelegenheit zur Teilnahme an genereller Entscheidungsfindung gehören. In einer 2monatigen kontrollierten Studie und in einer weitere Untersuchung, in der Beobachtungen nach 3 und 6 Monaten gemacht wurden, fanden sich sowohl bei psychologischen als auch bei neurochemischen Variablen signifikante positive Veränderungen [Karlsson et al., 1988; Brane et al., 1989]. Diese Forschung liefert den ersten eindeutigen Nachweis dafür, daß Pflegepraxis neurologische Konsequenzen haben kann, und die Autoren stellen die Hypothese auf, daß das psychosoziale Umfeld tatsächlich neuronales Wachstum beeinflußte. Forschung dieser

Art steckt noch in den Anfängen, und diese Studien werden beeinträchtigt durch den Einsatz der Lumbalpunktion zur Gewinnung neurochemischer Daten. Es besteht dringender Bedarf an nichtinvasiven Verfahren zur Überwachung der Struktur und Funktion des Nervensystems bei Demenz, bei denen eine Person nicht aus dem eigenen vertrauten Setting herausgenommen werden muß.

Eine weitere Forschungsrichtung, die sich unter Umständen als bedeutungsvoll erweisen könnte, ist die Untersuchung jener kurzen Episoden scheinbarer Wachheit und klarer Kommunikation, die Menschen mit Demenz bisweilen zeigen, vor allem, wenn sie dem Tode nahe sind. Bis vor kurzem war dieses Thema nur vom Hörensagen bekannt, wurde indessen jetzt zu einem Gegenstand eingehender Untersuchung [Thorpe, 1996]. Sollte es tatsächlich zu «spontanen intermittierenden Remissionen» kommen, sind einige der bestgehegten Grundsätze des Standardparadigmas in Gefahr. Die Implikation liegt darin, daß selbst ein schwer geschädigtes Gehirn unter Umständen über mehr Reserven und Flexibilität verfügt, als gemeinhin behauptet wird.

Die Studie des «Rementing» d. h. der Wiederherstellung *personaler, darunter auch* geistiger Funktionen, wurde durch die Arbeit mit Menschen, die noch bei sich zu Hause leben, einen Schritt weiter geführt. Jackie Pool [im Druck] beispielsweise verfolgte 73 Personen, bei denen sie für ein detailliertes Assessment und ein individuelles Rehabilitationsprogramm sorgte, mit durchschnittlich 6 Sitzungen pro Person. Bei 22 Gelegenheiten fand sich eine meßbare Verbesserung sowohl des Wohlbefindens als auch der kognitiven Leistungsfähigkeit, und bei weiteren 9 fand sich lediglich eine Hebung des Wohlbefindens.

Mittlerweile wurden viele individuelle Fallstudien durchgeführt, die genau zeigen, wie eine gute Pflegepraxis mit dem Wohlbefinden in Verbindung steht. Die in Kapitel 5.2 wiedergegebene Geschichte von Bessy ist typisch für diese Art. Faith Gibson, die schwer verwirrten Menschen in schlechtem Zustand besondere Aufmerksamkeit widmete, war eine der Pionierinnen dieser Arbeit. Sie wendet eine «Methodik des schlimmsten Falls» an, deren logische Kraft darin liegt, daß sich höchstwahrscheinlich auch bei weniger stark Betroffenen positive Auswirkungen feststellen lassen, wenn dies sogar in schweren Fällen möglich ist. Eine der Personen in ihre Studie war eine 86jährige Frau, die sich 5 Jahre lang in Heimpflege befunden hatte. Sie war isoliert, agitiert und hatte das meiste ihrer Kommunikationsfähigkeit verloren. Das Personal wußte nur wenig über ihre Vergangenheit und hatte ihr aus naheliegenden Gründen den Spitznamen «Die Stripperin» gegeben. Nach einem gründlichen Assessment wurde ein Programm zur personzentrierten Pflege entworfen. Dazu gehörten Besuche bei ihrer Schwester, Ausflüge in ein Garten-Center und zum Ort ihrer Kindheit, die Gelegenheit zur Teilnahme an der Hausarbeit und mehr Aufmerksamkeit gegenüber ihrer äußeren Erscheinung. Es wurden viele positive Veränderungen beobachtet, und das Team kam zu dem Schluß, daß etwa drei Viertel aller Interventionen eindeutig von Vorteil gewesen seien [Gibson, 1991]. Eine weitere der Fallstudien von Gibson wird in der von mir bereits in Kapitel 5.2 erwähnten Beitragsreihe des *Journal of Dementia Care* wiedergegeben [Gibson et al., 1995].

Die meisten der oben beschriebenen Untersuchungen befaßten sich mit relativ kurzfristigen Veränderungen über Tage, Wochen oder Monate. Ich habe einen kleinen Versuch unternommen, das Bild auszuweiten, indem ich Datenmaterial in Bezug auf längerfristige Ergebnisse – über mehrere Jahre – sammelte [Kitwood, 1995 b]. In dieser Studie wurde retrospektives Material von 10 in der Heimpflege tätigen Personen gesammelt, die aus 6 verschiedenen und geographisch getrennten Settings stammten. Die gesammelten Daten zeigen relativ positive Langzeitergebnisse bei 43 Personen. Bei 27 von ihnen gab es sogar Anzeichen dafür, daß positive Merkmale auftauchten, die vor dem Eintritt der Demenz nicht stark ausgeprägt waren; Beispiele sind wachsendes Vertrauen, Zuneigung und ein selbstbewußtes Wesen. Diese kleine Studie könnte als Eckstein einer detaillierteren und vorzugsweise prospektiven Forschung dienen (s. Kap. 7.6). Meine Schätzung war, daß wir gegenwärtig in etwa 5 bis 10 % aller Fälle deutlich positive Ergebnisse dort erwarten könnten, wo die Pflegequalität nach gegenwärtigen Standards gut ist. Wenn die von mir dargelegte generelle Position im wesentlichen richtig ist, so wäre mit einer Verbesserung der Pflegequalität auch ein beträchtlicher Anstieg dieser Werte zu erwarten. Dies wird einer der wichtigsten Tests für die Validität des person-zentrierten Paradigmas sein.

Die Belege für eine optimistischere Sichtweise der Demenz, von denen ich an dieser Stelle einige wenige zusammengefaßt habe, sind bislang noch fragmentarisch. Manches Studienkonzept wurde nicht gut gewählt, und manche Studien werden durch den Einsatz recht insensibler Meßtechniken beeinträchtigt. Im Falle qualitativer Daten muß man natürlich besonders vorsichtig sein, denn Menschen haben eine sehr verständliche Neigung zu sehen, was sie sich erhoffen, und Hinweise auf das Gegenteil zu ignorieren, vor allem, wenn sie sich ganz einer Sache widmen. Nichtsdestoweniger läßt sich aus der Forschung bis heute die allgemeine Schlußfolgerung ziehen, wie viel durch Interventionen erreicht wurde, die nur relativ bescheiden sind. Sollten die Verbesserungen konsistent sein und sich über den gesamten Kontext von Demenz erstrecken, könnten wir mit gutem Grund noch viel mehr als dies erwarten. Von den Grenzen, die durch den strukturellen Zustand des Gehirns wirklich gesetzt werden, sind wir noch weit entfernt.

5.4 Bei extremer neurologischer Beeinträchtigung

In einem Fall wie dem von Bessy, aber auch in den Fällen, über die im *Journal of Dementia Care* berichtet wurde, könnte eingewendet werden, daß die allgemeinen Folgen der neuropathologischen Befunde trotz der erheblichen Probleme beim Erkennungsvermögen und bei der Wahrnehmung relativ gutartig gewesen sein könnten. Ein Weg, dies zu untersuchen, besteht in der Betrachtung derjenigen Fälle, in denen jemand der verheerendsten Art neurologischer Schädigung gegenüberstand – in einer extremen Form der «Methodologie des schlimmsten anzunehmenden Falles». Auf diese Weise läßt sich unter Umständen ein Eindruck sowohl von der Stärke als auch von den Grenzen eines person-zentrierten Ansatzes gewinnen. Der folgende Bericht stammt von Errollyn Bruce, Linda Fox und mir aus unserer unterstützenden Arbeit mit Betreuenden in Bradford.

> *Brenda Bakers ernsthafte gesundheitliche Probleme begannen, als sie Anfang 50 war und in der Textilindustrie arbeitete. Zuerst hatte sie Probleme mit dem Gleichgewicht: Dauernd fiel sie bei der Arbeit ohne erkennbaren Grund von ihrem Stuhl. Dann verschlechterten sich ihre Handschrift und andere manuelle Fertigkeiten. Eine Behandlung mit Thyroxin trug nichts zur Besserung der Symptome bei, und sie wurde mit der Diagnose «Ataxie», einer Störung der Funktion motorischer Nerven mit Ursprung im Kleinhirn, aus der Arbeit heraus berentet. Als Brenda 55 Jahre alt war, kündigte ihr Ehemann Duncan seine Arbeitsstelle als Lastwagenfahrer, um sich um sie kümmern zu können. Im Laufe des folgenden Jahres begann Brenda eindeutige Zeichen von Demenz zu zeigen und hatte mit 57 Jahren ihre Sprache verloren. Schließlich wurde sie zu einem Neurologen überwiesen, der die Diagnose bestätigte. Später erinnerte sich Duncan daran, wie dieser ihren Fall mit den Worten abgeschlossen hatte: «Tut mir leid, Herr Baker, wir können nichts für sie tun.» Duncan hatte dies als kalt und herzlos erlebt – ohne jede Ermutigung für die schwere Aufgabe, der er entgegenging.*
>
> *Brenda zeigte häufig Zeichen schwerer Agitiertheit. Ihr Gleichgewichtssinn war jetzt ziemlich schlecht, und sie stürzte häufig. Oft hielt sie für Stunden die Augen geschlossen und weigerte sich in diesem Zustand, zu essen und zu kooperieren. Sie wehrte sich gegen das An- und Auskleiden, ja gegen alles, was Duncan für sie tun mußte. Sie litt an häufigen Harninfektionen und Thoraxproblemen; Erkrankungen, die sie nur noch agitierter machten und noch mehr Probleme beim Schlafen und Essen mit sich brachten. Trotz ihrer Gleichgewichtsstörungen war sie sehr aktiv, und ständig erforschte sie ohne jedes Gefühl für Gefahr mit Mund und Händen ihre Umgebung. Einmal verbrannte sie sich*

die Hände, indem sie sich in der Tagespflege an einem Heizlüfter festhielt; bei anderer Gelegenheit klemmte sie sich den Daumen in der Tür eines Taxis ein und riß ihn sich auf, was starke Schmerzen und eine schwere Infektion zur Folge hatte.

Duncan liebte Brenda sehr und blieb ihr treu und ergeben, als ihre Behinderungen zunahmen und sie von einer Krise in die andere gerieten. Er trug ein Foto von ihrer Hochzeit in der Brieftasche mit sich, das er bisweilen hervorholte, wenn er über Brenda sprach. Es zeigte eine schöne und glückliche Frau und ein Paar, das sehr gut miteinander auszukommen schien. Die Verschlechterung von Brendas Zustand war eine große Belastung für Duncan. Zuweilen vermochte er es zu zeigen und sich zu gestatten, in Tränen auszubrechen. Er war fest entschlossen, sich um Brenda bis zu ihrem Tod zu kümmern, soweit dies menschenmöglich war.

Um diese Zeit zeigte Brenda nur wenige Anzeichen von Freude, und häufig trug ihr Gesicht den Ausdruck tiefer Verzweiflung. In der Tagespflege stand sie oft am Fenster und starrte hinaus; alles an ihr schien ihre Sehnsucht auszudrücken, all dem zu entrinnen, vielleicht draußen im Freien zu sein. Duncan sagte, daß sie an ihren guten Tagen ein wenig Freude oder zumindest weniger Leid zu empfinden schien, wenn sie zum Einkaufen oder auf einen Spaziergang in den Park nahe ihrer Wohnung gingen.

Duncan fühlte sich unter Druck gesetzt, Brenda in Langzeitpflege zu geben und mied den Kontakt zu den Fachkräften, die am stärksten dazu rieten. Verschiedene Angehörige und zahlreiche andere Personen sagten ihm: «In einem Heim ginge es ihr besser.» Eine Verwandte sagte sogar: «Tot ginge es ihr besser.» Duncan war auch weiterhin davon überzeugt, sie mit ein wenig Unterstützung durch ihre Tochter bei sich zu Hause zu betreuen. Er war der Ansicht, Brenda sei nach einem ihrer Unfälle im Krankenhaus grob vernachlässigt worden. Darüber hinaus wurden das Mehr an Raum und die größere Freiheit in Pflegeheimen dadurch aufgewogen, daß dem Personal die Zeit fehlte, richtig nach ihr zu schauen. Außerdem war er dagegen, «sie mit Tabletten vollzupumpen», und glaubte, daß dies bei einer stationären Pflege wahrscheinlicher wäre.

Obwohl er sich ganz der Pflege hingab, schien Duncan lange Zeit unter dem Einfluß der extrem negativen und deterministischen Ansichten zu stehen, die ihm die Fachkräfte vermittelt hatten. Bei einem neuen Vorfall sagte er: «Dies ist die Ataxie, nicht wahr?» Und er fragte: «Ist dies der schlimmste Fall von Demenz, den Sie je gesehen haben?» Dabei gab er vielleicht eine Ansicht wieder, die ihm tatsächlich vermittelt worden war. Nachdem er jedoch mit anderen in einer Selbsthilfegruppe über seine Schwierigkeiten sprach, schätzte er seine eigene Arbeit als Betreuungsperson nach und nach höher ein. Vor allem kam Brenda einem Gefühl von Entspannung und Behaglichkeit am nächsten, wenn *er sie in der Geborgenheit ihres eigenen Zuhauses eng im Arm hielt. Langsam gewann Duncan wieder Selbstvertrauen und fand eine gewisse Erleichterung von seinem eigenen schweren Streß.*

In Brendas letzten Monaten beschrieb er ihrer beider Leben als «auf Messers Schneide». Brenda blieb zu Hause, ging jedoch die meisten Tage in ein Pflegeheim. Sie verlor an Gewicht, litt anfallsweise an Durchfällen, und die Infektionen von Wunden und durch Reiben nahmen zu. Der Verlust des Schluckvermögens machte es ihr sehr schwer, ausreichend Flüssigkeit aufzunehmen. Ihre Gehfähigkeit verschlechterte sich derart, daß zwei Personen nötig waren, um mit ihr auszugehen. Schon früh am Tag wurde sie aktiv. Duncan erwachte von ihrem wilden Um-sich-Greifen mit den Händen, und dann lag sie starr da und starrte ins Leere. Er fand diese Momente sehr entnervend, konnte jedoch nicht sagen, ob Brenda selbst darunter litt. Ein Problem folgte dem anderen. Duncan befand sich in einem Zustand großer Angst, machte indessen weiter. Eines Sommermorgens erlitt Brenda einen Herzinfarkt und starb in seinen Armen.

Allein neurologisch gesprochen fiele es schwer, einen schlimmeren Fall zu finden, wie die Fachkräfte selbst Duncan dies deutlich machten. Brenda stand nicht allein dem frühen Versagen ihrer geistigen Kräfte, sondern auch einem verheerenden Einbruch der motorischen Kontrolle als Folge der Schädigung ihres Kleinhirns sowie erheblichen körperlichen Schmerzen gegenüber. Nach ihrem Krankenhausaufenthalt befand sie sich an der Schwelle eines radikalen Verlustes an Personsein. Wäre Duncan zu diesem Zeitpunkt dem Rat gefolgt, sie in Langzeitpflege zu geben, so hätte sie nahezu mit Sicherheit eine drastische Verschlechterung erfahren. Indessen gelang es Duncan, die ihm aufgezwungene, extrem negative Sichtweise abzulegen und Brenda viel von der Behaglichkeit und unterstützenden Sicherheit zu geben, die sie so dringend benötigte. Brenda ihrerseits konnte weiter an Duncan festhalten. Sie blieb in lebendiger Beziehung zu ihm und starb in der Sicherheit eben dieser Beziehung.

Nebenbei sollte gesagt sein, daß diese Episode nicht die Schlußfolgerung beinhaltet, Heimpflege um jeden Preis zu vermeiden. In diesem Fall war Duncan zu einem eindeutigen Urteil gekommen: Es würde ihm nicht gelingen, eine Langzeiteinrichtung zu finden, die Brendas extremen und schwierigen Bedürfnissen entspräche. Auch schätzte er die Situation so ein, daß seine eigenen, nachlassenden Kräfte eine gute Chance hatten, ihre recht kurze Lebensspanne mit der Hilfe und Unterstützung, die er um sich versammelt hatte, zu überdauern. Die Umstände gaben ihm schließlich recht.

5.5 Ein zweiter Blick auf die Dialektik der Demenz

Wie die kurze Übersicht in diesem Kapitel gezeigt hat, besteht Grund zu der Ansicht, daß eine Demenz nicht notwendigerweise eine radikale Desintegration der Person mit sich bringt. Natürlich kann es einige Fälle geben, in denen der neurologische Schaden so verheerend ist, daß selbst die beste Pflege das Personsein nicht zu erhalten vermag. Ob dies so ist, können wir jedoch erst wissen, wenn über mehrere Jahre eine qualitativ gute Pflege durchgeführt wurde. Inzwischen können wir sicher sein, daß gute Pflege über ein enormes Potential verfügt, um die normalerweise der Demenz zugeordnete Verschlechterung auszugleichen.

Das Standardparadigma sagt uns – soweit ich es korrekt wiedergegeben habe – nicht die Wahrheit über Demenz. «Alzheimer – keine Heilung, keine Hilfe, keine Hoffnung» ist eine falsche Behauptung, und der «Tod, der den Körper zurückläßt» ist ein irreführendes Bild. In der traditionelleren Sichtweise gab es zwei Irrtümer, und es ist wichtig, sie klar zu erkennen. Der erste bestand darin, vorzeitig induktiv zu verallgemeinern, das heißt weitgefaßte Schlußfolgerungen aus zu wenigen Fällen mit einem zu kleinen Spektrum zu ziehen. Der zweite Irrtum bestand in der Schaffung der Illusion einer Naturgeschichte der Demenz, indem soziale und psychosoziale Faktoren zu bloßen Äußerlichkeiten gemacht wurden. Wenn die Ursache des gesamten abwärts gerichteten Prozesses der Demenz Krankheitsprozessen im Gehirn zugeordnet wird, so befinden wir uns nicht länger im Reich der Wissenschaft, sondern der neuropathischen Ideologie.

In der biomedizinischen Forschung – vor allem in Untersuchungen zur Neuropathologie und zur Biochemie des Gehirns, in Scan-Untersuchungen und in Medikamentenstudien – fehlt zu einem größeren Teil durchgängig eine ganz entscheidende Variable, und zwar die Natur der Sozialpsychologie, deren stärkste Komponente die Qualität der Pflege ist. Stellen Sie sich für einen Augenblick eine Gruppe von Forschern (Naturphilosophen, wie man sie nennen würde) an der Schwelle zum Zeitalter der Wissenschaft vor. Sie untersuchen die Geschwindigkeit, mit der Stahlkugeln in verschiedenen Flüssigkeiten sinken. Nach vielen Jahren des Forschens haben sie ihre Untersuchungsmethoden verfeinert. Die Geräte zur zeitlichen Abstimmung sind extrem genau, Form und Dichte der Kugeln wurden gründlich standardisiert, und die Flüssigkeiten sind hochgradig rein. Es heißt, man stünde kurz vor einem Durchbruch. Mit größter Sorgfalt wird das Datenmaterial gesammelt, aber noch immer scheint eine wichtige Wahrheit verborgen zu sein, als sich in den Daten Regelmäßigkeiten zu zeigen beginnen, die dann auf geheimnisvolle Weise wieder verschwinden. Heute wissen wir, daß die Temperatur nicht berücksichtigt wurde, die starke Auswirkungen auf die Viskosität jeder Flüssigkeit hat. Etwas Ähnliches ist auch mit der Forschung geschehen, die auf dem Standardparadigma beruhte; kein Wunder, daß es sich in Auflösung befindet. Und dies wird meiner Vermutung nach auch so bleiben, bis die fehlende Variable der Sozialpsychologie in angemessener Form integriert wird.

Die dialektische Sichtweise, die ich gegen Ende des vierten Kapitels erläutert habe, versetzt uns in die Lage, mit einer theoretischen Darlegung der Auswirkungen einer person-zentrierten Pflege zu beginnen. Diesmal besteht jedoch eine Dialektik in strengerem Sinne, denn die beiden Haupttendenzen sind einander entgegengesetzt.

In einem optimalen Kontext von Pflege und Fürsorge wird jedes Fortschreiten der neurologischen Beeinträchtigung (NB), das bei einer nichtunterstützenden Sozialpsychologie potentiell extrem schädigend sein kann, durch positive Arbeit an der Person (PAP) kompensiert. Die Natur dieser Arbeit wird in Kapitel 7 genauer untersucht, hier möge es genügen zu sagen, daß sie aus Interaktionen besteht, die psychische Bedürfnisse befriedigen. Je höher der Grad an neurologischer Beeinträchtigung, desto mehr positive Arbeit an der Person wird geboten. Dies ist genau das Gegenteil von dem, was gewöhnlich dort geschah, wo Menschen mit abnehmenden Geisteskräften zunehmender Vernachlässigung ausgesetzt waren. **Abbildung 5-2** auf S. 104 zeigt die Form des dialektischen Prozesses.

Dieser Prozeß kann nicht in seiner Ganzheit realisiert werden – wir betrachten hier einen Idealzustand, der weit über unser bisheriges Können und Wissen hinausreicht. Im Sinne der psychoneurologischen Formel, die ich an verschiedenen Stellen verwendet habe, können wir sicher sein, daß jede die Person stärkende Interaktion ihre neurochemischen Begleiterscheinungen und Konsequenzen hat ($\psi \equiv b$). Allmählich sieht es so aus, als seien die Auswirkungen sogar noch stärker und bezögen die Gehirnstruktur ebenfalls mit ein, wobei sie vielleicht die pathologischen Prozesse verlangsamen und das Wachstum in den noch verbliebenen Neuronen verstärken. Der Gesamteffekt läßt sich demnach wie folgt zusammenfassen:

$$\frac{\psi \equiv b}{(B^d, B_p)} \supset +$$

Im Sinne der Entwicklung betrachtet, handelt es sich hier beinahe um eine Umkehr dessen, was im frühesten Lebensabschnitt geschah. Indem ein Kind auf andere reagiert, werden zunächst zwischenmenschliche Prozesse «internalisiert», werden Teil der individuellen Psyche. Gleichzeitig wächst und reift das Zentralnervensystem und bewahrt die Früchte der Erfahrung. Bei der Demenz werden viele Aspekte der Psyche, die über lange Zeit hinweg individuell und «intern» waren, wieder in das zwischenmenschliche Milieu verschoben. Die Erinnerung ist unter Umständen verblaßt, aber etwas von der Vergangenheit wird noch gewußt. Die Identität bleibt intakt, weil andere sie festhalten. Gedanken sind unter Umständen verschwunden, aber noch immer gibt es zwischenmenschliche Prozesse. Gefühle werden zum Ausdruck gebracht und begegnen einer validierenden

104 Demenz

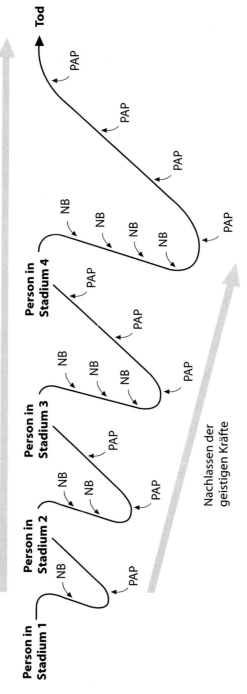

Abbildung 5-2: Dialektischer Prozeß einer person-zentrierten Pflege (NB = neurologische Beeinträchtigung; PAP = positive Arbeit an der Person)

Reaktion. Und wenn es eine Spiritualität gibt, so ist sie höchstwahrscheinlich von der Art, wie sie Buber beschreibt, wo dem Göttlichen in der Tiefe des In-Beziehung-Tretens von Ich und Du begegnet wird.

Der Prozeß der Demenz bekommt demnach ein von dem «Tod, der den Körper zurückläßt» sehr verschiedenes Aussehen, wenn wir die durch eine person-zentrierte Pflege eröffneten Möglichkeiten berücksichtigen. Für manche Menschen können hohe Grade eines relativen Wohlbefindens über den gesamten Verlauf hinweg unter Umständen eine realistische Erwartung sein. Selbst bei schlimmsten Verwüstungen durch die Neuropathologie können Hoffnungslosigkeit und Angst zumindest ein wenig gemildert werden. Demenz wird sowohl für die Betroffenen als auch für die ihnen Nahestehenden immer einen zutiefst tragischen Aspekt haben. Es besteht jedoch ein enormer Unterschied zwischen einer Tragödie, an der Menschen aktiv beteiligt und moralisch engagiert sind, und einer blinden und hoffnungslosen Unterwerfung unter das Schicksal.

6. Das Erleben von Demenz

Eines der ermutigendsten Zeichen in den vergangenen Jahren ist, daß Menschen mit Demenz zumindest echte Subjektivität zugebilligt wird. In sehr kurzer Zeit wurde ein beträchtlicher Fortschritt erzielt, und das bereits gewonnene Wissen birgt das Potential einer großen Bereicherung der Versorgungspraxis.

Den größeren Teil der Zeit, in der es Demenz als klinische Kategorie gab, wurde der Subjektivität der Betroffenen nahezu keinerlei Beachtung geschenkt. In Großbritannien war dies einer der wichtigen Punkte im Programm von Alison Frogatt [1988], jedoch fand ihr Pionierunternehmen nicht besonders viele Nachahmer. Wie aus einer Übersicht jüngeren Datums hervorgeht, wurde Arbeit wie die damals auf diesem Gebiet geleistete meist mit Menschen durchgeführt, die kognitiv nur leicht beeinträchtigt waren [Keady, 1996]. Selbst in mehreren seit 1990 erschienenen bedeutenden Lehrbüchern der Psychiatrie und der klinischen Psychologie wird dieses Thema überhaupt nicht erwähnt. Warum es diese Lücke geben sollte, erscheint zunächst einmal mysteriös, vor allem im Hinblick darauf, daß dem Erleben anderer belastender Erkrankungen zumindest eine gewisse Aufmerksamkeit gewidmet wurde. Ist es, weil von Menschen mit Demenz angenommen wird, sie würden keine Erfahrungen machen? Ist es, weil ihre Bedürfnisse durch die Bedürfnisse der Betreuenden verdrängt wurden? Ist es, weil ihre subjektive Welt als derart ungeordnet angesehen wurde, daß sie nicht auf rationale Weise diskutiert werden konnte? Ist es, weil sie nicht länger als Personen geachtet wurden und daher auch ihre Gedanken und Gefühle keiner Würdigung mehr wert waren? Welche Begründung auch immer für diese Flucht vor dem intersubjektiven Engagement angegeben wird, sie trägt das Mal eines aus Furcht geborenen Rationalisierens (s. Kap. 2.4).

In diesem Kapitel werden wir einiges aus der einschlägigen Forschung betrachten, und ich werde eine Reihe eigener Beobachtungen anfügen. Es ist möglich, einen ungefähren Leitfaden durch die dunkleren Bereiche des subjektiven Erlebens und Erfahrens von Demenz zu erstellen, und es lassen sich sogar ein paar Hinweise auf ihre leichtere Seite gewinnen. An das gesamte Thema sollte mit großer Sensibilität in bezug auf methodologische Anliegen herangegangen werden. Es ist nämlich von entscheidender Bedeutung, zu erkennen, daß dem Ausmaß gegenseitigen Verständnisses von Menschen in jedem Fall – ob mit oder ohne Beeinträchtigung der Geisteskräfte – Grenzen gesetzt sind.

6.1 Intersubjektivität und ihre Grenzen

Im Alltag haben wir oft den Eindruck, etwas von dem, was eine andere Person denkt oder fühlt, spüren zu können, und es gibt Gründe zu der Annahme, daß diese Erfahrung in der Realität begründet ist. Mit Ausnahme sehr geringer Unterschiede sind alle Menschen von gleicher genetischer Bauart, und da wir alle im Zentralnervensystem über die gleichen Komponenten verfügen, ist es sinnvoll anzunehmen, daß wir Informationen aus dem äußeren und inneren Umfeld im wesentlichen auf die gleiche Weise verarbeiten. Ein gewisser Grad an Intersubjektivität wird durch eine gemeinsame Sprache garantiert. Noch bedeutsamer ist die Körpersprache: Ausdruck, Gestik, Haltung, Nähe usw. Dies vermittelt Emotion und Gefühl mit hoher Authentizität, und hier nähern wir uns transkulturellen Universalitäten.

Es ist jedoch unmöglich, zur Gänze in die Erfahrens- und Erlebenswelt eines anderen Menschen zu gelangen, einfach deshalb, weil jede Person einzigartig ist. In bezug auf Demenz gibt es noch zusätzliche Probleme, die jedoch selbst in jüngeren Arbeiten wenn überhaupt, dann nur selten gewürdigt wurden. Niemand ist bislang von dieser besonderen Reise kognitiver Beeinträchtigung zurückgekehrt, um uns zu sagen, wie es ist. Wir sind weit mehr auf Schlußfolgerungen angewiesen, als in den meisten Unternehmungen auf dem Gebiet der Intersubjektivität. Außerdem besteht ein essentieller Widerspruch. Wenn wir das Erleben von Demenz in gewöhnlicher Prosa zu beschreiben versuchen, so benutzen wir das ruhige, losgelöste und hochgradig geordnete Vehikel der Sprache, um Eindrücke eines Seinszustandes zu vermitteln, der oft fragmentiert und turbulent ist. Darüber hinaus versuchen wir in Begriffe zu fassen, wie es sein könnte, in einer subjektiven Welt zu leben, in der Begriffe nicht mehr tragen. Je weiter wir in das Gebiet schwerer kognitiver Beeinträchtigung vordringen, um so ernster wird dieses Problem.

6.2 Das Erleben einer jeden Person ist einzigartig

Alles, was wir in bezug auf die Einzigartigkeit von Personen bereits betrachtet haben (s. Kap. 2.5), ist für das Erleben von Demenz von Bedeutung. Verallgemeinerungen sind nur Richtlinien und Hinweise; werden sie zu wörtlich genommen, lenken sie lediglich von dem Versuch ab, eine jeweils spezielle Person zu verstehen.

Einige kurze Einblicke in die Art und Weise, in der sich die Demenzerfahrung von einer Person zur anderen unterscheidet, lassen sich aus Persönlichkeitsuntersuchungen gewinnen. Innerhalb der Psychiatrie wurde dieses Thema nur sehr selten aufgegriffen, obwohl von Alan Jacques [1988] einige hilfreiche Anregungen geliefert wurden. Auf der Grundlage klinischer Erfahrung stellt er sechs Haupttypen der Persönlichkeit heraus:

- den *Abhängigen* (dependent), der Hilfe bereitwillig akzeptiert, aber bisweilen nur widerwillig auf eigenen Füßen steht oder die Initiative ergreift;
- den *Unabhängigen* (independent), der seinen Behinderungen unter Umständen nicht anerkennen mag und sich gern als «Herr der Lage» fühlt,
- den *mit paranoiden Tendenzen* (with paranoid tendencies), der leicht auf Mißtrauen und Anklage zurückgreift;
- den *Zwanghaften* (obsessional), der von Selbstzweifel besessen ist und sich sehr vor einem Verlust der Ordnung und Kontrolle fürchtet;
- den *Hysterischen* (hysterical), der sehr fordernd und aufmerksamkeitheischend sein kann;
- den *Psychopathen* (psychopathic) – eine sehr kleine Minderheit –, der zu Impulsivität neigt und dem jegliches Zeichen der Sorge um andere fehlt.

Jacques behauptet außerdem, daß in jeder «normalen» Persönlichkeit Neigungen zu einem oder mehreren dieser Typen bestünden.

Von den auf psychometrischen Untersuchungen beruhenden Studien haben einige von dem NEO-Persönlichkeitsinventar [Costa und McCrae, 1985] Gebrauch gemacht. Dieses Instrument versucht, fünf Hauptmerkmale zu messen:

- Neurotizismus oder die Neigung zu Angst,
- Extrovertiertheit,
- Offenheit für Erfahrungen,
- Verträglichkeit
- Gewissenhaftigkeit.

Das NEO-Persönlichkeitsinventar ist so ausgelegt, daß es durch Aussagen der betreffenden Person oder durch eine dritte Person ausgefüllt werden kann. In einer deskriptiven Studie an 132 Personen mit Demenz, die sich in Heimpflege befanden, fand Sean Buckland [1995] sechs Hauptgruppen an Persönlichkeiten heraus:

- ängstlich-passiv (30 %),
- stabil-verträglich-routineliebend (28 %),
- emotional-sozial-aktiv (26 %),

- emotional-zurückgezogen-passiv (8 %),
- stabil-extrovertiert-umtriebig (4 %) und
- emotional-extrovertiert-kontrollierend (4 %).

Der Einsatz von Merkmalen zur ungefähren Beschreibung von Persönlichkeitstypen bietet zumindest einen flüchtigen Einblick, auf wie vielfältige Art Demenz erfahren werden kann. So unterscheiden sich Menschen beispielsweise in ihrem Vermögen, mit der Abnahme ihrer kognitiven Fähigkeiten zurechtzukommen; die von Jacques als unabhängig und zwanghaft Beschriebenen haben unter Umständen eine besonders starke Abwehr gegen das Anerkennen und die Annahme. Manche Menschen sind in viel höherem Maße in der Lage und bereit, sich um Hilfe und Unterstützung an andere in ihrer Umgebung zu wenden. Die von Buckland als ängstlich-passiv Beschriebenen, die ungefähr dem abhängigen Typus bei Jacques entsprechen, sind unter Umständen besonders anfällig für Apathie und Verzweiflung, was aus beobachtungstechnischer Sicht oft als «Vegetieren» beschrieben wurde.

Ein ethogener Ansatz, der die Persönlichkeit als Handlungsressourcen sieht (s. Kap. 2.5), bringt andere Aspekte des Erlebens und des Prozesses der Demenz zutage. Beim Verlust von Ressourcen treten unabhängig davon, ob die primäre Ursache neurologisch oder sozialpsychologisch ist, üblicherweise Trauerreaktionen auf. Wie bei der Trauer um einen geliebten Menschen lassen sich auch hier verschiedene Muster unterscheiden [Tatelbaum, 1984]. Die «normale» Trauer folgt oft einem bestimmten Ablauf mit den Hauptstadien Verleugnung, Wut, Depression, Annahme und Wiederherstellung, und in der Demenz gibt es dazu Parallelen. Unter den Formen sogenannter «pathologischer Trauer» findet sich bei Demenz am häufigsten ein Zustand, bei dem eine Person in der Depression «steckenbleibt» und dabei vielleicht Trauersituationen wiederholt, die nie aufgelöst wurden.

In bezug auf das, was ich als «Erfahrungsselbst» bezeichnet habe, scheint die zwischenmenschliche Bandbreite sehr groß. Am äußersten Punkt der einen Seite stehen Männer und Frauen, die mit nur sehr geringer Einsicht in die Demenz gehen. Wenn etwas schiefläuft, neigen sie dazu, andere dafür verantwortlich zu machen, oder sie entwickeln Selbsttäuschungen, etwa über einen Diebstahl oder ein geheimnisvolles Eingreifen. Nach und nach hüllt ihre Demenz sie dann wie ein undurchdringlicher Nebel ein. Bei manchen Gelegenheiten dringen beim Zusammenbruch psychischer Abwehrmechanismen kraftvolle, rohe Emotionen nach außen. Am anderen Ende des Spektrums stehen diejenigen, die sich dessen, was ihnen widerfährt, ohne Ausweichverhalten und Vorwürfe intensiv und klar bewußt sind. Gegenwärtig scheint es, als sei nur eine sehr kleine Minderheit von Menschen in der Lage, dem Einsetzen einer Demenz ohne starke Abwehr ins Auge zu blicken, und wahrscheinlich erleben sie die Demenz auf relativ gutartige Weise. Ein wenig spricht sogar dafür, daß es bei Menschen, die Erfahrungen möglichst offen gegenüberstehen, mit geringerer Wahrscheinlichkeit zu einer Demenz kommt, während rigide und zwanghafte Persönlichkeitsmerkmale unter Umständen dementogen wirken [Oakley, 1965; LeShan, 1983, S. 24–31]. Seit wenigen Jahren wendet man sich der Beratung und Psychotherapie für Menschen mit Demenz zu, die schon bald nach der Diagnose einsetzen [Sutton, 1995; Cheston, 1996]. Die Punkte Einsicht und Akzeptanz scheinen diejenigen zu sein, bei denen zumindest bei einigen Menschen ein gewisses Maß an therapeutischer Veränderung möglich ist.

6.3 Sieben Zugangswege

Es gibt viele Wege, auf denen wir Einsicht in die subjektive Welt der Demenz gewinnen können, und in diesem Abschnitt berichte ich über sieben von ihnen. Meine Methode entspricht dabei eher dem Schaffen einer Collage: Bruchstücke werden nebeneinander gelegt, und so wird nach und nach ein allgemeines Bild geschaffen. Im folgenden Abschnitt gebe ich eine Zusammenfassung und kehre zum Thema der Einzigartigkeit von Personen zurück.

Der erste Zugang führt über die Berichte, die von Menschen mit Demenz während der Phase geschrieben wurden, in der ihre kognitiven Kräfte noch relativ intakt sind. In dieser Art wurden mehrere Bücher verfaßt. Eines der eindrucksvollsten ist *Living in the Labyrinth* (Leben im Labyrinth) von Diana Friel McGowin, bei der nach einem kleineren Schlaganfall deutlich vor dem Rentenalter eine Demenz diagnostiziert wurde. Ob ihre Erkrankung eine Alzheimer-Krankheit im eigentlichen Sinne oder eine Gefäßerkrankung war, ist nicht völlig klar. Unter den Gefühlen, die sie beschreibt, sind «lähmende Ängste». Unter den schrecklichsten sind die vor dem Verlassenwerden oder dem Tod ihres Ehemannes. Hinzu kommen ein Verlust des Wertgefühls zusammen mit Schuldgefühlen über ihre Unfähigkeit und Abhängigkeit, intensive Frustration über Dinge, die sie nicht mehr tun kann, und über die Begriffsstutzigkeit von Menschen sowie ihre gesteigerte Libido und die Entwicklung zwanghafter Verhaltensweisen, um sich sicher zu fühlen. Was unter all diesen Dingen in ihrem Bericht besonders aufscheint, ist ihr Kampf, trotz ihrer Behinderungen eine Person zu bleiben:

> «Wenn ich nicht länger eine Frau bin, warum fühle ich mich dann noch immer so? Wenn ich nicht mehr wert bin, gehalten zu werden, warum sehne ich mich danach? Wenn ich nicht länger empfindsam bin, warum freue ich mich an der Weichheit von Seide auf meiner Haut? Wenn ich nicht länger sensibel bin, warum lassen bewegende lyrische Lieder eine Saite in mir erklingen? Jedes Molekül in mir scheint zu schreien, daß es mich wirklich gibt, und daß diese Existenz von irgendjemandem gewürdigt wer-

den muß! Wie kann ich den Rest dieser Reise ins Ungebahnte ertragen ohne jemanden, der dieses Labyrinth an meiner Seite durchwandert, ohne die Berührung eines Mitreisenden, der mein Bedürfnis nach Selbstwert versteht?» [McGowin, 1993, S. 123–124]

Zwar können Berichte wie dieser das Erleben von Demenz zu einer Zeit, in der das Erkennen noch ziemlich intakt ist, sehr erhellen, vermögen jedoch nur einen kleinen Teil des Gesamtbildes darzustellen. Auch sollten wir daran denken, daß nur eine ausgesprochen wortgewandte, offene und selbstsichere Person in der Lage ist, so zu schreiben.

Zweitens läßt sich Einblick in das Erleben von Demenz gewinnen, indem man aufmerksam zuhört, was Menschen bei einem Interview oder irgendeiner Art von Gruppenarbeit sagen. John Keady und Mike Nolan [1995] haben eine detaillierte Studie über die verschiedenen Arten durchgeführt, in denen Menschen mit ihren kognitiven Beeinträchtigungen umgehen. Ferner hat Malcolm Goldsmith [1996] bemerkenswertes Beweismaterial dafür vorgelegt, daß Menschen mit Demenz sich zu artikulieren vermögen, und spricht sich verstärkt dafür aus, ihnen zuzuhören. Studien in dieser Richtung heben Themen, wie die Angst vor Kontrollverlust und davor, daß andere den Kontrollverlust wahrnehmen, das Gefühl des Verlorenseins und schwindender Bedeutung, die Sorge, nicht zur Last zu fallen, und das Verlangen, von Nutzen zu sein, Wut auf die Demenz selbst und Ärger darüber, daß das Leben durch sie verdorben worden ist, hervor. Auch hier ist das Bild nicht völlig negativ. Manche Menschen bringen ihre Akzeptanz der Behinderungen und manche ihre Dankbarkeit für das Gute in ihrer Vergangenheit zum Ausdruck. Ein wiederkehrendes Thema ist das der Rückversicherung durch die Gesellschaft und Unterstützung durch andere Menschen. Strukturiertes Zuhören könnte den Einsatz von Bildern oder Gegenständen beinhalten, auf die Menschen Aspekte ihres eigenen Erlebens projizieren können. In einer kleinen Studie wurden die Bilder des TAT (Thematischer Apperzeptions-Test) verwendet. Die Studie bringt das Gefühl von Aufgeben, von zunehmender Verzweiflung und dem dringenden Verlangen nach Nähe und Trost zutage, das manche Menschen verspüren [Balfour, 1995].

Die Handhabung von Gruppenarbeit mit Menschen mit Demenz wurde von Rik Cheston [1996] lebendig beschrieben. Er weist darauf hin, daß die Geschichten, die Menschen über Ereignisse in ihrer Vergangenheit erzählen, oft reich an Metaphern mit Bezug auf ihre gegenwärtige Situation sind. Ein Mann beispielsweise beschrieb Episoden seines Kriegsdienstes in Malaya[6], wo er im Dschungel Einsätze flog. Das beständige Vordringen der Vegetation und der andauernde Kampf um ihr Zurückdrängen scheinen ihm als Weg zu dienen, um über seinen Kampf mit der neurologischen Beeinträchtigung zu sprechen. Eine Frau berich-

---

6 Früher zum britischen Kolonialreich gehörend, heute Malaysia (Anm. d. Ü.)

tete darüber, wie sie während des Krieges Kindermädchen von zwei Kindern gewesen sei, und wie ihr Vater zurückgekehrt sei: dünn, verwirrt und aussehend wie jemand, «der sich wirklich verirrt hat». Cheston vermutet, daß sie unter Umständen über ihre eigene Erkrankung spricht: ihr eigenes Gefühl von Verlorenheit, ihr Bedürfnis nach liebendem Kontakt und ihr Verlangen, für andere von Nutzen zu sein, wie sie es früher als Kindermädchen war. Natürlich sind Interpretationen dieser Art spekulativ, liefern jedoch eine überzeugende Erklärung für die Art und Weise, in der manche Menschen mit Demenz ihre Vergangenheit beschreiben.

Drittens läßt sich Einblick in das Erleben von Demenz gewinnen, indem man aufmerksam und phantasievoll auf das lauscht, was Menschen im Alltag sagen. Die Ausdrucksweise mag sich von der Alltagssprache unterscheiden; Bedeutung wird unter Umständen auf konkrete, metaphorische oder angedeutete Weise übermittelt.

Bei einem meiner Heimbesuche verbrachte ich eine Zeitlang mit Peter, der mit etwa 40 Jahren eine Demenz entwickelt hatte. Er und seine Frau gaben sich große Mühe, mir gegenüber gastfreundlich zu sein, und Peter sprach ziemlich bruchstückhaft über sein Leben. Er vermochte sich an einige Teile seiner früheren Vergangenheit zu erinnern, hatte jedoch für viele der jüngeren Ereignisse keinerlei Gedächtnis mehr. Nach einer Weile nahm Peter mich zu einem Spaziergang in den Garten mit. Er führte mich zu einer Art Lattenzaun und begann, ihn mit den Fingern zu betasten. Er sagte mir, der ältere Zaun sei sehr kräftig, aber ein in jüngerer Zeit eingesetzter Teil würde bereits verrotten; dabei zeigte er mir ein Beispiel und zerbröselte ein Stückchen zwischen seinen Fingern. Ich kann es nicht beweisen, bin jedoch sicher, daß er dies als einen Weg nutzte, um mir von sich und seinen Gedächtnisverlusten zu erzählen; es war in physisch greifbarem Sinne eine Wiederholung unserer früheren Unterhaltung.

Es folgt noch ein Beispiel, bei dem das Wissen um den weitergefaßten Kontext den Worten einer Person Bedeutung verleiht:

> *Janet ist für 2 Wochen Kurzzeitpflege in ein Pflegeheim gekommen. Sie schaut oft aus dem Fenster und spricht über die Züge, die draußen vorbeifahren. Es gibt dort draußen aber keine Züge.*

Ihre scheinbar seltsamen Bemerkungen machen Sinn, wenn man berücksichtigt, daß sie und ihr Mann Roger oft mit dem Zug zu ihrem rund 300 Kilometer entfernt lebenden Sohn und seiner Familie gefahren sind. Roger fährt noch immer dorthin, und zwar, wenn Janet sich in Kurzzeitpflege befindet. Ist es möglich, daß sie etwas davon ahnt? Vielleicht sehnt sie sich danach, ihren Sohn zu sehen und bittet, ebenfalls dorthin gebracht zu werden.

Viertens und auf einander sehr ähnlichen Wegen ist es möglich, aus dem Verhalten von Menschen mit Demenz oder, genauer gesagt, aus ihrem Handeln und ihren Handlungsversuchen zu lernen.

> *Vor seinem Wechsel in den Ruhestand hatte Henry eine akademische Karriere durchlaufen und war sehr erfahren in Textverarbeitung. Nach dem Einsetzen seiner Demenz verwendete er den Computer weiterhin wie früher und weigerte sich anzuerkennen, daß irgendetwas anders geworden war. Bisweilen brauchte es mehrere Stunden, bis er einen Absatz geschrieben hatte, der selbst dann voller Fehler war. Später begann er, den Computer für Funktionsfehler verantwortlich zu machen, und allmählich gab er es auf, ihn zu benutzen.*
> *Bisweilen war er extrem reizbar und manchmal verzagt und apathisch.*

Vielleicht sehen wir hier etwas von dem Kampf eines Mannes, der über reiche intellektuelle Ressourcen verfügte, dessen «Erfahrungsselbst» jedoch nur unzureichend entwickelt war. Zunächst verleugnete er, daß sich irgendetwas verändert habe, dann projizierte er, und schließlich blieb er im Grenzbereich zur Depression «stecken».

Im Verlauf einer Demenz wird eine Person versuchen, jedwede noch verfügbaren Ressourcen zu nutzen. Sind einige der ausgefeilteren Handlungsmöglichkeiten geschwunden, so ist es unter Umständen erforderlich, auf grundlegendere und tiefer verinnerlichte Weisen zurückzugreifen, von denen einige in der frühen Kindheit erlernt wurden.

> *Arthur war ein hochgeachtetes Mitglied der Gemeinde und eine Säule der örtlichen Kirchengemeinde gewesen. Nun ist er sehr verwirrt und gebrechlich und an den Rollstuhl gefesselt. Oft beleidigt er Menschen mit seiner üblen Rede, und manche Pflegeperson fürchtet sich vor ihm, weil er oft boxt oder beißt, wenn sie sich ihm nähern.*

Möglicherweise ist dies Arthurs Weise, seiner Angst über seinen Bedeutungsverlust Ausdruck zu verleihen. Andere zu beißen ist unter Umständen seine letzte Möglichkeit, «Spuren zu hinterlassen». Manche Menschen mit sehr schwerer Demenz zeigen eine Reihe repetitiver Bewegungen, wie etwa das Reiben von Körperteilen, Zwicken des Gesichts und der Hände, hin und her Schaukeln oder das Zusammenknüllen und Verdrehen von Teilen der Kleidung. Tessa Perrin, die diese Verhaltensweisen im Detail untersucht hat, schlägt vor, sie als Form der Eigenstimulation zu verstehen. Wenn die äußere Umgebung weitgehend darin versagt hat, für Sicherheit und Beschäftigung zu sorgen, ziehen sich manche Menschen in eine «Blase» zurück, die etwas mehr Raum als ihr eigener Körper einnimmt. In ihrem Inneren schaffen sie einen Raum minimaler Sicherheit und unternehmen eine letzte verzweifelte Anstrengung, psychisch am Leben zu bleiben.

Fünftens besteht die Möglichkeit, Menschen zu befragen, die eine Krankheit mit demenzähnlichen Merkmalen durchgemacht haben und sich an etwas von dem Erlebten zu erinnern vermögen. Zwei besonders bedeutsame Beispiele sind die Meningitis und die Depression. Eine der Personen zum Beispiel, die Meningitis hatten und die ich befragt habe, beschreibt ihre Erinnerung an merkwürdige und unvertraute Verhaltensweisen bei gleichzeitigem Wissen (mit den Resten eines gewöhnlichen Bewußtseins), daß dies so ist. Zu den Erlebnissen, an die sie sich erinnert, gehört, daß man ihr sagte, früher am Tag einen gewissen Besucher gehabt zu haben, an den sie sich jedoch beunruhigenderweise nicht unmittelbar erinnern konnte. Weiter erinnert sie sich daran, daß sie versuchte, etwas zu sagen, und ihr dann die Bedeutung entglitt, «wie die Unterbrechung einer Übertragung», oder daran, daß sie Karten spielte, aber bei jedem Stich an die Regeln erinnert werden mußte. Viele ihrer Erfahrungen, über die sie berichtet, sind durchzogen von einem Gefühl der Fremdheit, der Absonderlichkeit, als sei sie einerseits sie selbst und gleichzeitig auch wieder nicht. Sie spricht auch von den enormen Anstrengungen, deren selbst die einfachsten geistigen Aufgaben bedurften.

Hier folgt auch der kurze Bericht eines Menschen aus den Tiefen einer schweren Depression heraus:

> «Ich fürchte mich den ganzen Tag über vor der kommenden Nacht, weil ich weiß, daß ich ruhelos und angespannt sein werde und weder atmen noch schlucken kann, daß ich beginnen werde, mich dumpf und versteinert zu fühlen – die ganze Zeit über hämmere ich mir ein, daß ich da rauskommen muß. Es passiert viel mehr in meinem Kopf als auf dem Papier steht. Ich habe einfach die ganze Zeit über das Gefühl, daß es einen Weg gibt, um all das zu entwirren, bitte hilf mir jemand, ihn zu finden.» [Rowe, 1983, S. 11–12]

Die hier Schreibende lebt am Rande der Panik, mit ihren erschreckenden körperlichen Auswirkungen, und sie fürchtet sich davor, in einem Zustand der Panik zu sein. Ihre Selbstachtung liegt in Trümmern, und sie ist gefangen in Selbstvorwürfen. Verzweifelt ruft sie nach jemandem, der sie stützt. Ein Bericht wie dieser ist besonders treffend, wenn wir uns daran erinnern, daß viele Menschen im Verlauf einer Demenz tief deprimiert werden; für einige von ihnen mag die Erfahrung dem hier Beschriebenen sehr ähnlich sein.

Der sechste Weg zu einem Verständnis von Demenz ist der Einsatz unserer eigenen poetischen Vorstellungskraft. Es gibt einige Aspekte menschlichen Erlebens, für die die gewöhnliche Prosasprache zu dünn, zu linear, zu präzise ist; die Poesie bietet eine Sprachform von höherer Dichte und größerer Kraft. John Killick beispielsweise hat viele Stunden in Gesellschaft von Menschen mit Demenz verbracht und eine Reihe von Gedichten geschrieben, in denen er seinen Versuch, auf ihre Hoffnungen und Ängste zu reagieren, zum Ausdruck bringt, indem er ihre Phrasen und Metaphern verwendet. Hier folgen drei kurze Auszüge aus seinem Werk. Der erste bringt ein Gefühl der Absonderlichkeit und Entfremdung, der zweite ein Gefühl der Nichtigkeit und der dritte den Schmerz des Verlassenseins zum Ausdruck [Killick, 1994, S. 12–13]:

> «Ich bin sicher: Nicht ich
> bin verrückt geworden.
>
> Ich scheine
> ein schnurrend Spielzeug –
> wirbelnd um und um;
> aber
> das heißt nicht viel.
>
> Du hast mich verletzt,
> Du hast mich tief verletzt,
> weil Du fortgehen wirst.»

Vor einigen Jahren, nachdem ich etliches an Zeit mit Menschen mit Demenz in Settings verbracht hatte, die die alte Pflegekultur mit ihrer malignen, bösartigen Sozialpsychologie und der offensichtlichen Vernachlässigung verkörpern, versuchte ich aus der Phantasie heraus zum Ausdruck zu bringen, wie die Erfahrung einer «unbehandelten Demenz» aussehen könnte. Ein Teil dessen, was ich schrieb, lautet wie folgt:

> «Du stehst in einem wirbelnden Nebel und im Halbdunkel. Du gehst umher an einem Ort, der entfernt vertraut scheint, und weißt dennoch nicht, wo Du bist. Du vermagst nicht zu erkennen, ob es Sommer ist oder Winter, Tag oder Nacht. Bisweilen lichtet sich der Nebel ein wenig, und Du bist in der Lage, ein paar Gegenstände wirklich klar zu sehen. Aber sobald Du Dich zu orientieren beginnst, wirst Du überwältigt von einer Art Dumpfheit und Stupidität; Dein Wissen schwindet, und abermals bist Du aufs Äußerste verwirrt.
>
> Während Du im Nebel umherstolperst, hast Du den Eindruck, als umeilten Dich Menschen, schnatternd wie Paviane. Sie scheinen so energiegeladen und zielgerichtet, aber was sie beabsichtigen, bleibt unverständlich. Hin und wieder schnappst Du Bruchstücke einer Unterhaltung auf und hast den Eindruck, daß sie über Dich sprechen. Bisweilen erblickst Du ein vertrautes Gesicht, aber sobald Du Dich darauf zubewegst, verschwindet es oder verwandelt sich in einen Dämon. Du fühlst dich verzweifelt verloren, allein, bestürzt, verängstigt. In diesem furchtbaren Zustand stellst Du fest, daß Du Deine Blase oder Deinen Darm nicht unter Kontrolle hast. Du verlierst völlig den Halt. Du fühlst Dich schmutzig, schuldig, beschämt. Es gleicht so wenig dem, was Du einmal warst, daß Du Dich nicht einmal selbst kennst.

Und dann sind da die Befragungen. Amtspersonen fordern Dich auf, seltsame Aufgaben zu lösen, die Dir nicht völlig klar sind, etwa von 100 an rückwärts zu zählen oder der Aufforderung, ‹Wenn Sie über 50 sind, heben Sie die Hände über den Kopf›, Folge zu leisten. Nie erfährst du den Zweck oder das Ergebnis dieser Befragungen. Du würdest – um Kooperation bemüht – gerne helfen, wenn Du nur wüßtest, um was es überhaupt geht, und wenn irgendjemand Dich ernst genug nähme, um dich anzuleiten.

Das ist die Wirklichkeit: Alles fällt auseinander, nichts wird abgeschlossen, nichts macht Sinn. Aber am schlimmsten von allem ist, daß du weißt: Es war nicht immer so. Hinter dem Nebel und der Dunkelheit liegt die vage Erinnerung an gute Zeiten, da Du wußtest, wo und wer Du warst, Dich anderen nahe fühltest und fähig warst, tägliche Aufgaben geschickt und elegant zu erledigen. Einst schien die Sonne hell und klar, und die Landschaft des Lebens war voller Reichtum und zeigte Profil. Dann wurde all das verwüstet, ruiniert, und Du bleibst zurück im Chaos, mit dem furchtbaren Gefühl eines nie wieder gutzumachenden Verlustes. Einst warst du eine Person, die zählte; jetzt bist Du nichts und zu nichts nutze. Ein Gefühl der Bedrückung hängt über Dir, das sich bisweilen bis zum nackten Entsetzen steigert; es bedeutet, daß Du für immer verlassen werden könntest, zurückgelassen, um zu verrotten und Dich ins Nicht-Sein aufzulösen.» [Kitwood, 1990 c, S. 40–41]

Schließlich gibt es noch die Möglichkeit des Rollenspiels. Es bedeutet, tatsächlich den Part einer Person mit Demenz zu übernehmen und in einer wirklichkeitsgetreu nachgeahmten Umgebung, in der Versorgung bzw. Pflege stattfindet, auszuleben. Tut dies jemand auf hölzerne und oberflächliche Weise, indem er hauptsächlich auf das Nachahmen äußeren Verhaltens zurückgreift, so wird sich nur sehr wenig lernen lassen. Diejenigen jedoch, die ihre Rolle mit Ernsthaftigkeit, Flexibilität und echter Hingabe übernehmen, werden wohl feststellen, daß sie sowohl verwirrend als auch erhellend ist. Indem wir nämlich eine solche Rolle übernehmen, beginnen wir in Kontakt mit unserem eigenen Vorrat demenz-ähnlicher Erfahrungen zusammen mit den sie begleitenden Gefühlen zu treten: intensive Angst, Furcht vor dem Verlassenwerden, allgemeine Wut, das Verlangen, Chaos zu stiften, furchtbare Gefühle des Bestürztseins, der Langeweile, des Betrogenseins und der Isolation. (Ein solches Rollenspiel sollte natürlich unter Bedingungen stattfinden, in denen die Menschen psychologisch sicher sind, und wo es reichlich Gelegenheit für ein Debriefing und ein gründliches Ablegen der Rolle gibt.)

Es könnte behauptet werden, dies habe sehr wenig mit der Erfahrung von Menschen mit Demenz und viel mehr mit den verborgenen Erinnerungen der Rollenspieler zu tun. In gewissem Sinne stimmt das. Die meisten Berater und Therapeuten glauben jedoch, gänzlich in den Bezugsrahmen einer anderen Person hineinzugelangen. In der Annäherung an die Erfahrung der Demenz ist es vielleicht das Beste, was wir tun können, unseren eigenen Vorrat an emotionalen Erinnerungen zu nutzen und eine innere Erzählung zu kreieren, die zumindest eine gewisse Ähnlichkeit mit einem Leben unter Demenz hat. Diese Vorstellungen stehen der Theorie nahe, welche die von Stanislavski entwickelte Handlungsmethode und seine Ansichten über die Art und Weise, in der eine überzeugende Rolle geschaffen wird, untermauert [Margashack, 1961]. Demnach ist das Rollenspiel der Demenz unter Umständen einer der mächtigsten Wege zum Verständnis. Hier nämlich gehen wir weit über einen lediglich intellektuellen Zugriff hinaus und nähern uns einem echten «Ausgesetztsein»: Form und Gewicht von Dingen spürend, sie eher in Aktion als in bloßer Reflexion kennend [Kitwood, 1994b].

6.4 Die Bandbreite des Erfahrens bei Demenz

Mit dem Zusammenführen des Beweismaterials aus all den verschiedenen Quellen zeichnet sich ein Bild oder eine Karte des Erfahrungsbereichs bei Demenz ab. Einiges an Pionierarbeit zu diesem Thema wurde von Cheston und Bender [1996] geleistet, und das Folgende ist eine Entwicklung ihrer Ideen. Wir wissen bislang viel mehr über die schwierigen und schmerzlichen Aspekte des Erlebens von Demenz, und dies wird das hier zu diskutierende Hauptthema sein. Wie in **Tabelle 6-1** gezeigt, hat diese Karte drei Hauptbereiche.

Den ersten Bereich nehmen *Gefühle*, das heißt subjektive Zustände ein, in denen Emotionen klar mit spezifischen Bedeutungen assoziiert sind, z. B. Wut über die Unsensibilität eines Nachbarn, Frustration darüber, nicht Autofahren zu können, oder ein Gefühl der Nutzlosigkeit aufgrund der Unfähigkeit, den Haushalt zu führen. Gefühlszustände wie diese stehen Menschen zu Gebote, wenn die kognitive Beeinträchtigung relativ gering ist – wenn ihre Fähigkeit zu präziser Bedeutungsgebung im wesentlichen intakt ist. Nicht jeder hat indessen Zugang zu ihnen; manche Menschen haben niemals eine persönliche «Gefühlssprache» entwickelt, mittels derer sie das Spektrum ihres Erlebens umfassen könnten [Hobson, 1985].

Der mittlere Bereich wird von *allgemeinen Zuständen* eingenommen. Drei davon sind rohe Emotionen in Verbindung mit einer hochgradigen Aktivierung des sympathischen Nervensystems. Hier ist die Bedeutung diffus – nicht an spezifische Situationen, Personen oder Objekte gebunden. Der vierte Zustand in diesem Bereich ist einer der allgemeinen Verwirrtheit, die unter Umständen von hohen oder niedrigen Vigilanzgraden begleitet wird.

Der dritte Bereich enthält *Stadien des Ausgebranntseins*, die typischerweise auftreten, nachdem sich das Nervensystem über lange Zeit auf einem hohen Vigilanz-Level befunden hat; es kommt ein Zustand, in dem es eine derartige Entladungsintensität nicht mehr erträgt. Der Zustand des Ausgebranntseins ist kein Zustand positiven Friedens, sondern einer sehr schweren Erschöpfung. Der vegetative Zustand, von dem behauptet wird, er sei der Endpunkt des zur Demenz führenden Prozesses, liegt am äußersten Ende; bei einigen Menschen, die diesen Zustand erreichen, scheint das Personsein derart erschöpft zu sein, daß es keine Wiederkehr gibt.

Tabelle 6-1: Domäne des «negativen» Erlebens

Gefühle	Allgemeiner Zustand	Stadien des «Ausgebranntseins»

Angst vor dem Verlassensein
Angst vor dem Kontrolliertwerden   Gefühl des Verfolgtseins
Angst vor Erniedrigung   Gefühl der Bedrohung
     Gefühl der Absonderlichkeit   Panik
     Gefühl des Gefangenseins
   Gefühl des Ausgeschlossenseins   Trauer
	Schrecken	Verzweiflung

Frustration über Schwächen Trauer über den Verlust des Familienlebens	Elend und Leid	Depression

Angst, eine Last zu sein
Frustration über den Verlust von Fähigkeiten
     Wut über die Demenz
   Wut über die Reaktion anderer
Gefühl der Nutzlosigkeit und Wertlosigkeit
	Wut	Vegetieren
		Erschöpfung
		Apathie

Gefühl der Bestürzung	Chaos	

Mit der möglichen Ausnahme derer, die «ausgebrannt» sind, können Menschen mit Demenz diesen Bereich viele Male und in verschiedenen Richtungen durchwandern, dabei Zugang zu einer Vielzahl von Emotionen und Gefühlen haben und möglicherweise gleichzeitig mehr als eine Emotion bzw. ein Gefühl erleben, z. B. extreme Verwirrtheit und Schrecken. Bis zu einem gewissen Maß ist die Reise unabhängig von dem gewöhnlichen Gefühl des linearen Zeitablaufs [Bell und McGregor, 1991]. Ein altes Leid oder eine alte Furcht kann plötzlich mit all ihrer ursprünglichen Frische in die Gegenwart einbrechen, wie viele in der Demenzpflege Tätige in der Zeit um die Gedenkfeiern zum VE Day[7] 1995 herum feststellten. Oft scheint eine Person mit Demenz kein Gefühl für ihr Alter zu haben und bezieht sich auf eine viel jüngere Person, als sei sie ein Elternteil. Die Intensität und Lebhaftigkeit emotionalen Erlebens scheinen oft der in der Kindheit vergleichbar. Das «Aufspalten» einer Person in zwei Teile – ein «gutes» und ein «schlechtes» Objekt, wie Therapeuten nach Klein sagen könnten – kommt recht häufig vor.

Der älteren Sichtweise zufolge kann eine Reise nur in einer Richtung, von links nach rechts ablaufen. Heute, wo erheblich umfassenderes Beweismaterial (s. Kap. 5) verfügbar wird, ist diese Ansicht indessen nicht länger zu halten. Manche Menschen durchlaufen ein Maß an Wiederherstellung geistiger Funktionen und erwerben erneut Fähigkeiten der Bedeutungsgebung, die scheinbar verlorengegangen waren. Mit zunehmendem Wissen um die Art der Hilfe für Menschen mit Demenz wird außerdem deutlich, daß manche tatsächlich neue Formen von «Gefühlssprache» erwerben können, und unter Umständen ist es möglich, einiges der schmerzlichen Erfahrungen durchzuarbeiten und in die kognitive Beeinträchtigung «hinein zu entspannen».

Entsprechend ihrer Persönlichkeit und Biographie unterscheiden sich Individuen erheblich in dem, was sie erleben, und demnach auch in ihrer Art des Umgangs damit. Besonders verwundbar sind diejenigen, die niemals bewußten Zugang zu hochdifferenzierten Gefühlen hatten. An einem Punkt, wenn das Erkennen schwer beeinträchtigt ist, brechen die Abwehrmechanismen wahrscheinlich zusammen, und rohe Emotionen brechen mit quälender Intensität durch. Einige wenige – vielleicht diejenigen mit extrem phlegmatischem Temperament – sind unter Umständen imstande, ihre Abwehr aufrechtzuerhalten, und gehen langsam in den Bereich des Ausgebranntseins über. Der intensive Einsatz von Beruhigungsmitteln fördert natürlich einen solchen Prozeß und umgeht die Subjektivität.

---

7 Victory in Europe Day, Gedenktag zum 8. Mai 1945, dem Ende des Zweiten Weltkriegs in Europa (Anm. d. Ü.)

6.5 Was brauchen Menschen mit Demenz?

Das düstere Bild von Demenz, das wir untersucht haben, gibt vielleicht einen Stand der Dinge wieder, bei dem psychische Bedürfnisse bestenfalls unzureichend befriedigt werden. Wenn wir die Ergebnisse dieser Untersuchung mit dem Beweismaterial aus objektiveren Studien kombinieren, ist es möglich, versuchsweise auf die Art dieser Bedürfnisse zu schließen.

Das Thema «Bedürfnis» ist sowohl für seine begrifflichen Schwierigkeiten als auch für die empirischen Probleme, die es aufwirft, bekannt. Die Begrifflichkeit, die ich hier verwenden werde, ist eine starke und bedeutet, daß «ein Mensch ohne dessen Befriedigung nicht einmal minimal als Person funktionieren kann» – in diesem Sinne kann gesagt werden, daß Weinreben kalkhaltigen Boden und Geparden weite, offene Flächen benötigen. Unsere Bedürfnisse als Spezies gründen sich in unserer evolutionären Vergangenheit und sind eng mit der Funktionsweise unseres Nervensystems verbunden. Bedürfnisse werden als Verlangen erlebt, aber manches Verlangen spiegelt kein Bedürfnis wider [Ollmann, 1971]. Begrifflichkeiten von Bedürfnis werden stets innerhalb eines speziellen kulturellen Rahmens ausgedrückt und sind daher von den Bedeutungen und Werten der jeweiligen Kultur durchdrungen; meine Darlegung an dieser Stelle bildet da keine Ausnahme.

Im Gegensatz zu Theoretikern, die Hierarchien postuliert haben, schlage ich vor, daß wir eine Gruppe von Bedürfnissen bei Demenz betrachten könnten, die sehr eng miteinander verbunden sind und wie eine Art Kooperative funktionieren. Es ließe sich sagen, daß es nur ein allumfassendes Bedürfnis, nämlich das nach Liebe gibt. Diese Ansicht wurde von Frena Gray-Davidson auf der Grundlage ihrer Erfahrungen als Pflegeperson sehr beredt zum Ausdruck gebracht. Sie stellt fest, daß Menschen mit Demenz oft ein unverhülltes und beinahe kindliches Verlangen nach Liebe zeigen. Unter Liebe versteht sie eine großzügige, verzeihende und bedingungslose Annahme, ein emotionales Geben von ganzem Herzen, ohne die Erwartung einer direkten Belohnung. Sie behauptet, das Vorliegen einer Demenz könne bei Familienmitgliedern eine psychospirituelle Krise auslösen: «Wenn wir uns nicht um unsere eigenen Angelegenheiten in der Liebe kümmern und um das Versagen von Liebe trauern, können wir nicht mit der Alzheimer-Krankheit leben.» [Gray-Davidson, 1993, S. 161]

Für unsere Zwecke bedarf es indessen einer detaillierteren Darstellung, und es kann helfen, sich fünf große, einander überschneidende Bedürfnisse vorzustellen, die sich im zentralen Bedürfnis nach Liebe vereinen, wie in **Abbildung 6-1** auf S. 122 gezeigt wird: Trost, primäre Bindung, Einbeziehung, Beschäftigung und Identität. Das Erfüllen eines dieser Bedürfnisse wird bis zu einem gewissen Grad auch die Erfüllung der anderen Bedürfnisse beinhalten. Die Unterscheidungen sind willkürlich und die Grenzen verschwommen.

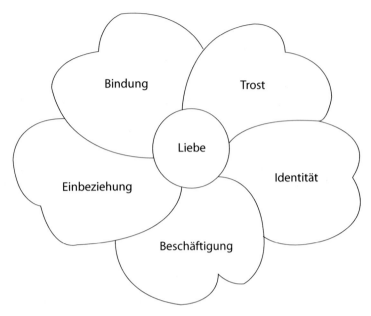

Abbildung 6-1: Die wichtigsten psychischen Bedürfnisse von Menschen mit Demenz

Während man annehmen darf, daß diese Bedürfnisse bei allen Menschen vorhanden sind, sind sie bei den meisten Menschen die meiste Zeit nicht sichtbar. Vielleicht werden sie hinreichend befriedigt, um zumindest einen minimalen Grad an Funktion zu ermöglichen, und die Lücken und Schwächen werden oft verborgen. Erst wenn jemand unter starken Druck gerät, großer Entbehrung ausgesetzt ist oder eine Wunde aus früheren Zeiten schmerzhaft wieder geöffnet wird, treten die Bedürfnisse zutage. Dann lassen sie sich auch an ihrer gierigen, zwanghaften Qualität erkennen, als bestünden sie darauf, daß nichts anderes in der Welt von Bedeutung ist. Bei Menschen mit Demenz, die weitaus verletzlicher und gewöhnlich weniger in der Lage sind, die zur Befriedigung ihrer Bedürfnisse notwendigen Initiativen zu ergreifen, sind diese Bedürfnisse deutlicher sichtbar. Das Bedürfnismuster variiert entsprechend der Persönlichkeit und der Lebensgeschichte, und oft steigt die Intensität eines manifesten Bedürfnisses mit dem Fortschreiten der kognitiven Beeinträchtigung.

Lassen Sie uns nun die Bedürfnisse etwas genauer betrachten.

6.5.1 Trost

Dieses Wort trägt in seinem ursprünglichen Sinne Bedeutungen wie Zärtlichkeit, Nähe, das Lindern von Schmerz und Leid, das Gefühl der Sicherheit, das aus dem nahen Beieinandersein erwächst. Jemand anderen zu trösten bedeutet, ihm eine Art Wärme und Stärke zu geben, die es ihm ermöglicht, intakt zu bleiben, wenn er zu zerfallen droht. Bei Demenz dürfte das Bedürfnis nach Trost wohl besonders groß sein, wenn eine Person mit einem Gefühl von Verlust ringt, ganz gleich, ob es durch den Tod eines geliebten Menschen, das Versagen von Fähigkeiten oder das Ende eines langgehegten Lebensstils ausgelöst wird. Es hat drängende Momente, etwa in Zeiten der Trennung, und es ist auch ein stetes Thema. Die von manchen Menschen mit Demenz verpürte erhöhte Libido läßt sich unter Umständen zumindest teilweise als Ausdruck dieses Bedürfnisses interpretieren.

6.5.2 Primäre Bindung – «Attachment»

Wir sind eine hochgradig soziale Spezies, wie sich deutlich an der Bildung spezifischer Bande und primärer Bindungen zeigt. Der Pionier der Forschung auf diesem Gebiet, John Bowlby [1979] behauptete, daß Bonding eine transkulturelle Universale und seiner Natur nach instinktähnlich ist. Er legte dar, daß es eine Art Sicherheitsnetz bildet, vor allem in den ersten Lebensjahren, in denen die Welt voller Ungewißheit ist. Ohne die Sicherheit von primären Bindungen fällt es jedem Menschen unabhängig von seinem Alter schwer, gut zu funktionieren. Der Verlust einer primären Bindung untergräbt das Gefühl von Sicherheit, und wenn innerhalb kurzer Zeit mehrere Bande reißen, kann dies verheerende Auswirkungen haben. Es gibt allen Grund zu der Annahme, daß das Bedürfnis nach primärer Bindung auch bestehen bleibt, wenn ein Mensch Demenz hat; es kann sogar so stark wie in der Kindheit sein. Das Leben wird überschattet von Unsicherheiten und Ängsten, und manche gute Erinnerung an vergangene sichere Bindungen geht unter Umständen verloren. Bere Miesen [1992], die diese Thematik recht genau untersucht hat, vermutet, daß sich Menschen mit Demenz ständig in Situationen wiederfinden, die sie als «seltsam» wahrnehmen, und daß dadurch das Bedürfnis nach Sicherheit sehr stark angeregt wird.

6.5.3 Einbeziehung

Die soziale Natur des menschlichen Lebens hat einen weiteren Aspekt im Hinblick auf die Tatsache, daß wir uns als eine Spezies entwickelt haben, die für ein Leben in Gruppen von Angesicht zu Angesicht ausgelegt ist. Teil der Gruppe zu sein, war entscheidend für das Überleben, und in manchen Kulturen stellte der Ausschluß eine schwere Strafe dar. Das Bedürfnis nach Einbeziehung tritt bei Demenz sehr prägnant zutage, vielleicht im sogenannten aufmerksamkeitheischenden Verhalten, in der Neigung zum Anklammern oder Umhergehen oder in verschiedenen Formen des Protests und der Zerrissenheit. In den üblichen Settings des Alltagslebens werden Menschen mit geistigen Behinderungen bislang noch sehr selten auf leichte Weise einbezogen. Sehr oft schwindet das soziale Leben von Menschen mit Demenz langsam dahin, indem das dialektische Wechselspiel zwischen neurologischer Beeinträchtigung und Sozialpsychologie seinen Lauf nimmt. In vielen Heim-Settings der alten Art wurde das Bedürfnis nach Einbeziehung überhaupt nicht angesprochen, da die Menschen zwar zusammen-, aber dennoch zutiefst alleingelassen wurden. Auf das Individuum zugeschnittene Pflegepläne und -pakete – obwohl eine immense Verbesserung – übersehen diesen Punkt bisweilen. Wird das Bedürfnis nicht befriedigt, so wird eine Person wahrscheinlich abbauen und sich zurückziehen, bis ihr Leben nahezu vollständig in der von Tessa Perrin beschriebenen Isolationsblase (s. Kap. 6.3) stattfindet. Wird das Bedürfnis indessen befriedigt, so ist eine Person unter Umständen in der Lage, sich wieder «auszudehnen» und als jemand anerkannt zu werden, der einen bestimmten Platz im gemeinsamen Leben einer Gruppe hat.

6.5.4 Beschäftigung

Beschäftigt zu sein bedeutet, auf eine persönlich bedeutsame Weise und entsprechend den Fähigkeiten und Kräften einer Person in den Lebensprozeß einbezogen zu sein. Das Gegenteil ist ein Zustand der Langeweile, Apathie und Nichtigkeit. Die Wurzel der Beschäftigung liegen in der Kindheit, wenn das Kind das Gefühl für Wirkung und Handlung entwickelt: die Erkenntnis, daß es möglich ist, Reaktionen bei anderen hervorzurufen und Dinge in der Welt geschehen zu lassen. Jemand kann in Gesellschaft anderer oder allein, mit einer offensichtlichen Handlung, mit Nachdenken oder mit Entspannen beschäftigt sein. Oft beinhaltet Beschäftigung, eine Art von Projekt zu haben, sei es bei der Arbeit oder in der Freizeit; sie kann aber auch einfach nur im Spielen bestehen. Werden Menschen der Beschäftigung beraubt, so beginnen ihre Fähigkeiten nachzulassen, und die Selbstachtung schwindet dahin. Auch bei Demenz ist das Bedürfnis nach Beschäftigung noch vorhanden; es zeigt sich beispielsweise deutlich, wenn Menschen helfen möchten oder eifrig an Aktivitäten oder Ausflügen teilnehmen. Es bedarf eines hohen Maßes an Geschicklichkeit, Befähigung und Vorstellungskraft, das Bedürfnis zu befriedigen, ohne falsche und grobe, vorgefertigte Lösungen aufzuzwingen. Je mehr über die Vergangenheit einer Person und vor allem über ihre Quellen tiefster Befriedigung bekannt ist, desto wahrscheinlicher ist es, daß Lösungen gefunden werden.

6.5.5 Identität

Eine Identität zu haben, bedeutet zu wissen, wer man ist, im Erkennen und im Fühlen. Es bedeutet, ein Gefühl der Kontinuität mit der Vergangenheit und demnach eine «Geschichte», etwas, das man anderen präsentieren kann, zu haben. Es umfaßt außerdem das Schaffen einer Art roten Fadens durch die verschiedenen Rollen und Kontexte des gegenwärtigen Lebens. Bis zu einem gewissen Grad wird Identität von anderen verliehen, indem sie einer Person subtile Botschaften über deren Leistung übermitteln. Die Art, in der jedes Individuum seine Identität konstruiert, ist einzigartig. In der «alten Kultur» der Demenzpflege wurden viele der Identitätsquellen einer Person weggenommen, vor allem durch die Extreme der Institutionalisierung und das Beseitigen jeglichen Kontaktes mit der Vergangenheit. Heute lernen wir, daß sich angesichts kognitiver Beeinträchtigung eine Menge tun läßt, um die Identität zu erhalten. Zwei Dinge scheinen von essentieller Bedeutung zu sein [Kitwood, 1997a]. Das erste besteht darin, einigermaßen detailliert über die Lebensgeschichte einer jeden Person Bescheid zu wissen; selbst wenn jemand nicht in der Lage ist, an seiner narrativen Identität festzuhalten, so können dies andere immer noch tun. Das zweite besteht in Empathie, die es ermöglicht, auf eine Person in der Einzigartigkeit ihres Seins als Du zu reagieren. Wir haben dieses Thema bereits berührt, und in Kapitel 9 wird noch einiges mehr zu sagen sein.

Die Hauptaufgabe der Demenzpflege, wie wir sie bereits definiert haben, besteht im Erhalt des Personseins angesichts versagender Geisteskräfte. Nun ist es möglich, weiter zu gehen und zu behaupten, daß dies durch sensibles Befriedigen dieser Gruppe von Bedürfnissen geschieht. Wird ein Hauptbedürfnis befriedigt, so hat dies auch Auswirkungen auf die anderen Bedürfnisse. So vermag beispielsweise eine Person, die sich in Bindung sicherer fühlt, einer Beschäftigung wahrscheinlich mehr Aufmerksamkeit zu widmen, weniger durch Angst abgelenkt und von Furcht durchdrungen zu sein. Als Folge des höheren Grades an Beschäftigung wird auch das Gefühl von Identität gestärkt. Es läßt sich eine Menge von «Engelskreisen» ins Auge fassen. Mit der Befriedigung der gesamten Gruppe von Bedürfnissen wird es zu einer Verstärkung des globalen Selbstwertgefühls und des Gefühls, wertvoll und geschätzt zu sein, kommen. An einem gewissen Punkt der Befriedigung von Bedürfnissen kann eine Person unter Umständen in die Lage versetzt werden, aus Furcht, Trauer und Wut in den Bereich positiver Erfahrung zu wechseln, den wir bislang noch unerforscht gelassen haben.

6.6 Die Erfahrung einer person-zentrierten Pflege

Wir begeben uns nun auf Neuland, das für die meisten in der Demenzpflege Tätigen noch bis vor 5 Jahren unvorstellbar war.

Wie könnte die subjektive Welt der Demenz aussehen, wenn die von uns identifizierten fünf Bedürfnisse gut befriedigt würden? Obwohl in hohem Maße spekulativ, ist das Folgende aus sorgfältiger Beobachtung hergeleitet, und wie bei meiner Schilderung in Kapitel 6.3 [Kitwood, 1990c, S. 40–41] greife ich dabei bewußt auf meine eigene dichterische Phantasie zurück. Dieser fiktive Bericht beschreibt die Erfahrung einer Frau in den achtzigern mit schweren kognitiven Beeinträchtigungen, die sich nun in Heimpflege befindet.

Du bist in einem Garten, zu Beginn eines Sommertages. Die Luft ist warm und lau, mit süßem Blumenduft, und ein leichter Nebel schwebt umher. Du kannst nicht von allem die Umrisse erkennen, aber Du nimmst einige herrliche Farben wahr: Blau, Orange, Rosa und Lila. Das Gras ist smaragdgrün. Du weißt nicht, wo Du bist, aber das macht nichts. Irgendwie fühlst Du dich «zu Hause», und da ist ein Gefühl von Harmonie und Frieden.

Beim Umhergehen nimmst Du andere Menschen wahr. Einige von ihnen scheinen Dich zu kennen; es ist eine Freude, herzlich und mit Namen gegrüßt zu werden. Bei einem oder zwei von ihnen bist Du Dir sicher, sie gut zu kennen. Und dann ist da diese eine besondere Person. Sie scheint so warm, so freundlich, so verständnisvoll. Sie muß Deine Mutter sein; wie schön ist es, wieder mit ihr Zusammensein. Das Licht des Lebens brennt nun hell und fröhlich in Dir. Es ist nicht immer so gewesen. Irgendwo tief drinnen gibt es blasse Erinnerungen an erdrückende Einsamkeit und eiskalte Furcht. Du weißt nicht mehr, wann das war, vielleicht in einem anderen Leben. Jetzt gibt es Gesellschaft, wann immer Du willst, und Ruhe, wenn Dir das lieber ist. An diesen Ort mit diesen wunderbaren Menschen gehörst Du hin; sie sind wie eine Art Familie.

Die Arbeit, die Du hier leistest, ist die beste, die Du je hattest. Die Arbeitszeiten sind flexibel, und die Arbeit macht Spaß; mit Menschen zusammenzusein hat dir immer Freude bereitet. Du kannst die Arbeit genau in Deinem Tempo, ohne irgendwelche Eile und ohne jeden Druck erledigen, und Du kannst Dich ausruhen, wann immer es nötig ist. Da ist zum Beispiel dieser freundliche Mann, der oft nach Dir schaut – durch ein seltsames Zusammentreffen trägt er denselben Namen wie Dein Mann. Er scheint Dich zu brauchen und gerne mit Dir zusammenzusein. Deinerseits bist Du glücklich, Zeit für das Zusammensein mit ihm aufzubringen; seine Gegenwart ist Dir auf seltsame Weise angenehm.

> *Als Du an einem Spiegel vorübergehst, erhaschst Du einen Blick auf eine Person, die recht alt aussieht. Ist das Deine Großmutter oder die Person, die nebenan wohnte? Egal, es ist schön, auch sie zu sehen. Dann beginnst Du Dich müde zu fühlen, nimmst einen Stuhl und setzt Dich hin. Bald verspürst Du eine Kälte ums Herz, ein Gefühl des Sinkens im Magen – wieder kommt die tödliche Angst über Dich. Schon möchtest Du rufen, aber dann siehst Du diese freundliche Mutter-Person, die schon neben Dir sitzt. Ihre Hand ist Dir hingestreckt, wartet darauf, daß Du sie ergreifst. Während Ihr miteinander sprecht, verflüchtigt sich die Angst wie Morgennebel, und Du bist wieder in dem Garten, entspannt in der goldenen Wärme der Sonne. Du weißt, daß es nicht der Himmel ist, aber manchmal fühlt es sich an, als könne es auf halbem Wege dorthin sein.*

Es läßt sich noch nicht sagen, wie viele Menschen diese Art von Erfahrung machen könnten, wenn es einen ernsthaften und anhaltenden Versuch gäbe, ihre psychischen Bedürfnisse zu befriedigen. Das Projekt ist bislang nicht in hinreichend großem Maßstab getestet worden. Selbst zu diesem Zeitpunkt können wir jedoch sicher sein, daß es vielen Menschen mit ihren Beeinträchtigungen besser gehen wird und sie eher in der Lage sein werden, ohne ein historisches Zeitgefühl oder ein geographisches Ortsgefühl zu leben. Bei jedem unvermeidlichen Leiden werden sie sich weitaus besser unterstützt und viel weniger allein fühlen. Sie werden ein neues Kapitel in ihrem Leben haben, mit seinen eigenen, speziellen Freuden und Vergnügen. Und schließlich werden sie auch eher in der Lage sein, in Ruhe den Eintritt des Todes zu akzeptieren.

7. Die Pflege verbessern – Der nächste Schritt voran

Würden wir die Standards und Erwartungen der Demenzpflege von vor 10 Jahren mit den heute gültigen vergleichen, erschiene uns die Veränderung beinahe revolutionär. Wir haben bessere Assessment-Methoden, eine positive Pflegeplanung, ein reiches und vielfältiges Spektrum an Aktivitäten, eine Verpflichtung gegenüber den Bedürfnissen von Menschen, statt gegenüber institutionellen Plänen, zweckgerichtete physische Umgebungen und viele andere enorme Verbesserungen. Die Grenzen der Demenzpflege sind in Bereichen wie diesen radikal umgewandelt worden, selbst wenn noch immer eine große Masse weit hinterherhinkt.

Triftige Gründe für eine bessere Pflege sind überwältigend stark geworden. Eine Ethik des Respekts für Personen erfordert es. Empirische Belege bestätigen es; heute ist viel mehr über die Fähigkeiten von Menschen mit kognitiven Beeinträchtigungen und über die Art und Weise, wie sich ihr Wohlbefinden erhalten läßt, bekannt. Die Pflegepraxis kann nicht länger kaum mehr als eine Angelegenheit des Sich-Kümmerns um körperliche Bedürfnisse sein, und niemand kann es rechtfertigen, Menschen mit Demenz für drei Viertel eines jeden Tages zu grober psychischer Vernachlässigung zu verurteilen. Selbst in dieser Phase der Geschichte, in der Kosteneffizienz zu einem Fetisch erhoben wurde, ist das Lagermodell der Heimpflege obszön geworden.

In vielen jener Settings, in denen die Pflegequalität gemessen an früheren Standards jetzt sehr hoch ist, scheint die Verbesserung einen Endpunkt zu erreichen. Dies ist nicht primär ein Ergebnis struktureller Unzulänglichkeiten oder schlechter personeller Ausstattung, sondern begrenzter interaktiver Fähigkeiten des Personals. In vielen kleinen Studien unter Einsatz des Dementia Care Mapping [z. B. Fox und Kitwood, 1994; Barnett, 1995; Bredin et al., 1995; Perrin, im Druck] wurde beobachtet, daß positive Interaktionen dazu neigen, sehr kurzlebig und relativ ineffektiv zu sein. Die Mehrzahl von ihnen dauert – soweit es nicht um körperliche Pflege geht – weniger als 2 Minuten und besteht zu einem wesentlichen Anteil aus einem sehr stereotypen Austausch, etwa nach dem Muster:

«Hallo Janet, geht es dir gut?»
«Ja, danke.»
«Na ja, bald gibt es Mittagessen, und ich sehe dich dann.»

Selbst dort, wo die maligne Sozialpsychologie nahezu vollständig eliminiert wurde, ist nur selten festzustellen, daß der Raum durch eine gründlich stärkende und stützende Sozialpsychologie ausgefüllt wurde. Um psychische Bedürfnisse wie die fünf im vorangehenden Kapitel herausgestellten kümmert man sich bislang erst auf sehr oberflächliche Weise.

Manchmal wird argumentiert, gestützte Interaktion sei in Settings mit einem Personalverhältnis von, sagen wir, 1:7 und bei hohen Graden physischer Abhängigkeit nicht möglich. Das stimmt natürlich, obwohl es oft Gelegenheit zu einer wesentlich höheren Interaktionsqualität gibt, während zentrale Aufgaben durchgeführt werden. Die entscheidenden Testfälle sind diejenigen, in denen das Personalverhältnis in hohem Maße günstig ist und bei, sagen wir, 1:3 oder 1:4 liegt. Hier, wo alle Bedingungen vorteilhaft sind, ist immer noch häufig festzustellen, daß die Interaktionen kurz und oberflächlich sind; sind die MitarbeiterInnen ihren essentiellen Pflichten nachgekommen, so neigt sie dazu, sich miteinander zu unterhalten oder etwas «Praktisches» zu tun. Die Grenzen, auf die wir immer und immer wieder stoßen, sind die der zwischenmenschlichen Bewußtheit und Befähigung.

Der wichtigste Punkt in dem neuen Plan zur Verbesserung der Pflegepraxis ist demnach das Anheben der Interaktionsqualität, und dies ist das zentrale Thema dieses Kapitels.

Zunächst werden wir Interaktion im allgemeinen betrachten, und dann werde ich eine Theorie dessen entwickeln, was gegen Ende von Kapitel 5.5 als «positive Arbeit an der Person» bezeichnet wurde. Ich werde auch zeigen, warum und wie sich die sehr ehrgeizige Sichtweise von Pflege, die ich darlege, rechtfertigen läßt. Das Kapitel endet mit einer provokativen Hypothese, die der in den Kapiteln 4 und 5 entwickelten theoretischen Linie folgt, daß es sich bei dem gesamten Projekt nämlich nicht darum dreht, die allerbeste Palliativpflege zu liefern, sondern den Verlauf neurodegenerativer Erkrankungen tatsächlich neu zu gestalten.

7.1 Die Natur von Interaktion

Eine Person zu sein bedeutet, in einer Welt zu leben, in der Bedeutungen miteinander geteilt werden. Mit Ausnahme einiger weniger Fälle sind unsere Instinkte von einer «offenen» Art – in einem kulturellen Setting vervollständigt und mit Bedeutung gefüllt. Interaktion bedeutet nicht einfach nur das Reagieren auf Signale, sondern das Erfassen von Bedeutungen, die von anderen übermittelt werden. Es beinhaltet Reflexion, Antizipation, Erwartung und Kreativität. Diese Ideen sind zentral für die Theorie des symbolischen Interaktionismus, der als ein verglichen mit dem Behaviorismus exakteres Abbild des menschlichen Soziallebens entwickelt wurde [Burkitt, 1993]. Für ein Verständnis der Demenz und der Demenzpflege ist es entscheidend, diese allgemeine Sichtweise beizubehalten, selbst wenn man anerkennt, daß sie modifiziert werden muß, um die kognitive Beeinträchtigung zu berücksichtigen. Sobald Menschen mit Demenz lediglich als «sich verhaltend» im Sinne bedeutungsloser Körperbewegungen und Verbalisierungen gesehen werden, geht ein essentielles Merkmal ihres Personseins verloren.

Die meiste Zeit über scheint der Alltag bemerkenswert glatt zu verlaufen. Menschen scheinen im allgemeinen zu wissen, was zu tun ist und wie sie ihre Handlungen zusammen koordinieren. Ein Teil der Erklärung scheint in der Vorstellung von einer «Definition der Situation» zu liegen. Ist den Teilhabenden erst einmal klar, in was für einer Art von Situation sie sich befinden, werden gewisse übergreifende Regeln angemessenen Verhaltens ins Spiel gerufen. Selbst die Handlungen von Hooligans, so wurde behauptet, haben ihre eigenen, internen Regeln [Marsh et al., 1978].

Auf einer detaillierteren Ebene kann jede Episode im sozialen Leben gesehen werden, als habe sie eine Mikrostruktur, bestehend aus einer Reihe triadischer Interaktionen, bei denen Interaktion und Reflexion eine lebenswichtige Rolle spielen [Kitwood, 1993]. Lassen Sie uns zwei Personen – P_1 und P_2 – betrachten, von denen jede ihre eigene, umschriebene Persönlichkeit, das heißt einen Vorrat an Handlungsressourcen einschließlich eines bis zu einem gewissen Grad entwickelten «Erfahrungsselbsts», hat. Eine einzelne triadische Einheit hätte folgende Form:

P_1	a)	ein Individuum mit einer einzigartigen Persönlichkeit,
	b)	in einem bestimmten empfindungsfähigen Zustand (Stimmung, Emotion, Gefühl etc.),
	c)	definiert eine Situation auf bestimmte Weise und
	d)	mit gewissen Wünschen, Erwartungen, Intentionen etc.
		– vollführt eine Handlung.
P_2		(für die die Betrachtungen unter a) bis d) gleichfalls gelten) interpretiert die Handlung von P_1 und
		– reagiert.
P_1		interpretiert die Reaktion von P_2 und
		– denkt nach.
		(etwa indem sie prüft, ob P_2 richtig verstanden hat und ob die Handlung wahrscheinlich erfolgreich abgeschlossen werden kann.)

Nach einer weiteren Pause des Nachdenkens könnte die nächste Initiative entweder von P_1 oder P_2 oder natürlich von jemand anderem ausgehen.

Während des jeweils laufenden Interaktionsprozesses ist das meiste dessen, was eintritt, «vorbewußt» – unterhalb der Ebene gewöhnlicher Bewußtheit, aber ihr zugänglich. Dinge treten nur an die Oberfläche, wenn es ein Problem gibt, das besonderer Aufmerksamkeit bedarf, wie etwa eine plötzliche Unterbrechung oder ein Mißverständnis, das dazu führt, daß die Situation abbricht. Jede soziale Handlung läßt sich als eine Abfolge dieser winzigen triadischen Einheiten analysieren. Dabei könnte sie so komplex wie eine sechsstündige Operation oder so einfach wie eine Fahrscheinkontrolle im Zug sein.

Unglücklicherweise ist die menschliche Existenz vom Idyllischen weit entfernt. Die Geschichte zeigt eine kontinuierliche Abfolge organisierter Akte der Gewalt, Grausamkeit, Unterdrückung und Ausbeutung. Nur sehr wenige Gesellschaften haben dauerhafte Wege einer Minimierung dieser Formen des Mißbrauchs gefunden; das Problem ist dort besonders groß, wo eine große Unausgewogenheit von Reichtum und Macht herrscht. Wir müssen der Tatsache ins Auge sehen, daß die dem Menschen zur Kooperation eigenen, fein entwickelten Fähigkeiten auf hochgradig destruktive Weise nutzbar eingesetzt werden können.

Viel häufiger und heimtückischer sind – zumindest in der «zivilisierten» Gesellschaft – jedoch jene subtilen Formen des Verächtlichmachens und Herabsetzens der Person, die in die gewöhnliche Interaktion eingebettet sind: winzige, spöttisch oder grausam gefärbte Bemerkungen, Ausübungen sozialer Gewalt, subtile Manipulationen, Anspielungen, der andere sei unzulänglich, Vermeidungen direkten sozialen Kontaktes. Diese werden auf bewußter Ebene oft nicht registriert und als «Normalität» hingenommen. Ein zentraler Teil des Problems besteht hier darin, daß nur sehr wenige Menschen in der Lage sind, einander für mehr als nur ein paar flüchtige Augenblicke «freie Aufmerksamkeit» zu widmen. Neulinge in Beratungskursen lernen oft überrascht und schockiert, wie inkompetent sie im aktiven Zuhören sind, und unter der gesamten Bevölkerung sind sie gerade diejenigen, bei denen diese Fertigkeit wahrscheinlich noch relativ gut entwickelt ist.

Die Szene spielt an einem Strand, an einem Tag im Hochsommer. Im Hintergrund sind Geräusche von Spiel und Gelächter, aber ein kleines Mädchen im Alter von 3 oder 4 Jahren weint erbärmlich. Seine Eltern sitzen nahebei in ihren Strandstühlen. «Hör auf zu weinen, oder ich gebe dir etwas, daß du richtig weinen mußt.» Das Kind greint weiter. Es wird aufs Bein geschlagen. Es weint noch ein wenig und unterdrückt dann langsam sein Schluchzen. Es entfernt sich etwas weiter von seinen Eltern und beginnt, für sich allein im Sand zu graben.

Diese kleine Episode ist beispielhaft. In den Augen vieler gälte sie als Teil des üblichen Elternseins. Auf einer Ebene unterhalb des Bewußtseins lernte das Kind vielleicht ein paar wichtige Lektionen: daß sein unschuldiges Verlangen, mit anderen zu spielen, frustriert werden wird, daß es sich elterlicher Gewalt unterwerfen muß, daß es gut daran täte, seine Gefühle von Wut und Bestürzung zu verbergen. Durch Handlungen wie diese wird seine empfindliche Sensibilität abgetötet; seine Persönlichkeit wird durchdrungen von Vorsicht und psychischer Abwehr.

Entsprechende Beobachtungen wurden von vielen Psychologen gemacht, die in irgendeiner Weise mit Beratung und Psychotherapie befaßt waren, z. B. Rogers [1961], Miller [1987] und Bradshaw [1990]. Im Sinne Bubers besteht das Problem in dem wiederholten Versagen, einer Person als Du zu begegnen, und im Aufzwingen eines In-Beziehung-Tretens im Ich-Es-Modus. Inzwischen haben wir das Herabsetzen von Menschen als eine Norm im Alltag akzeptiert, und viele Menschen leben in einem interaktionistischen Gefängnis, ohne sich dessen jemals bewußt zu werden. Die maligne, bösartige Sozialpsychologie, die in Zusammenhängen wie der Demenz so offensichtlich zutage tritt, ist lediglich eine übertriebene und schamlose Form der «normalen» Sozialpsychologie im alltäglichen Leben, deren bösartiger Effekt mit dem einer niedrigen Hintergrundstrahlung verglichen werden könnte.

7.2 Positive Arbeit an der Person

Wenn wir eine wirklich gute Demenzpflege auf der Ebene der grundlegenden triadischen Einheiten, aus denen sie besteht, einmal genau betrachten, so wird deutlich, daß mehrere verschiedene Arten von Interaktion daran beteiligt sind. Eine jede stärkt das Personsein auf andere Weise, indem sie ein positives Gefühl verstärkt, eine Fähigkeit nährt oder dabei hilft, eine seelische Wunde zu heilen. Die Qualität der Interaktion ist wärmer und gefühlvoller als im (britischen) Alltag. Eine Episode, die sich auf gewöhnliche Weise beschreiben läßt (erinnern, spazierengehen, essen etc.), besteht üblicherweise aus einer Abfolge kurzlebiger Interaktionen verschiedener Art, wie Perlen auf einer Schnur. Bisweilen ergibt die Abfolge von Interaktionen keinen sozialen Akt von erkennbarer Art; hier ist es, als habe sich die «Definition der Situation» unterwegs geändert, und das vielleicht sogar mehrmals. Etwas sehr Ähnliches geschieht oft im Spiel von Kindern.

Die hier aufgeführten 12 verschiedenen Arten positiver Interaktion bilden nur eine sehr provisorische Aufstellung. Sie steht in Übereinstimmung mit den Ideen derer, die das Quality of Interaction Schedule [Clarke und Bowling, 1990; Dean et al., 1993] entwickelten und anwendeten. Auf der Beobachtungsmethode des Dementia Care Mapping aufbauend bietet es jedoch ein erheblich höheres Maß an Genauigkeit. Die genaue Untersuchung einer vollen Ausarbeitung steht noch aus.

1. *Anerkennen* (recognition). Hierbei wird ein Mann oder eine Frau mit Demenz als Person anerkannt, ist namentlich bekannt und wird in seiner bzw. ihrer Einzigartigkeit bestätigt. Anerkennen läßt sich durch einen einfachen Akt des Grüßens oder durch achtsames Zuhören über einen längeren Zeitraum, in dem jemand vielleicht einen Teil seines früheren Lebens beschreibt, erreichen. Anerkennen ist jedoch niemals rein verbal und kann auch völlig wortlos erfolgen. Einer der grundlegenden Akte des Anerkennens ist einfach der direkte Blickkontakt.

2. *Verhandeln* (negotiation). Das charakteristische Merkmal dieser Art von Interaktion besteht darin, daß Menschen mit Demenz nach ihren Vorlieben, Wünschen und Bedürfnissen gefragt werden, statt den Vermutungen anderer angepaßt zu werden. Viel wird verhandelt über einfache Angelegenheiten des Alltags, etwa ob sich jemand in der Lage sieht, aufzustehen, eine Mahlzeit einzunehmen oder nach draußen zu gehen. Geschicktes Verhandeln berücksichtigt die Ängste und Unsicherheiten von Menschen mit Demenz sowie das langsamere Tempo, in dem sie mit Information umgehen. Verhandeln gibt selbst hochgradig abhängigen Menschen ein gewisses Maß an Kontrolle über die Pflege, die sie erhalten, und gibt ihnen Macht zurück.

3. *Zusammenarbeiten* (collaboration). Hier betrachten wir kurz zwei oder mehr Menschen bei einer gemeinsamen Aufgabe mit einem bestimmten Ziel in Sicht. Zusammenarbeiten kann bisweilen sogar im wörtlichen Sinne stattfinden, etwa bei gemeinsamen Arbeiten im Haushalt. Weniger offensichtlich kann sie im Zusammenhang mit der persönlichen Pflege, etwa beim Anziehen, Baden oder beim Gang zur Toilette, werden. Das Kennzeichen des Zusammenarbeitens besteht darin, daß Pflege nicht etwas ist, das einer Person «angetan» wird, die ihrerseits in eine passive Rolle gezwängt wird; es ist ein Prozeß, an dem ihre eigene Initiative und ihre eigenen Fähigkeiten beteiligt sind.

4. *Spielen* (play). Während Arbeit auf ein Ziel gerichtet ist, hat Spielen in seiner reinsten Form kein außerhalb der Aktivität selbst liegendes Ziel. Es ist einfach nur eine Übung in Spontaneität und Selbstausdruck, eine Erfahrung, die ihren Wert in sich selbst hat. Durch den schieren Überlebensdruck und die Arbeitsdisziplin verfügen viele Erwachsene auf diesem Gebiet nur über schlecht entwickelte Fähigkeiten. Ein gutes Pflegeumfeld ist eines, das diesen Fähigkeiten erlaubt zu wachsen.

5. *Timalation* (timalation). Dieser Begriff bezieht sich auf Formen der Interaktion, bei denen die primäre Zugangsweise sensorisch oder sinnenbezogen ist, ohne daß Begriffe und intellektuelles Verstehen eine Rolle spielen, z. B. bei einer Aromatherapie und Massage. Das Wort Timalation ist ein Neologismus, abgeleitet aus dem Griechischen Wort *timao* (ich halte in Ehren, ich würdige – und

demnach verletze ich keine persönlichen oder moralischen Grenzen) und aus *Stimulation* (mit ihren Bedeutungen der sensorischen Anregung). Die Bedeutung dieser Art von Interaktion liegt darin, daß sie Kontakt, Sicherheit und Vergnügen bieten kann, während sie nur sehr wenig erfordert. Sie ist daher bei schwerer kognitiver Beeinträchtigung besonders wertvoll.

6. *Feiern* (celebration). Die Stimmung dabei ist aufgeschlossen und gesellig. Es ist nicht einfach eine Sache besonderer Gelegenheiten, sondern eines jeden Augenblicks, in dem das Leben als zutiefst freudvoll erlebt wird. Viele Menschen mit Demenz behalten trotz ihres Leidens die Fähigkeit zu feiern, vielleicht nimmt sie sogar zu, wo die Last der Verantwortung schwindet. Feiern ist die Form von Interaktion, bei der die Trennung zwischen Betreuendem und Betreutem einem vollständigen Verschwinden am nächsten kommt; alle werden von einer ähnlichen Stimmung erfaßt. Die gewöhnlichen Grenzen des Ich sind verschwommen geworden, und das Selbst hat sich ausgeweitet. In manchen mystischen Traditionen ist dies die Bedeutung von Spiritualität.

7. *Entspannen* (relaxation). Von allen Formen der Interaktion ist sie diejenige mit dem niedrigsten Intensitätsgrad und vielleicht auch mit dem geringsten Tempo. Natürlich ist es möglich, allein zu entspannen, aber viele Menschen mit Demenz mit ihren ausgeprägten sozialen Bedürfnissen vermögen nur zu entspannen, wenn andere in der Nähe sind oder wenn unmittelbarer Körperkontakt hergestellt wird.

Während jede der sieben von uns untersuchten Arten der Interaktion einen stark positiven Gehalt hat, sind drei weitere deutlicher psychotherapeutisch ausgerichtet:

1. *Validation* (validation). Dieser Begriff hat eine lange Geschichte in der psychotherapeutischen Arbeit, die um einige Zeit vor den Punkt zurückreicht, an dem Naomi Feil ihn in der Demenzpflege berühmt machte [z. B. Laing, 1967]. Die wörtliche Bedeutung ist: stark oder robust *(widerstandsfähig)* machen. Die Erfahrung eines anderen Menschen zu würdigen, zu validieren bedeutet, die Realität und Macht dieser Erfahrung und damit ihre «subjektive Wirklichkeit» zu akzeptieren. Der Kern der Dinge liegt im Anerkennen der Emotionen und Gefühle einer Person und im Antworten auf der Gefühlsebene. Validieren umfaßt ein hohes Maß an Empathie in dem Versuch, den gesamten Bezugsrahmen einer Person zu verstehen, selbst wenn er chaotisch, paranoid oder halluzinär ist. Wird unser Erleben validiert, fühlen wir uns lebendiger, verbundener, wirklicher; es gibt allen Grund zu der Annahme, daß dies auch bei Demenz so ist.

2. *Halten* (holding). Dies ist natürlich eine vom Halten eines leidenden Kindes abgeleitete Metapher. Im psychologischen Sinne zu halten bedeutet, einen sicheren psychologischen Raum, ein «Behältnis» («*container*») zu bieten; hier können ein verborgenes Trauma oder ein Konflikt nach außen gebracht und Bereiche extremer Verwundbarkeit gezeigt werden. Ist das Halten sicher, kann eine Person im Erleben wissen, daß verheerende Emotionen, wie abgrundtiefer Schrecken oder überwältigende Trauer, vorübergehen und nicht zur Desintegration der Seele führen. Selbst heftiger Zorn und zerstörerische Wut, die sich für eine Weile gegen die haltende Person richten, werden letztere nicht verjagen. Wie im Falle der Kinderpflege kann das psychologische Halten in jedem Zusammenhang auch das körperliche Halten umfassen.

3. *Erleichtern* (facilitation). In seiner einfachsten Bedeutung besagt es, eine Person in die Lage zu versetzen, etwas zu tun, das sie ansonsten nicht tun könnte, indem diejenigen – und nur diese – Teile der Handlung übernommen werden, die fehlen. Erleichtern dieser Art verschmilzt mit dem, was ich Zusammenarbeiten genannt habe. Die psychotherapeutische Arbeit im eigentlicheren Sinne setzt ein, wenn der Handlungssinn einer Person ernsthaft erschöpft wurde oder wenn eine Person nicht mehr weiß, was sie tun soll und wie sie es tun soll. Vielleicht besteht alles noch Verbliebene in einer zögernden Bewegung in Richtung auf eine Handlung oder in einer elementaren Geste. Die Aufgabe des Erleichterns besteht nun darin, die Interaktion in Gang zu bringen, zu verstärken und der Person schrittweise zu helfen, sie mit Bedeutung zu füllen. Wenn dies gut vorgenommen wird, so besteht eine hohe Sensibilität gegenüber den möglichen Bedeutungen in den Bewegungen einer Person, und die Interaktion schreitet in einer Geschwindigkeit voran, die langsam genug ist, um der Bedeutung die Entwicklung zu ermöglichen.

Jede der Arten von Interaktion, die wir bislang betrachtet haben, repräsentiert eine Form von «Pflege» in dem Sinne, daß sich die Person mit Demenz primär am empfangenden Ende befindet oder aktiv in die soziale Welt hineingezogen wird. Es gibt jedoch einige Interaktionen, in denen die Situation umgekehrt ist: Die Person mit Demenz übernimmt die Führungsrolle, und die betreuende Person bietet eine empathische Reaktion an. Wie bei den anderen Arten von Interaktion können diese über mehrere Minuten anhalten oder so kurzlebig wie eine einzelne triadische Einheit sein. Dieses Thema erfordert eine viel genauere Analyse, zwei der typischen Arten von Interaktion sind jedoch folgende:

1. *Schöpferisch sein* (creation). Dabei bietet eine Person mit Demenz dem sozialen Setting spontan etwas aus ihrem Vorrat an Fähigkeiten oder sozialen Fertigkeiten an. Zwei häufige Beispiele sind, daß die Betreffenden zu singen oder zu tanzen beginnen und andere auffordern, mitzumachen.

2. *Geben* (giving). Dies ist eine Form der Interaktion, die sich dem Ich-Du-Modus annähert. Die Person mit Demenz bringt Besorgnis, Zuneigung oder Dankbarkeit zum Ausdruck, bietet Hilfe an oder macht ein Geschenk. Bisweilen finden sich eine große Sensibilität für die Stimmungen und Gefühle von Betreuenden und eine Wärme und Ernsthaftigkeit, die die recht kalte Kultur des gewöhnlichen Großbritanniens beschämt.

Diese Sichtweise von Interaktion in der Demenzpflege läßt sich durch eine kleine Vignette[8] illustrieren, die drei für eine annähernde Analyse hinreichend detaillierte Passagen enthält.

> *Stuart ist 65. Abgesehen von seiner Demenz ist er sprachlich erheblich beeinträchtigt. Seine Frau Mary arbeitet an einer örtlichen Schule. An einem Freitag, der erst sein fünftes Mal im Tageszentrum war, kam er ziemlich aufgeregt und unruhig an. Der Minibus hatte ihn eine Stunde zu spät abgeholt, mit dem Ergebnis, daß Mary zu spät zur Arbeit kam.*

Stuart wurde begrüßt und willkommen geheißen und schien sich über einer Tasse Tee	ANK
zu beruhigen. Gutmütig gestattete er, daß um ihn herum eine Partie Domino stattfand.	ENT
Gegen Ende des Vormittags wurde er aufgefordert, sich an den Mittagstisch zu setzen. Stattdessen suchte er erst umher, scheinbar nach seiner Jacke, und ging dann zur Eingangstür. *Mehrere Helfer boten ihm Gesellschaft am Tisch an. Er lehnte mit einem dünnen Lächeln und einem Ausdruck des «Natürlich-bleibe-ich-nicht-zum-Essens» ab.* *Martin schlug vor, sich an einen separaten Tisch zu setzen, und Stuart sagte deutlich: «Nein, ich gehe, sie wird dort sein.»*	VER
Martin sagte dann ruhig zu Stuart: «Mary kam heute morgen zu spät zur Arbeit, nicht wahr? Haben Sie sich Sorgen gemacht?» *Stuart schaute an ihm vorbei und wollte noch immer gehen.* *Martin sagte: «Mary hat heute morgen hier angerufen, sie weiß, daß Sie um drei Uhr nach Hause kommen. Ist das in Ordnung?»* *Stuart war noch immer nicht bereit, sich zum Essen niederzulassen.*	VAL

---

8 Zur Verfügung gestellt von Lisa Heller, Darnall Dementia Group, Sheffield

«Sie... Es ist dieses...» Martin sagte: «Mary ist jetzt bei der Arbeit, Stuart, und sie weiß, daß Sie hier sind. Sie sind heute morgen gut zurechtgekommen, seit Sie sich Sorgen um Mary gemacht haben.	
Wie steht's mit einem Spaziergang vor dem Essen?»	VER
Stuart nahm diese Idee sofort an. Martin und er gingen zügigen Schrittes um den Block, einander bei den Händen haltend.	ERL
Als sie wieder hineingingen, sagte Martin: «Das war doch einmal richtig schöne, frische Luft, nicht wahr? Ich bin reif jetzt für mein Mittagessen, möchten Sie sich mir anschließen?»	VER
Nach dem Essen begann Stuart, in seinen Taschen herumzusuchen. «Sie haben für Ihr Essen bezahlt, Danke, Stuart.» Stuart bestätigte dies: «Ja, gut, aber es ist... dieses... nein, dieses... nicht... Ich suche nach...» «Stuart, Sie haben keinen Schlüssel mit, weil Mary damit rechnet, vor Ihnen zu Hause zu sein. Wenn Sie noch so lange warten, bis wir Sie mitnehmen können, wird Mary dort sein.»	VAL
Martin bot ihm an, mit ihm an einer Collage zu arbeiten, die er in der vergangenen Woche begonnen hatte. Stuart konzentrierte sich nur für wenige Minuten darauf.	ZUS
Man schlug ihm eine Partie Dart vor. «Ich bin immer... hinuntergegangen mit...» (seine Geste bedeutete ‹Trinken›)	VER
Er war eindeutig ein guter Dart-Spieler und genoß die Anstrengungen der mit ihm Spielenden. Er spielte 40 Minuten lang.	ANK
Dann sagte Stuart: «Ich... nicht lange...» Maureen zeigte ihm ihre Uhr: «Wir gehen alle um drei Uhr, Stuart. Ich gehe mit dir.»	VAL

Abkürzungen für die Arten von Interaktion in der Demenzpflege: Anerkennen ANK; Verhandeln VER; Zusammenarbeiten ZUS; Spielen SPI; Timalation TIM; Feiern FEI; Entspannen ENT; Validation VAL; Halten HAL; Erleichtern ERL; Schöpferisch sein (durch die Person mit Demenz) SCHÖ; Geben (durch die Person mit Demenz) GEB.

Dieses Beispiel genügt für eine allgemeine Beschreibung. Wir können hier Augenblicke von mindestens sechs der Interaktionsarten sehen: Anerkennen, Verhandeln, Zusammenarbeiten, Entspannen, Validation und Erleichtern.

Gute Demenzpflege hat demnach eine Art Ökologie, bei der eine Vielfalt von Interaktionsarten miteinander verschmelzen, und es gibt eine kontinuierliche Abfolge. Wir könnten uns einen natürlichen Nadelwald vorstellen, durchsetzt mit kleinen Lichtungen mit alpiner Wiese, in denen auf ein paar Quadratmetern hundert Arten zu finden sind. Im Gegensatz dazu ist schlechte Pflege tot und reglementiert; es gibt lange Phasen der Vernachlässigung, und maligne, bösartige Sozialpsychologie füllt ein paar der Zwischenräume aus. Wir könnten dabei an eine Nadelgehölzplantage denken, die ausschließlich zu Zwecken des Agro-Business kultiviert wird, in der die Bäume in Reihen stehen und fast nichts zwischen ihnen wächst. Da gibt es wirklich keinerlei Anzeichen der Grazie und Schönheit eines natürlichen Systems, und die Atmosphäre ist düster und deprimierend.

7.3 Interaktionen zwischen Menschen mit Demenz

Dieser Aspekt der Pflegeökologie, des Pflegeumfeldes wurde in der Literatur bis vor kurzem beinahe vollständig vernachlässigt. In einigen formellen Pflegeumgebungen tritt solche Interaktion kaum jemals auf, oder wenn, dann ist sie im allgemeinen destruktiv: vielleicht der verderbliche Einfluß eines unbeachteten Leides oder ständige kleine Akte der Aggression. In anderen Umgebungen hingegen, wo die Teilnehmer im wesentlichen den gleichen Grad an kognitiver Beeinträchtigung haben, gibt es ein beträchtliches Maß an Kommunikation und Kontakt der positiven Art. Eine Person bringt eine andere Person zur Toilette und wartet geduldig, bis sie fertig ist... ein Mann und eine Frau gehen eine unausgesprochene Bindung ein, die ein wenig die Gestalt einer seit langem bestehenden Ehe annimmt... eine Person spürt, daß eine andere Person noch hungrig ist und bringt ihr einen Extrateller mit Speise... zwei Frauen sitzen nebeneinander und sind mit «Pseudostricken» beschäftigt, kaum miteinander sprechend, aber sichtlich in Bezug zueinander... drei Menschen gehen zusammen nach draußen, fühlen sich rundum wohl und entspannen in der Sonne. Dies sind Streiflichter einer besonderen Form sozialen Lebens, das in früheren Zeiten unsichtbar war.

Auf einer rein verbalen Ebene sind einige der auftretenden Interaktionen für einen phantasiebegabten Zuhörer verständlich und lassen sich unter Verwendung herkömmlicher linguistischer Werkzeuge analysieren [Sabat, 1994; Frank, 1995]. Andere Interaktionen scheinen im Hinblick auf anerkannte linguistische Konventionen sehr wenig Sinn zu ergeben. Hier wird der größere Teil der Botschaft wahrscheinlich nonverbal übermittelt; in manchen Fällen sind die Worte mehr eine Ausschmückung oder Begleiterscheinung als ein Hauptvehikel zur Kommunika-

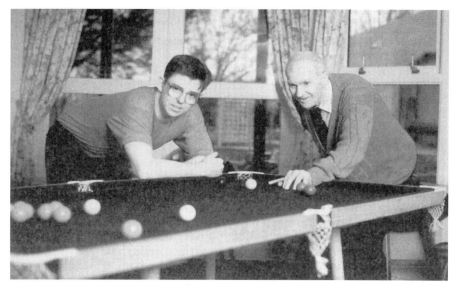

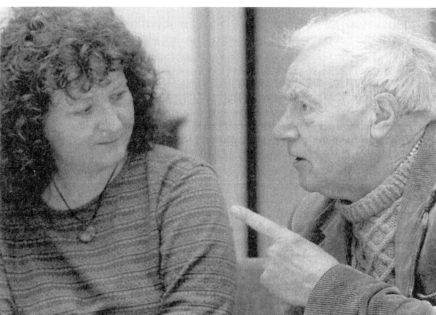

Abbildung 7-1: Demenzpflege als Interaktion. Die «positive Arbeit an der Person» ist im wesentlichen die der Interaktion entsprechend den Bedürfnissen, der Persönlichkeit und den Fähigkeiten einer jeden Person. Diese Arbeit erfordert ein hohes Maß an «freier Aufmerksamkeit» von Seiten der betreuenden Person. (Oben: Methodist Homes for the Aged; unten: Darnall Dementia Group, Sheffield, Foto von Paul Schatzberger).

tion von Inhalten. Sprachen haben vielfältige Gestalt, und es gibt welche, die weit weniger als die europäischen Sprachen von Grammatik und Vokabular abhängen, sondern viel stärker auf den Tonfall, die Gestik und den Kontext zurückgreifen. Unterhaltungen in diesen Sprachen könnten überhaupt keinen Sinn ergeben, würden sie auf herkömmliche Weise einfach vom Band transskribiert. Aus diesen Gründen wäre es unklug, irgendeine Interaktion zwischen Menschen mit Demenz als bedeutungslos oder nicht sinnvoll abzutun. Stattdessen könnten wir ihrem Einfallsreichtum beim Schaffen besonderer Formen der Kommunikation, die die kognitive Beeinträchtigung kompensieren, Beifall zollen.

Es wäre sehr wertvoll, im Einzelnen der Frage nachzugehen, warum solche reichhaltigen Interaktionen in manchen Pflege-Settings oder Pflegeumgebungen auftreten und in anderen nicht. Die grundlegende Antwort scheint eine einfache zu sein, obwohl sie durch die Forschung noch nicht untermauert wurde: Wenn ein person-zentrierter Pflegeansatz beständig und über eine lange Zeit hinweg angewendet wurde, werden allmählich viele psychische Bedürfnisse befriedigt. Erfahrung wird kontinuierlich gewürdigt; es gibt eine Sicherheit des Haltens und eine Kontinuität des Erleichterns. Persönliche Ressourcen schwinden nicht länger dahin, und das Gespenst des Vegetierens ist verschwunden. Die Hoffnung wird erneuert, und die Beteiligten haben das Vertrauen, ihr Leben als soziale Wesen zu leben.

Es muß gesagt werden, daß gute Pflege nicht darauf abzielt, das Narrenparadies der Konsumgesellschaft, einen Ort der Selbstsucht und sofortigen Befriedigung zu schaffen. Es ist nicht dies, woraus die Seinsweise eines reifen Erwachsenen besteht, und es ist kein Lebensmodell für diejenigen mit kognitiven Beeinträchtigungen. Wo das gesamte Umfeld sicher und gesund ist, sind die Teilnehmer in der Lage, mit gewissen Ausmaß an Konflikt, Herausforderung, Veränderung, Frustration, Verlust und Enttäuschung zurechtzukommen. Sie können bis zu einem gewissen Umfang die Bedürfnisse anderer würdigen und über ihre eigenen Sorgen hinausgehen. Es besteht dann eine immanente Gefahr zu unterschätzen, was Menschen mit Demenz tun können, wenn ernsthaft und nachhaltig der Versuch unternommen wird, ihre wichtigsten psychischen Bedürfnisse zu befriedigen. Die Illusion der Unfähigkeit wurde geschaffen, weil das Leben so oft zu für sie unmöglichen Bedingungen organisiert wurde.

7.4 Interaktion stärken

Die erste psychologische Aufgabe in der Demenzpflege besteht darin, Interaktion von wirklich positiver Art zu erzeugen helfen, die zweite Aufgabe liegt darin, zur Fortdauer dieser Interaktion zu befähigen. Im gewöhnlichen Ablauf des Alltags ist letzteres gewöhnlich kein Problem, und die notwendigen Fähigkeiten sind intakt.

Hier ist es jedoch viel wahrscheinlicher, daß Interaktion abreißt. Seitens der Menschen mit Demenz wurden psychische Schranken, die früher die Angst in Schach hielten, unter Umständen geschwächt und sind in manchen Fällen vielleicht gänzlich zusammengebrochen; manche sind in hohem Maße verletzlich durch einen Einbruch von Wut, Trauer oder Angst. Bei schwerer kognitiver Beeinträchtigung kann die Fähigkeit des Definierens von Situationen oder der konstanten Verortung von Definitionen betroffen sein. Einst gebildete Absichten wurden unter Umständen mit der Zeit vergessen. Möglicherweise ist auch die Fähigkeit verlorengegangen, die Komponenten einer praktischen Aufgabe in eine Reihenfolge zu bringen. Es überrascht daher nicht, daß die Handlungen von Menschen mit Demenz dazu neigen, verwaschen zu werden, oder ins Leere laufen. Die Betreuenden ihrerseits bringen ihren eigenen Mangel an interaktiver Kompetenz und viele andere problematische Merkmale mit sich, die wir später in diesem Buch noch betrachten werden.

Nehmen wir an, die Person mit Demenz hieße «D.». Soll die Interaktion vorankommen, so umfaßt die Rolle der betreuenden Person mindestens folgende Punkte:

1. Erkennen, wann D. eine Handlung versucht – und reagieren.

2. Empathie einsetzen und ein Gefühl dafür bekommen, was D. unter Umständen erlebt.

3. D.'s Definition oder Protodefinition der Situation verstehen.

4. Dabei helfen, diese Definition mit Bedeutung zu füllen; nicht «korrigieren», um den Umgang damit zu erleichtern, oder sie in Arrangements der Institution einpassen.

5. Das von D. zum Ausdruck gebrachte Verlangen oder Bedürfnis würdigen und darauf reagieren, es erforderlichenfalls in eine Intention umwandeln.

6. D. in die Lage versetzen, seine bzw. ihre Handlung aufrechtzuerhalten; ihn bzw. sie davor bewahren, durch ein Versagen des Gedächtnisses ins Leere zu stürzen.

7. Sensibel auf jegliche Anzeichen dafür, daß sich D.'s Definition der Situation ändert, reagieren und mit jeglichen eintretenden Veränderungen mitgehen.

8. Genügend «schützenden Halt» (Geborgenheit, emotionalen Schutz) bieten, um D. in die Lage zu versetzen, jedwede emotionale Erfahrung durchzumachen, die die Interaktion mit sich bringt.

9. Bereit sein, entweder zu initiieren oder zu reagieren, wenn eine triadische Interaktionseinheit abgeschlossen wurde; weder zu rasch einschreiten, noch sich zu lange zurückhalten.

10. Helfen, den gesamten Vorgang durchzuführen, so daß die Abfolge kleiner Einheiten eine abgeschlossene Handlung in der sozialen Welt wird.

Es gibt viele Weisen, in denen eine betreuende Person, der die notwendige Fertigkeit und Einsicht fehlt, unwissentlich eine Interaktion daran hindert, bis zu ihrem Abschluß zu gelangen. Die folgenden sind besonders häufig:

1. Versagen im Erkennen von D.'s erstem Handlungsversuch oder Abschreiben des Versuchs als Agitiertheit, Perseveration, «Unartigkeit» etc.
2. Auf übertrieben kognitive Weise arbeiten und auf der Gefühlsebene und der Ebene diffuser Bewußtheit nicht sensibel genug sein.
3. D. das eigene Rahmenwerk oder das der Einrichtung aufzwingen.
4. Nach Ingangkommen der Interaktion übermäßig auf einen einzigen und bestimmten Verlauf konzentriert sein.
5. Die Interaktion zu beschleunigen, statt sie in ihrem natürlichen Tempo ablaufen zu lassen.
6. Sich von der Interaktion zurückziehen, bevor der soziale Akt vollzogen ist.
7. Auf ein inneres Gefühl von Bedrohung oder Unsicherheit, statt auf D.'s Bedürfnis reagieren; möglicherweise abblocken von D.'s Bemühungen um Kommunikation oder Einsatz von Taktiken der Distanzierung oder des Nicht-Berücksichtigens.

Es ist demnach klar, daß die Stärkung einer positiven Interaktion von der betreuenden Person eine Menge fordert. Vieles von der malignen Sozialpsychologie, die wir in Kapitel 4 untersucht haben, könnte als wohlmeinender, aber fehlgeleiteter Versuch, die interaktive Leere zu füllen, gesehen werden. Manche der Qualitäten und Fertigkeiten für eine positive Arbeit an der Person gleichen jenen, die bei einem Berater oder Psychotherapeuten benötigt werden, und manche sind spezifisch für die Demenzpflege. Je schwerer die Demenz, desto größer wird auch der Bedarf an speziellen interaktiven Kompetenzen.

7.5 Demenzpflege und Psychotherapie

Ich habe eine gute Demenzpflege als im wesentlichen aus einer Reihe qualitativ hochwertiger Interaktionen bestehend beschrieben, die in einem Kontext der Stabilität und Sicherheit ablaufen. Manche dieser Interaktionen sind eindeutig therapeutischer Art. Ist Pflege demnach, als Ganzes gesehen, überhaupt wie Psychotherapie, und wenn ja, in welcher Weise? Können wir irgendwelche wirklich therapeutischen Ergebnisse erwarten? Unser Thema besteht hier nicht in der Beratung derjenigen, bei denen die Diagnose Demenz erst vor kurzem gestellt wurde, obwohl dies zweifellos einer der immer häufigeren Punkte der gegenwärtigen Praxis ist. Wir betrachten vielmehr die Möglichkeit einer Form von Psychotherapie für Menschen, deren Demenzprozess schon weit vorangeschritten ist, die bei jedem kognitiven Test tatsächlich null Punkte erreichen könnten.

Es hängt natürlich alles davon ab, was wir meinen. Bei einer früheren Untersuchung dieses Themas gab ich eine allgemeine (und ziemlich optimistische) Definition von Psychotherapie – eine, der Praktiker aus vielen verschiedenen Schulen zustimmen könnten:

> «Es ist ein Prozeß, durch den eine Person in die Lage versetzt wird, seine bzw. ihre Art des In-der-Welt-Seins zu verändern, und vor allem in bezug auf die Beziehungsfähigkeit zu anderen Menschen; ein Prozeß, in dessen Verlauf alte Wunden geheilt, verborgene Konflikte gelöst und ungenutztes Potential zutage gefördert werden. Als Ergebnis wird das Leben zufriedenstellender, sicherer und produktiver.» [Kitwood, 1990c, S. 43]

Die Gründe für Skeptizismus sind offensichtlich. Wenn Menschen mit Demenz solche Probleme beim Aufrechterhalten der Aufmerksamkeit haben, wie wären sie dann in der Lage, sich wirklich in einem therapeutischen Prozeß zu engagieren? Wenn ihr Gedächtnis, vor allem das Kurzzeitgedächtnis, so ernsthaft geschädigt ist, wie könnten neue Einsichten erhalten bleiben? Wenn sie in der Fähigkeit, Pläne zu machen und umzusetzen, so eingeschränkt sind, wie vermöchten sie ein neues Lebensmuster zu schaffen und dann zu festigen? Und wenn ihre Persönlichkeit langsam abgebaut wird, ist es nicht lächerlich, die Art tiefer innerer Neuorganisation zu erwarten, auf deren Bewirken Psychotherapie abzielt? Vom traditionellen Standpunkt gegenüber Demenz aus gesehen, demzufolge ein autonomer neurodegenerativer Prozeß besteht, erscheint das gesamte Projekt hoffnungslos und nichtig. Von der Position aus, die ich in diesem Buch eingenommen habe, ist dem nicht so, und die Erfahrung vieler Praktiker beginnt darauf hinzudeuten, daß die traditionelle Sichtweise inkorrekt ist.

Obwohl Menschen mit Demenz enorm im Nachteil sind, gibt es einige Punkte, in denen sie einer therapeutischen Veränderung gegenüber unter Umständen offener sind, als andere. So sind sie beispielsweise oft äußerst ernsthaft und offen im Ausdruck dessen, was sie fühlen und benötigen, während viele kognitiv intakte Menschen sich hinter konventionellen Masken und Vorwänden verbergen. Menschen mit Demenz sind ausgesprochen gemeinschaftsbezogen, und es gibt viele, die eindeutig auf Beziehungssuche sind, während unsere Kultur oft Rückzug oder Selbstisolation erzeugt. Psychotherapie zielt generell darauf ab, einem Menschen zu helfen, seine psychische Abwehr zu verringern und gewissermaßen verwundbarer zu werden; viele Menschen mit Demenz befinden sich – wenn auch unfreiwillig -bereits in jenem Zustand. Würde eine schwere Demenz mit einer schweren Depression verglichen, so könnte sie als ein für psychotherapeutisches Arbeiten hoffnungsvollerer Bereich gelten.

Über die Art, in der eine therapeutische Veränderung eintritt, gibt es mehrere verschiedene Theorien. Eine Sichtweise, die sehr angesehen ist, mißt dem Erkennen nur relativ geringes Gewicht bei und betrachtet den gesamten Prozeß als grundlegend relational [Symington, 1988, S. 25–38]. Im Verlauf der Therapie wird eine besondere Art der Beziehung gebildet, eine, die weitaus toleranter, annehmender und stabiler als im gewöhnlichen Leben ist. Für manche Menschen ist dies das allererste Mal, das sie wirklich als eine Person anerkannt wurden. Die gute Beziehung wird langsam im emotionalen Gedächtnis internalisiert und hilft, Defizite in der frühen Eltern-Kind-Beziehung auszugleichen. Durch das «Halten» ist jemand unter Umständen in der Lage, sich durch ungelöste Konflikte und schmerzliche Emotionen hindurchzuarbeiten. Durch das Validieren entwickelt eine Person die Fähigkeit, ihr Leben auf reichere Weise und mit einem geringeren Bedürfnis, Abwehr zum Auslöschen von Subjektivität einzusetzen, zu erfahren. Durch Erleichtern werden neue Handlungsschemata geformt, vor allem von relationaler Art, und diese werden dann in relationale Kontexte an anderer Stelle übertragen. Es kommt zu einer schrittweisen Reorganisation der Innenwelt, mit einer größeren Widerstandskraft und einem Vorrat an positiven Gefühlen.

Jede Sichtweise des therapeutischen Prozesses ist natürlich ein wenig spekulativ, und ich habe über diesen in hochgradig idealisierter Form berichtet. Es gibt jedoch guten Grund zu der Annahme, daß vieles von dem zumindest für manche Menschen mit Demenz verfügbar ist. Betrachten wir Interaktion einmal näher, so ist es tatsächlich möglich, den therapeutischen Prozeß in seinem Ablauf zu sehen [9].

> *Bridget kam zweimal wöchentlich ins Tageszentrum. Sie war oft ängstlich und brachte ihre Emotionen bereitwillig zum Ausdruck. Während dieses speziellen Vorfalls ging Bridget weinend in dem großen Raum umher und fragte jeden, dem sie begegnete: «Hast du meine Mutter gesehen?» Eine Betreuungsperson trat auf sie zu und ging mit ihr. Das Gespräch verlief folgendermaßen:*

---

9 Diese Vignette wurde von Deborah Smith, Respite Care Organizer, Alzheimer's Disease Society, Hammersmith and Fulham Branch, London, zur Verfügung gestellt.

«Suchst du nach deiner Mutter?» «Ja, hast du sie gesehen? Ich möchte nach Hause. Ich will meine Mutter.»	ANK
«Wie sieht sie aus?» «Sie sieht… hmmm… normal aus.» «War sie eine kleine oder eine große Frau?» «Sie ist normal. Wo ist sie? Ich will meine Mutter.» «Fehlt sie dir?» «Ja», weinte Bridget, «bring mich nach Hause. Ich will meine Mutter. Wo ist meine Mutter?»	VAL
«Tut mir leid, Bridget», sagte die Betreuungsperson sanft, «sie ist nicht hier.» Bridget weinte, als die Betreuungsperson den Arm um sie legte.	HAL
«Was würde deine Mutter tun, wenn sie hier wäre?» «Schöne Sachen.»	ANK
«Würde sie dich schön in den Arm nehmen? Möchtest du, daß ich dich schön in den Arm nehme?» «Ja.»	VER
Sie nahmen sich in den Arm, und die Betreuungsperson führte Bridget zu einem	HAL
Sofa, wo sie sich hinsetzten. Die Betreuungsperson hielt Bridget im Arm und glättete ihr Haar.	TIM
«Sicher hatte deine Mutter dich sehr lieb, und du warst ihr eine gute Tochter.»	VAL
«Ja, und ich habe sie sehr lieb. Und ich habe dich lieb.»	GEB
«Nun, ich bin hier an deiner Seite, Bridget.»	HAL
Sie saßen für eine Weile beieinander, und dann war Bridget in der Lage, eine Tasse Tee und eine Zigarette zu genießen. Später schloß sie sich wieder der übrigen Gruppe an.	ENT

Abkürzungen für die Arten von Interaktion in der Demenzpflege: Anerkennen ANK; Verhandeln VER; Zusammenarbeiten ZUS; Spielen SPI; Timalation TIM; Feiern FEI; Entspannen ENT; Validation VAL; Halten HAL; Erleichtern ERL; Schöpferisch sein (durch die Person mit Demenz) SCHÖ; Geben (durch die Person mit Demenz) GEB.

In der Mikrostruktur dieser Episode können wir mindestens sieben der Interaktionsarten unterscheiden, die zuvor in diesem Kapitel beschrieben wurden: Anerkennen, Validieren, Halten, Verhandeln, Timalation, Entspannen und Geben (durch die Person mit Demenz). Halten und Validation haben hier eine besonders starke therapeutische Qualität.

Es gibt jedoch einen ganz entscheidenden Unterschied zwischen gewöhnlicher Psychotherapie und der besten Demenzpflege. In ersterem Fall wird ein Punkt erreicht, an dem eine hinreichende Veränderung eingetreten ist und zu festigen begonnen wurde, damit die Therapie zu einem Abschluß kommt. Der erfolgte Lernprozess kann dann ohne weitere Unterstützung durch den Therapeuten im täglichen Leben umgesetzt werden. Bei Demenz tritt dies nicht ein. Eine therapeutische Veränderung kann anhalten, aber es gibt keinen Punkt, an dem die therapeutische Arbeit getan ist. Personsein muß kontinuierlich gestärkt werden – wenn nicht, versickern Beziehungsvertrauen und gute Gefühle und lassen eine Person mit einer subjektiven Welt zurück, die abermals im Chaos und in Trümmern liegt. Therapeutische Interaktionen, wie Halten, Validation und Erleichtern werden auf Dauer aufrechterhalten, ja sogar verstärkt werden müssen, wenn die kognitive Beeinträchtigung fortschreitet. Die gewöhnliche Psychotherapie strebt danach, einen Punkt stabilen Gleichgewichts zu erreichen. Die Psychotherapie bei Demenz kann nur einen meta-stabilen Zustand erreichen, und der ist leicht zu zerstören, etwa durch eine plötzliche Veränderung oder das wiederholte Versagen, ein dringendes Bedürfnis zu befriedigen. Interdependenz ist eine grundlegende Tatsache menschlicher Existenz und wird in der Reife durch Autonomie ausgewogen. Bei Demenz ist die Autonomie notwendigerweise bis zu einem gewissen Grad verringert, und die Interdependenz tritt deutlich zutage.

Selbst wenn sich Fragmente des therapeutischen Prozesses beobachten lassen, liegt der bedeutungsvollste Test in den therapeutischen Ergebnissen. Bislang wurde auf diesem Gebiet bezüglich der Demenz noch relativ wenig geforscht, obwohl viele erfahrene Pflegepraktiker über vereinzeltes Material verfügen. Meine eigene kleine Studie, über die gegen Ende von Kapitel 5.3 berichtet wird, zeigt deutlich das Vorhandensein einer therapeutischen Veränderung, und mit zunehmender Verbesserung der Pflegequalität können wir unter Umständen vernünftigerweise erwarten, daß dies bei einem größeren Anteil von Fällen eintritt.

7.6 Zwei Arten der Rechtfertigung

Ein Skeptiker könnte einwenden, meine Beschreibung der Demenzpflege sei in absurder Weise idealistisch, ich hätte den durch die neurodegenerative Erkrankung verursachten Schaden unterschätzt und einen unmöglichen Pflegeablauf vorgeschlagen, vor allem zu einer Zeit, in der Ressourcen derart begrenzt sind. Ich habe mich ständig auf das bezogen, was Menschen mit Demenz tun können, statt auf ihre offensichtlichen Beeinträchtigungen, und «Problemverhalten» wird nicht einmal als solches erwähnt. Dem Skeptiker kann auf zwei Weisen geantwortet werden.

Das erste Argument ist ein ethisches. Wenn sich zeigen läßt, daß eine Form der Praxis in logischer Übereinstimmung mit einer Ethik steht, der man sich verpflichtet hat, so kann diese Praxis als moralisch gültig bezeichnet werden. Die in Kapitel 2 umrissene Ethik enthielt drei zentrale Ideen: *Achtung gegenüber Personen, moralische Solidarität* und *In-Beziehung-Treten* von Du und Ich. Es darf behauptet werden, daß die das gesamte Buch hindurch dargebotene Sichtweise von Demenzpflege mit dieser Ethik übereinstimmt, während strikte Verhaltensmodifikation, rohe Realitätsorientierung oder der intensive Einsatz von Sedativa dies nicht tun. Moralische Gültigkeit ist keine empirische Angelegenheit. Sie ist lediglich eine Frage, ob eine Form der Pflegepraxis logisch mit einem bereits eingenommenen ethischen Standpunkt übereinstimmt.

Dies ist indessen nur eine teilweise Antwort. Für diejenigen mit praktischem Verstand oder für jeden, der Pflegepraxis wo immer möglich auf Forschung beruhend sehen möchte, wäre sie nicht zufriedenstellend. Der Kernpunkt liegt darin, daß viele Handlungsweisen ethisch zu rechtfertigen sein könnten, und dennoch ist es notwendig, die einen eher als die anderen aufzugreifen. Erkennbare Wirksamkeit ist die offensichtliche Grundlage für die Auswahl. Hätte eine spezielle, aus ethischen Gründen in perfekter Weise gerechtfertigte Praxis keine erkennbar guten Folgen, so wäre es ratsam, noch einmal nachzudenken. Die zweite Antwort gegenüber dem Skeptiker ist daher, daß die von mir vorgebrachte Sichtweise der Demenzpflege vor das Gericht der empirischen Untersuchung gebracht werden muß. Sie sollte durch die Forschung getestet werden.

Der falsche Ansatz besteht im Einsatz von Forschungs-Designs, die jene von Arzneimittelstudien zu imitieren suchen. Hierbei wird rigoros versucht, die Auswirkungen der verschiedenen Variablen voneinander zu trennen. Die behandelte Person wird als isoliertes Individuum gesehen, und die Auswirkungen, nach denen gesucht wird, sind relativ kurzfristig. Diese Art der Forschung wurde bei Interventionen der Demenzpflege schon oft versucht, und die Ergebnisse waren relativ enttäuschend – selbst wenn gewöhnliche Beobachtung eine andere Schlußfolgerung nahelegte [Holden und Woods, 1995, S. 39–62].

Eine bessere Forschungsstrategie umfaßt meiner Anregung nach das Assessment der Folgen eines Pflegepraxismusters als Ganzes genommen, ohne den Versuch, es genau in getrennte Variablen zu unterteilen. Diese Art des Ansatzes ist realistisch, indem akzeptiert wird, daß jegliche spezielle Pflegeintervention unter ihrer formellen Bezeichnung (Biographiearbeit in Gruppen, Musiktherapie etc.) in Wirklichkeit viele verschiedene Arten der Interaktion, wie etwa die weiter oben im Kapitel beschriebenen, umfaßt. Darüber hinaus wird in diesem Ansatz anerkannt, daß sich eine Intervention an sich unmöglich von den persönlichen und moralischen Qualitäten derer trennen läßt, die sie anbieten. Ein sogenanntes Programm zur Verhaltensmodifikation könnte in Wirklichkeit ein exemplarischer Fall einer person-zentrierten Pflege sein; eine elegante der Mode entsprechende Validationstherapie könnte sich in der Praxis als eine abstoßende Übung in maligner, bösartiger Sozialpsychologie herausstellen. Mit einem eher ganzheitlichen – oder ökologischen – Ansatz sind gesunde Designs noch möglich. Sie gleichen jedoch nicht sehr denen der «reinen» Forschung. Sie sind eher wie die aus Forschung und Entwicklung, bei denen das Ziel darin besteht, ein Produkt mit spezifizierten Leistungsmerkmalen zu bekommen, und es wird oft akzeptiert, daß das ganze System zu komplex und interaktiv ist, um in einzelne Variablen zerlegt zu werden [Kitwood und Woods, 1996].

Außerdem besteht unser Ziel beim Anbieten der Pflege darin, durch den gesamten Prozeß der Demenz hindurch Personsein aufrechtzuerhalten und einen friedlichen und person-zentrierten Tod zu ermöglichen. Forschung mit einer langfristigen Perspektive ist in trauriger Weise vernachlässigt worden, vielleicht in der Annahme, sie sei zu schwierig oder zu teuer. Es ist indessen möglich, solche Forschung mit hinreichender Stringenz durchzuführen, um festzustellen, was wirklich wichtig ist, und es ist weniger kostenträchtig, als es denjenigen scheinen mag, deren geistiges Rüstzeug durch das Modell der Arzneimittelstudien geformt wurde. Das Mittel der Langzeituntersuchung wird der entscheidende empirische Test für die Validität der Begrifflichkeit person-zentrierter Pflege sein.

7.7 Jenseits palliativer Behandlungs- und Betreuungskonzepte

Wenn wir die dialektische Sichtweise von Demenz, wie sie in diesem Buch entwickelt wurde, akzeptieren, und wenn wir die volle Implikation der Tatsache der Verkörperung anerkennen, erscheint eine Schlußfolgerung unausweichlich, und zwar, daß die Natur der Pflege auf dem Weg über die psycho-neuro-endokrine systemische Relation physiologische Begleiterscheinungen und Konsequenzen hat. Gute Pflege steigert die Vitalität und senkt Streß; sie bietet genau das innere Umfeld, das der allgemeinen Gesundheit und der Gewebeerneuerung förderlich ist [Ornstein und Sohel, 1989; Siegel, 1991; Benson, 1996]. Aus mehreren Studien zum Rementieren haben wir Hinweise darauf, daß gute Pflege eine bessere Nervenfunktion fördert; möglicherweise schafft sie auch die Bedingungen, die einen gewissen Grad an Nervenregeneration ermöglichen. Schlechte Pflege wertet die Person ab und bringt so den gesamten Organismus in Gefahr. Sie verstärkt Angst, Wut und Trauer, und diese ziehen alle möglichen pathologischen Zustände nach sich. Gegenwärtig sind wir also gerade dabei, den Verlauf der Alzheimer-Krankheit und anderer neurodegenerativer Erkrankungen zu ändern.

Die Qualität von Pflege läßt sich empirisch beurteilen, wie wir bereits in Kapitel 5 gesehen haben. Mit verbesserter Pflege erweisen sich die langfristigen Ausprägungen von Demenz unter Umständen als sehr verschieden von den in der älteren Literatur beschriebenen und in den Standardstadientheorien zusammengefaßten. Vernünftigerweise können wir erwarten, weitaus weniger und möglicherweise gar kein Vegetieren zu finden. Es sollte ein viel höheres Maß anhaltenden Wohlbefindens und in einem Teil der Fälle die Art von langfristigen therapeutischen Veränderungen geben, die ich beschrieben habe. Demenz wird dann ein Komplex klinischer Zustände sein, der sich von dem, den wir ererbt haben und der in den heutigen Standardlehrbüchern beschrieben wird, unterscheidet.

All dies steht einer gründlichen Untersuchung mittels anerkannter Methoden der Sozialwissenschaft offen. Popper schlug vor, ein Wissenschaftler solle vor dem tatsächlichen Überprüfen riskante und falsifizierbare Feststellungen treffen. Hier also ist mein Statement. Stellt sich heraus, daß bessere Pflege, wie sie als Arbeitsdefinition beschrieben wurde, mit keiner Veränderung im gesamten Langzeitmuster einhergeht, so wird meine Darlegung von Demenz falsifiziert worden sein. Finden sich jedoch tatsächlich die Art von Veränderungen, über die ich aus einer kleinen Studie berichtet habe, sowie jene anderen von mir vorausgesagten, können wir die Krankheitsprozesse, die eine Demenz begleiten, nicht länger als autonom betrachten, und dann wird das «Standardparadigma» falsifiziert worden sein. Dann stünde der Weg offen für eine radikale Neuordnung des gesamten Gebiets, die der Demenzpflege einen um vieles bedeutenderen Platz zuwiese. Bei der Jahr für Jahr fortschreitenden Demenz-Epidemie ist dies eines der wichtigsten aller Forschungsthemen.

8. Die für- und versorgende Organisation

Wann immer sich Menschen zusammenfinden, um eine komplexe Aufgabe wahrzunehmen, tritt unausweichlich eine Reihe von Fragen auf: Wie muß diese Aufgabe unterteilt werden? Läßt sich auf irgendeine Weise sicherstellen, daß die Menschen ihre Arbeit richtig machen? Wer ist wem und für was verantwortlich? Welcher Spielraum soll individueller Kreativität und Initiative in jeder Rolle gegeben werden? Wer hat das Sagen, und in welchen Bereichen? Fragen wie diese gelten für jede Art von Kontext (Produktion, Kommunikation, Dienste am Menschen etc.) und für jede Art der Organisation, von der kleinen und informellen, wie der Familie, bis zur großen und bürokratischen, wie etwa einer internationalen Bank oder der gesamten Zivilverwaltung. Viele der älteren Management-Theoretiker waren der Ansicht, es gäbe eine beste Art des Funktionierens für alle Organisationen. Heute hat sich indessen allgemein durchgesetzt, daß es für viele Organisationsformen einen passenden Raum gibt, und daß es notwendig ist, die am besten zur Aufgabe passende Form zu finden. Demenzpflege bringt ihre eigenen organisatorischen Themen mit sich, obwohl diese im allgemeinen noch nicht mit der ihnen gebührenden Tiefe und Gründlichkeit angegangen wurden. Die Crux liegt dabei in folgendem: Fürsorgen in seiner besten Form entspringt aus den spontanen Handlungen von Menschen, die über große Ressourcen verfügen und sehr bewußt sind, die einander zu vertrauen vermögen und leicht als ein Team arbeiten. Angestellte unterscheiden sich jedoch sehr hinsichtlich ihrer Erfahrung und Fertigkeit sowie in ihren Motiven für diese Art von Arbeit. Die Organisation muß demnach einen Weg finden, jeder Person den Freiraum zu geben, beste Arbeit zu leisten, während sie sich gleichzeitig gegen Schlamperei und Unzulänglichkeit schützt; Standards sind zu wahren. Es muß eine optimale Lösung gefunden werden, und dies in einem allgemeinen Kontext begrenzter Ressourcen.

In jeder Organisation, die einen Dienst am Menschen leistet, besteht eine enge Parallele zwischen der Art, in der Angestellte von ihren Vorgesetzten behandelt werden, und der Art, in der die Klienten selbst behandelt werden. Werden Angestellte alleingelassen und mißbraucht, so werden es die Klienten vielleicht auch.

Werden Angestellte unterstützt und ermutigt, so werden sie ihr eigenes Gefühl des Wohlbefindens in ihren Arbeitsalltag mit einbringen. Wenn also eine Organisation dem Angebot einer ausgezeichneten Pflege für ihre Klienten wahrhaft hingegeben, wenn sie ihrem Personsein verpflichtet ist, so muß sie notwendigerweise auch dem Personsein des gesamten Personals, und zwar auf allen Ebenen verpflichtet sein. Jedes der Themen, die wir bislang in Bezug auf die Bedürfnisse von Menschen mit Demenz untersucht haben, läßt sich auch auf diejenigen anwenden, die zu ihrer Pflege angestellt sind.

In diesem Kapitel betrachten wir hauptsächlich die Merkmale einer einzelnen, an der Demenzpflege beteiligten Einheit: ein Wohnheim, ein Pflegeheim, eine Station im Krankenhaus, ein Tageszentrum. Diese Einheiten funktionieren gewöhnlich als Ableger einer übergeordneten Organisationseinheit und werden auf viele Weisen durch Politik, Verfahrensweisen und Finanzpläne eingeschränkt, über die sie wenig oder gar keine Kontrolle haben. Wenn wir jedoch einige der Faktoren erkennen können, die eine einzelne Einheit in die Lage versetzen, gut zu funktionieren, so sagt dies unter Umständen etwas darüber aus, wie die größere Organisation auf sachdienlichere und effizientere Art operieren könnte.

8.1 Organisationsstil und -struktur

Diejenigen, die Organisationen im Detail untersucht haben, legen oft dar, daß es mehrere häufig vorkommende Stil- und Strukturarten gibt, von denen eine jede für einen anderen Zweck geeignet ist. Einer Art beispielsweise konzentriert sich auf persönliche Macht und Einfluß und arbeitet mit sehr formellen Verfahren, eine andere hat sehr strikte Rollendefinitionen und greift in hohem Maße auf bürokratische Praktiken zurück, wieder eine andere funktioniert, indem sie Erfahrung bei einem spezifischen Problem zum Tragen bringt und einen hohen Grad an Flexibilität aufrecht erhält usw. [Handy, 1976, 1988]. Die meisten Organisationen tragen die Elemente von mehr als einem Idealtypus, und manche sehr große Organisationen haben verschiedene Formen auf ihren verschiedenen Ebenen bzw. in verschiedenen Sektoren.

Bemerkenswerterweise wurden Stil und Struktur, die sich für eine an der Demenzpflege beteiligte Einheit gut eignen, kaum jemals erforscht, obwohl eine Reihe anderer damit in Verbindung stehender Themen recht genau untersucht wurden: große oder kleine Einheiten, demenz-spezifisch oder «gemischt» *(demenz-segregative oder demenz-heterogene Ansätze)*, das Design der Ausstattung und die physische Umgebung. Vielleicht spiegelt diese Vernachlässigung der Frage eines guten Managements den Aschenbrödel-Status der Demenzpflege im allgemeinen wider. Wir werden einige der allgemeinen Themen betrachten, indem wir zwei verschiedene Arten von an der Demenzpflege beteiligten Einheiten, die wir als Typ A und Typ B bezeichnen, einander gegenüberstellen. Lassen Sie uns annehmen, daß es in jedem Fall drei hauptsächliche Rangstufen gibt: Manager, leitendes Pflege-Team und unmittelbares Pflegepersonal. Es gibt für diese Analyse keine systematische Forschungsgrundlage, das Folgende ist teils aus meinen eigenen, unstrukturierten Beobachtungen und teils aus der Befragung mehrere Personen hergeleitet, die umfangreiche Erfahrungen auf diesem Gebiet gemacht haben. Ich greife auch auf Material zurück, das während der Trainingskurse gesammelt wurde, in denen die TeilnehmerInnen ihre Erfahrungen mit guten und schlechten Organisationspraktiken mitteilen. Meine allgemeine Methode ist die der Schaffung leicht abstrakter Idealtypen, und ich lege dar, daß Typ B in hohem Maße für die Demenzpflege geeignet ist, während dies für Typ A nicht gilt.

In Typ-A-Settings neigt der Manager dazu, lediglich aufgrund seiner Rolle eine Position der Überlegenheit einzunehmen. Eine Hierarchie wird konstruiert, in der Befehle nach unten und Informationen nach oben fließen, vergleichbar einer Armee oder einer Fabrik alten Stils. Konstruktive Anregungen von «unten» werden sehr selten gehört. Der Manager ist mit Verwaltung und Beziehungen nach draußen und kaum jemals mit der direkten Pflege befaßt. Er bzw. sie wird vom Personal als weit entfernt, unnahbar, anderweitig beschäftigt und nicht in Berührung mit den täglichen Einzelheiten bezüglich der Klienten und ihrer Pflege gesehen. In Settings vom Typ B beruht die Autorität des Managers auf einer anderen Grundlage, zu der Respekt und Vertrauen gehören. Die Rolle des Managers besteht demnach viel mehr im Befähigen und Erleichtern als im Kontrollieren, und dazu gehört es, dem Personal in großem Umfang Rückmeldungen (Feedback) zu geben.

In Typ-A-Settings werden mehrere Arten der «Wir-die Anderen-Grenze» gewahrt. Da ist die Trennung zwischen Manager und leitendem Pflege-Team und eine weitere zwischen leitendem Pflege-Team und den Pflegeassistenten. Diese Unterteilungen erzeugen eine Schranke zwischen dem Personal und den Klienten, welche leicht zu Fremden oder Unpersonen gemacht werden. Settings vom Typ B minimieren hingegen alle Wir-die Anderen-Unterteilungen und differenzieren Aufgaben nicht rigide nach formellen Definitionen. Die ganze Gruppe des Personals gedeiht durch Kooperation und Miteinander-Teilen. Bestehende Statusunterschiede werden durch wechselseitigen Respekt und gegenseitiges Vertrauen untermauert. Angehörige des Personals können sich an Fertigkeiten anderer erfreuen. Als Gegenstück zu dieser allgemeinen Offenheit und dem Egalitarismus gehören Menschen mit Demenz zu einer Gemeinschaft.

Die Organisationsform vom Typ A erhebt oft Verfahrensweisen und Schreibarbeiten zum Fetisch, während sie im Umgang mit persönlichen und zwischenmenschlichen Dingen auf seltsame Weise unfähig ist. Es gibt einfach keine Kommunikationswege: Unter Umständen entdecken MitarbeiterInnen der Einrichtung, daß ihre Verantwortlichkeiten oder Arbeitszeiten ohne jede vorherige

Rücksprache geändert wurden. Wichtige Informationen in bezug auf das Wohlbefinden eines Klienten – etwa, daß der Ehepartner gestorben ist – werden nicht weitergegeben. Eine spezifische Anfrage eines Mitarbeiters wird grundlos ignoriert. Entsprechend diesem Mangel an Fürsorglichkeit im Detail werden die Klienten stereotypisiert und isoliert. Die Organisation vom Typ B ist in zwischenmenschlichen Angelegenheiten sehr geschickt und verfügt über gut entwickelte Kommunikationskanäle. Vitale Information wird gespeichert und zugänglich gemacht, und es gibt auch einen reichen Wissens- und Erfahrungsschatz, der innerhalb der lebenden Kultur kultiviert und lebendig erhalten wird. In dieser Art von Setting kann jedes Mitglied des Personals mit der Erfahrung anderer Anwesender – MitarbeiterInnen und KlientInnen – in Berührung sein; es ist möglich, flexibel, effizient und in hohem Maße reaktionsbereit zu sein. Durch eine geschickte Kombination von Empathie und persönlichem Wissen läßt sich jede Person mit Demenz in ihrer Einzigartigkeit erkennen.

Dies führt uns zu einem eher psychologischen Punkt. Settings vom Typ A sind gegenüber dem Erleben und vor allem den Gefühlen ihres Personals unsensibel. Es ist keine Norm der Organisation, auf der Gefühlsebene zu operieren. Dementsprechend steht die Pflegepraxis in keiner Berührung mit den Gefühlen der Klienten, und es besteht eine starke Neigung dazu, bei der Kontrolle von «Problemverhalten» auf Medikamente zurückzugreifen. Dem Personal bleibt nichts anderes übrig, als am Arbeitsplatz eine professionelle Fassade aufrechtzuerhalten; Gefühle müssen anderswo eingeordnet werden, oder sie werden unter erheblichem persönlichen Aufwand einfach unterdrückt. In Typ-B-Settings ist das Personal in stärkerem Maße in der Lage, es selbst zu sein; unabhängig von Rolle und Status: Gefühle stehen auf der Tagesordnung. Fühlt sich jemand zerbrechlich oder verletzlich, so muß dies nicht versteckt werden. Es kann in dem Bewußtsein nach außen getragen werden, dafür nicht kritisiert, sondern akzeptiert zu werden und die erforderliche Unterstützung zu erhalten. Die Parallele dazu bildet die klare und offene Art, in der man in der Pflegepraxis mit Gefühlen umgeht.

Der Unterschied zwischen den beiden Setting-Arten ist demnach in vieler Hinsicht eine Angelegenheit der Macht. In der Demenzpflege kann es – vielleicht mehr als in jedem anderen Kontext – große Unvereinbarkeiten und demnach ein enormes Potential an Korruption und Mißbrauch geben. In Settings vom Typ A kommt es auf Macht und Status an. Personal auf der untersten Ebene fühlt sich oft machtlos, und seine Selbstachtung am Arbeitsplatz ist gering. Die Klienten stehen in all dem ganz unten, und ihre tatsächlichen Behinderungen werden mit den Nachteilen des organisatorischen Settings vermischt. Die geringe Selbstachtung des unmittelbaren Pflegepersonals wird auf die Klienten übertragen. In Typ-B-Settings wird hingegen sehr darauf geachtet, Machtgefälle zu minimieren, und jede Person wird ungeachtet ihrer Rolle gewürdigt, wie sie ist. Der Schwerpunkt liegt auf einer anderen und viel kreativeren Art von Macht: Elastizität, Kreativität,

8. Die für- und versorgende Organisation

Großzügigkeit und die Fähigkeit, gute Dinge geschehen zu lassen. Die Klienten haben mehr Vertrauen in die eigenen Fähigkeiten; sie werden von dem Klima der Stärkung mitbeeinflußt.

Dies ist die Art von Dingen, die in der Demenzpflege Erfahrene vorbringen, wenn sie gebeten werden, über die Art und Weise nachzudenken, in der Pflege-Settings funktionieren. Bedeutsam ist, daß sie auf die Bitte, zwischen «schlechten» und «guten» Organisationen zu unterscheiden, erstere gewöhnlich in lebendigeren und konkreteren Begriffen zu beschreiben vermögen. Für manche sind gute Organisationen eine bloße Hypothese. An dieser Stelle folgt die Zusammenfassung der Beschreibung eines Wohnheims vom Typ A, die von einer Gruppe erstellt wurde. Ironischerweise nannten sie es «Kuschel-Ecke». Es hatte 50 Bewohner, 30 mit Demenz und 14 andere mit einer körperlichen Behinderung. Der (männliche) Manager war entrückt und autoritär und wurde kaum jemals im Pflegeumfeld gesehen. Das (weitgehend weibliche) Personal bestand aus der Leitung, 6 Vorgesetzten und 30 Pflegeassistenten, davon 28 Teilzeitkräfte. Eine typische Tagesschicht war mit insgesamt 5 Personen besetzt. Problemverhalten wurde routinemäßig mit Tranquilizern wie Melleril unter Kontrolle gehalten. Selbst der physische Aufbau war nicht hilfreich: Etagen bzw. Korridore waren nicht voneinander zu unterscheiden, die Toiletten lagen weit von den Gemeinschaftsbereichen entfernt. Das Leben der Bewohner verlief extrem trostlos, mit endlosen Stunden des Sitzens, ohne etwas zu tun zu haben. Es gab eine stete unterschwellige Stimmung der Feindseligkeit und des Leidens (distress). Für das Personal war es weitgehend eine Sache des Überlebens, bei dem sie mit Blick auf die Uhr und das Ende ihrer Schicht das bloße Minimum taten. Die Beschreibung «Kuschel-Ecke» ergab sich aus ihrem unmittelbaren Erleben; sie war eine bloße Karikatur. Die Unterschiede zwischen den beiden Arten des Settings werden in **Tabelle 8-1** zusammengefaßt.

Tabelle 8-1: Zwei Arten des Pflege-Settings

	Typ A	Typ B
Rolle des Managers	Autoritär, distanziert	Beispielhaft, zugänglich
Statusunterteilungen unter dem Personal	Groß, rigide	Gering, flexibel
Status der Klienten	Am niedrigsten von allen	Dem Personal gleichgestellt
Kommunikation	In eine Richtung, unpersönlich	In beide Richtungen, zwischenmenschlich
Gefühle und Verletzlichkeiten	Verborgen, unbearbeitet	Offen zutageliegend, bearbeitet
Machtgefälle	Hoch	Gering

8.2 Streß, Anspannung und Burn-out

Der Zustand, den wir als Burn-out kennengelernt haben, wurde zuerst als ein Verlust an Energie, Freude, Vision und Hingabe sowie als allgemeines Gefühl beschrieben, daß es unmöglich sei, eine Tätigkeit so wahrzunehmen, wie sie eigentlich wahrgenommen werden sollte [z. B. Freudenberger, 1974; Maslach, 1982]. Burn-out unterscheidet sich eindeutig von einfacher Erschöpfung, die sich durch Ruhe und Erholung beheben läßt. In manchen Fällen beginnt ein Burn-out auf dramatische Weise: Eine Person hat unter Umständen ganz plötzlich das Gefühl, sie könne nicht zur Arbeit gehen. Häufiger verläuft dieser Prozeß jedoch schrittweise über einen Zeitraum von Monaten oder sogar Jahren. Natürlich sind Faktoren von persönlicher Art am Burn-out beteiligt. In der Forschung zu diesem Thema kommt man jedoch in beträchtlichem Umfang zu dem deutlichen Schluß, daß die Hauptursachen in der Funktionsweise von Organisationen, vor allem in Unzulänglichkeiten in der Konzeptionierung von Arbeitsplätzen, im Fehlen unterstützender Strukturen und in der Arbeitsbelastung selbst liegen.

Burn-out ist besonders wahrscheinlich in Beschäftigungen, die deutlich die Qualität einer Berufung tragen, und es wurde in den für- und versorgenden Berufen eingehend untersucht [z. B. Chernis, 1980]. In der Demenzpflege war es jedoch bislang noch keiner eingehenden Erforschung unterworfen, obwohl es guten Grund zu der Annahme gibt, daß es auf diesem Gebiet ein ernsthaftes Problem darstellt. Burn-out ist wahrscheinlicher bei einer sehr bedürftigen Klientengruppe [Maslach, 1978].

Bei der Entwicklung eines Burn-out wurden drei Hauptstadien identifiziert; das erste Stadium ist Streß, wie in **Abbildung 8-1** gezeigt. Zunächst wird ernsthaft versucht, die Arbeit zu bewältigen, indem allen ihren Aspekten eingehende Aufmerksamkeit gewidmet wird. Ein Angestellter hat Vision, Energie und Entschlos-

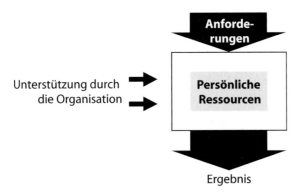

Abbildung 8-1: Streß als Einflußgröße auf das Arbeitsergebnis

senheit, und eine kurze Zeit lang scheint es, als sei es möglich, die Arbeit gut zu erledigen. Das Ergebnis an guter Arbeit ist umfangreich. Die Anforderungen sind jedoch zu hoch, als daß sich diese Anstrengung aufrechterhalten ließe. Es entwickelt sich ein Zustand, in dem sich der Körper in einem mehr oder weniger permanenten Zustand der Übererregtheit befindet. Unter Umständen wird die Gesundheit allmählich beeinträchtigt, mit einer verringerten Resistenz gegenüber Virusinfektionen oder Symptomen wie Kopf- oder Rückenschmerzen. Es kann zu wiederkehrenden Angstzuständen kommen, und das Schlafmuster kann gestört sein. Streß, der sich aus dem Arbeitsplatz ergibt, tendiert zu Nebenwirkungen, z. B. einer Verschlechterung enger Beziehungen oder dem Verlust an Interesse für Freizeitaktivitäten. Eine sensible Person neigt unter Umständen dazu, das Problem zu internalisieren und den Streßzustand als Folge persönlicher Unzulänglichkeit zu bezeichnen. Unglücklicherweise ist dies eine Sichtweise, mit der manche Organisationen nur allzugern übereinstimmen.

Das zweite Stadium wird oft als eines der Anspannung beschrieben, wie in **Abbildung 8-2** dargestellt. Jetzt sinkt das Ergebnis an guter Arbeit, während die Erkenntnis zunimmt, daß die Tätigkeit, wie sie ursprünglich ins Auge gefaßt wurde, nicht durchführbar ist. Wie beim Streß hat Anspannung ihre Entsprechungen in einer veränderten Körperchemie, vor allem im Erleiden negativer Veränderungen des hormonellen Gleichgewichts. Es ist, als sei der Körper ständig im Alarmzustand gewesen, ohne jemals herauszufinden, gegen was er zu kämpfen oder vor was er wegzulaufen habe. Anspannung über lange Zeit scheint mit einer erhöhten Empfänglichkeit für schwere Erkrankungen, wie etwa Krebs, Darmulzera und Herzerkrankungen, einherzugehen [z. B. Cooper, 1984]. Auch das chronische Müdigkeitssyndrom, über das noch sehr wenig bekannt ist, kann in einem gewissen Zusammenhang mit kontinuierlicher Anspannung stehen.

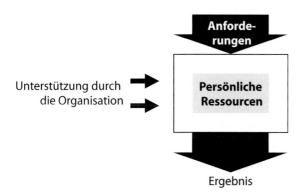

Abbildung 8-2: Anspannung als Einflußgröße auf das Arbeitsergebnis

Das dritte Stadium ist eines von konstanterem Funktionieren auf niedrigem Niveau, wie in **Abbildung 8-3** wiedergegeben. Jetzt wird nicht länger versucht, alles zu tun, was die Tätigkeit wirklich erfordert. Es wird ein neues Gleichgewicht zwischen persönlichen Ressourcen und den Anforderungen der Organisation gebildet. Viele Aufgaben werden werden mit Mindestaufwand durchgeführt, und in der Pflegearbeit besteht die Tendenz, sich nach Erledigung der grundlegenden Aufgaben zurückzuziehen. Die Vorstellung, die Bedürfnisse des Klienten in vollem Umfang befriedigen zu sollen, wird aufgegeben, und es stellt sich eine Art von psychologischem «Disengagement» ein.

Burn-out wird auf verschiedene Weisen zum Ausdruck gebracht. Die deutlich erkennbaren ersten Anzeichen sind Verspätung, Fehlen am Arbeitsplatz, Achtlosigkeit, Ablehnen von Verantwortung und häufige Krankmeldungen. Oft besteht eine zynische oder reizbare Haltung, verbunden mit Kritik, die sich gegen jeden richtet, der mehr als das anerkannte absolute Minimum tut. Vieles davon gleicht dem Zustand der «erlernten Hilflosigkeit» [Mukulineer, 1995]; eine Person hat entdeckt, daß es sinnlos ist, sich um eine Veränderung zu bemühen, und daß die Ergebnisse außerhalb ihrer Kontrolle liegen. Das dritte Stadium ist demnach eine Art von Pattsituation, die von den MitarbeiterInnen als eine Form des Selbstschutzes entwickelt wurde. Vielleicht ist es die einzige ihnen zu Gebote stehende Art und Weise des Zurechtkommens, während die Organisation ihre Arbeit in solch unrealistischer Weise anordnet.

Diese Darlegung des Burn-out in den für- und versorgenden Berufen mag beleuchten, was sich in der Demenzpflege abgespielt hat. In der Praxistradition, die wir geerbt haben, in der das Personal bei seiner Arbeit sehr wenig Unterstützung und Hilfe bekam, war die Mehrzahl derer, die dies überlebt haben, möglicherweise in einen chronischen Zustand des Burn-out auf niedrigem Level gelangt. Die Situation wurde nur allzuleicht akzeptiert und in die Vorstellung

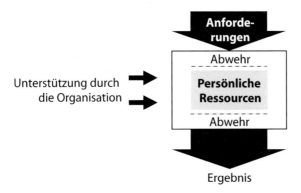

Abbildung 8-3: Mechanismus des dritten Stadiums bei Burn-out (s. Text)

umgewandelt, daß ein grundlegendes Minimum an körperlicher Pflege alles war, was Menschen mit Demenz benötigten. Da wir die Demenzpflege zu verbessern suchen, ist es demnach von entscheidender Bedeutung, daß Organisationen das volle Spektrum psychologischer und moralischer Verantwortlichkeiten übernehmen und Bedingungen schaffen, unter denen ihre Angestellten gedeihen können.

8.3 Für das Personal sorgen

Bis hierher ging es bei den bislang in der Demenzpflege erreichten Verbesserungen weitaus mehr um die Lebensqualität der Klienten als um die der MitarbeiterInnen. Das Wohlbefinden vor allem von Pflegeassistenten wurde in trauriger Weise vernachlässigt. Indessen wird früher oder später deutlich, daß eine enge Verbindung zwischen dem Personsein von Klienten und dem der MitarbeiterInnen besteht; es ist nur kurzfristig von Vorteil, letzteres zu ignorieren. Es gibt viele Wege, auf denen eine Organisation sich um ihr Personal kümmern kann, und acht von ihnen werden wir kurz betrachten. Das folgende beruht auf einem Text, den Robert Woods und ich für eine Einrichtung der Wohlfahrtspflege, die ihre Demenzpflege verbessern wollte, geschrieben haben. Es greift teils auf unsere eigene Erfahrung und teils auf Gespräche mit mehreren erfahrenen Praktikern zurück [Kitwood und Woods, 1996].

8.3.1 Bezahlung und betriebliche Leistungen

Der Kernpunkt ist einfach und offensichtlich: Die MitarbeiterInnen sollten für ihre Arbeit angemessen entlohnt werden. Eine gute Organisation trifft Vorkehrungen gegen Krankheit und bei Urlaub und gibt denjenigen, die dies wünschen, Gelegenheit, in eine betriebliche Altersversorgung einzuzahlen. Wo diese Arrangements nicht getroffen werden, gibt die Organisation den MitarbeiterInnen zu verstehen, daß sie kaum mehr ist sind als GelegenheitsmitarbeiterInnen; es überrascht nicht, wenn die Mitarbeiterinnen und Mitarbeiter ihrerseits lockere Einstellungen und geringe Hingabe zeigen. Hingegen schafft ein gesunder Rahmen der Bezahlung und der Arbeitsbedingungen Sicherheit und vermittelt dem Personal, daß es geschätzt wird.

8.3.2 Einarbeitung

Das Erleben in den ersten paar Wochen nach Aufnahme der Arbeit verdient sehr sorgfältige Aufmerksamkeit. Die Besorgnis und der Mangel an Vertrauen, den viele neue Angestellte verspüren, ist leicht zu unterschätzen. Ein gut konzipierter Einarbeitungsprozeß könnte über – sagen wir – 2 Monate laufen und dem neu Hinzugekommenen Zeit geben, sich alle notwendigen Informationen anzueignen und alle grundlegenden Aufgaben zu lernen. Eine Möglichkeit besteht darin, zwei Einarbeitungspakete zu verwenden. Das erste enthält Einzelheiten zu den betrieblichen Leistungen, zur Bezahlung und zur betrieblichen Altersvorsorge, zu Gesundheit und Sicherheit, zum Brandschutz, zu Disziplinarverfahren etc. Das andere steht mehr in Beziehung zur Tätigkeit selbst, mit einer klaren Feststellung dessen, was von einer bestimmten Rolle erwartet wird, sowie Informationen zur Pflegeplanung, Supervision und zu Qualitätsstandards. Es könnte auch Material zur Demenz und Demenzpflege enthalten. Während der Einarbeitungszeit wird ein Mitarbeiter ein höheres Maß an Supervision benötigen und sollte raschen, informellen Zugang zu einer erfahrenen Person haben, die ihn anleiten und unterstützen kann.

8.3.3 Ein Team schaffen

Pflege ist weitaus mehr als eine Angelegenheit von Individuen, die sich um Individuen kümmern. Im Idealfall ist es die Arbeit eines Teams von Menschen, deren Wertvorstellungen sich auf einer Ebene befinden und deren Talente beim Erreichen eines gemeinsamen Ziels freigesetzt werden. Es ist unwahrscheinlich, daß dies nur durch Zufall geschieht. Wird der Aufbau eines Teams vernachlässigt, so wird das Personal wahrscheinlich seine eigenen kleinen Cliquen bilden und allmählich in geheimem Einverständnis die weniger offensichtlichen Teile der Pflege meiden. Unter Umständen ist eine auf Entwicklung zielende Gruppenarbeit erforderlich, um das Sich-Öffnen zu erleichtern und zwischenmenschliche Barrieren abzubauen. Besonders wichtig ist es, die Bildung eines engen Zusammenhaltes zwischen den leitenden Pflegekräften zu fördern, einen Konsens über das Wesen guter Pflegepraxis zu erzielen sowie über die Art und Weise, in der leitende und überwachende Funktionen durchgeführt werden, Übereinstimmung zu finden. Bei Ankunft neuer Mitarbeiter sollten diese richtig in das Team integriert werden.

8.3.4 Supervision

In einem derart mit Ungewißheit beladenen Bereich wie der Demenzpflege ist es von vitaler Bedeutung, daß das Personal ein regelmäßiges Feedback über seine Arbeit erhält und Gelegenheit hat, Themen daraus mit jemandem zu besprechen, der über größere Erfahrung verfügt. In den besten Pflegeeinrichtungen werden alle Angestellten einschließlich des Managers regelmäßig supervidiert. Eine gute Einteilung sind eine Stunde Supervision im Monat und für neue Mitglieder der Belegschaft eine Stunde alle 14 Tage während der ersten paar Wochen ihrer Tätigkeit. Eine effiziente Supervision umfaßt die Bildung einer Art «Lernallianz» (learning alliance) mit einem klaren Verständnis für den Zweck und die Art der Durchführung [Hawkins und Shohet, 1989]. Zwischen tatsächlich arbeitsbezogenen Themen und Angelegenheiten von eher persönlicher Natur, die einer Beratung außerhalb des Arbeitsplatzes bedürfen könnten, sollte eine ungefähre Grenze gezogen werden. Es entspricht jedoch einer Supervision, eine Art «schützenden Halt» (containment) bei schmerzlichen Gefühlen, die sich unmittelbar aus der Arbeit ergeben, zu bieten. Supervision könnte zu Vereinbarungen über zu ergreifende Maßnahmen führen, etwa wenn deutlich geworden ist, daß eine bestimmte Fertigkeit fehlt. In manchen Settings erhalten die Supervisanden Gelegenheit zu einem Feedback betreffs ihrer Supervisoren; es ist beinahe wie eine umgekehrte Supervision. Es gibt auch Raum für etwas Supervision in Kleingruppen, vielleicht, um aus einem positiven oder negativen kritischen Vorfall zu lernen.

8.3.5 Betriebsinternes Training

In der Pflegearbeit auf allen Ebenen ist es ein zweckmäßiges Ziel, das Heranbilden eines «nachdenkenden, sich selbst reflektierenden Praktikers» (reflective practitioner) [Schön, 1983] zu fördern, einer Person, deren Arbeit flexibel, selbstsicher und voll Verständnis ist. Eine mechanisierte Herangehensweise, bei der es sich lediglich um das Erwerben von «Kompetenzen» handelt, geht nicht annähernd so weit. Das Training von MitarbeiterInnen wird – wenn es gut konzipiert ist – einen Prozeß des Erfahrungslernens in Gang setzen, das einen Kreislauf von Aktion, Reflexion und Konsolidierung einer besseren Praxis umfaßt [Kolb, 1992].

Vieles von dem betriebsinternen Training kann vom Manager und vom leitenden Pflege-Team durchgeführt werden, wenn die Organisation ihnen ermöglicht hat, zu lernen, wie man das macht. Training geschieht besser im Team als individuell, weil die Mitglieder gemeinsame Ziele entwickeln und einander beim Verbessern ihrer Praxis unterstützen können. Vereinzelte Trainingsmaßnahmen sind relativ unwirksam, da der Lernzyklus wahrscheinlich nicht abgeschlossen wird.

Ein strukturiertes Programm von beispielsweise 6 zweistündigen Sitzungen über 6 Monate hinweg erbringt weitaus wahrscheinlicher eine kreative Veränderung. Der Trainingsinhalt sollte niemals ausschließlich theoretischer Natur sein, wie dies bei Demenz oft der Fall war. Er sollte die MitarbeiterInnen dazu anregen, ihre Praxis kontinuierlicher Reflexion zu unterziehen.

8.3.6 Individuelle Personalentwicklung

Über den eher offenkundigen Trainingsthemen und diesen übergeordnet besteht die Frage, wie jedes Mitglied der Belegschaft dazu befähigt werden kann, auf seine ganz eigene Weise zu gedeihen. In jedem Pflege-Team gibt es wahrscheinlich ein reiches Spektrum an Fähigkeiten und Interessen, die in die Arbeit einbezogen werden könnten. Werden MitarbeiterInnen einfach nur benutzt oder wird Pflege auf eine zu enge Weise definiert, so bleiben sie weitgehend verborgen. Eine fürsorgende Organisation wird es dem Personal ermöglichen, Kurse zu besuchen, flexiblere Arbeitszeiten anbieten, so daß einem besonderen Interesse nachgegangen werden kann, Neuerungen in den für die Klienten arrangierten Aktivitäten ermutigen und gestatten, daß Arbeitsplätze neu beschrieben werden, um neue Interessen zu berücksichtigen.

8.3.7 Anerkennung beruflicher Erfahrung und Beförderung

Eine Organisation, die sich um ihre MitarbeiterInnen kümmert, wird es denen, die sich in hohem Maße einsetzen, ermöglichen, eine Art Anerkennung ihrer beruflichen Erfahrungen verbunden mit berufsbegleitender Fortbildung («accreditation») zu erlangen und über einen Beförderungsmodus verfügen, der über den Status einer «angelernten MitarbeiterIn» hinausführt. Es gibt mehrere Programme, die eine landesweit anerkannte Fortbildung («accreditation») in Demenzpflege bis hin zu Qualifikationen auf Universitätsniveau ermöglichen. [So ist es in an der Universität von Bradford möglich, daß Pflegeassistentinnen durch Absolvierung mehrerer berufsbegleitender Module eine Art staatliche Anerkennung erwerben können. Anm. d. Hrsg.] Soll die berufliche Fortbildung («accreditation») eine etablierte Praxis werden, so wird sie möglicherweise auch ein oder zwei Mitglieder des leitenden Pflege-Teams umfassen, die sich zusätzlich zu ihrer normalen Rolle als Supervisoren [Kitwoods Verwendung des Supervisionsbegriffs schwankt zwischen der einer therapeutischen Begleitung in Berufsprozessen und der einer Vorgesetztenaufgabe. Hierin spiegelt sich das ambivalente Supervisionsverständnis im angelsächsischen Raum wieder. Anm. d. Hrsg.] als Ratgeber, Tutoren oder Mentoren qualifizieren. Indirekt wird der gestiegene Aktivitätsgrad die Pflegequalität verbessern. Indem den Mitgliedern der Belegschaft mehr Gelegenheit gegeben wird, Qualifikationen mit besonderem Bezug zur Demenzpflege zu erwerben, steigt wahrscheinlich auch der allgemeine Status dieser Tätigkeit.

8.3.8 Effiziente Qualitätssicherung

Im allgemeinen wird Qualitätssicherung als ein Weg gesehen, die Bedürfnisse und Interessen von Klienten zu schützen und die Inspektoren und leitenden Manager dahingehend zu befriedigen, daß grundlegende Pflegestandards erfüllt werden. Der gesamte Prozeß hat auch noch eine andere Funktion: Er ist ein Weg, den MitarbeiterInnen ein systematisches Feedback und folglich, wenn richtig damit umgegangen wird, Sicherheit bei der Arbeit zu geben. Bei jedem Assessment der Pflegepraxis sollte demnach der «Entwicklungsschleife», d.h. einer Denk- bzw. Diskussionspause zur Entwicklung eines gemeinsamen Plans (developmental loop) große Aufmerksamkeit gewidmet werden, das heißt, gesammeltes Datenmaterial sollte den MitarbeiterInnen als Diskussionsgrundlage zugänglich gemacht werden, damit ein Plan zur Verbesserung der Pflege erstellt werden kann. Im Idealfall generiert jede Qualitätssicherungsrunde solch einen Plan, und die nächste Runde liefert Informationen darüber, ob der Plan auch tatsächlich effizient umgesetzt wurde. Es gibt einen unaufrichtigen Weg des Vorgehens bei der Qualitätssicherung, der im wesentlichen darin besteht, «dabei gesehen zu werden, wie man das Richtige tut». Es ist eine weitaus stärkere Herausforderung, sich der Realität zu stellen und im besonderen zu begutachten, was mit den Klienten im Pflegeprozeß tatsächlich geschieht. Geschieht dies, so wird es notwendig sein, einigen bislang gemiedenen Themen ins Auge zu blicken; es besteht jedoch die Möglichkeit, einen positiven Kreislauf in Gang zu setzen, der die Befriedigung bei der Arbeit enorm steigert.

8.4 Die richtigen Leute einstellen

Wenn eine Organisation gut funktionieren soll, so ist es natürlich von entscheidender Bedeutung, daß sie über einen zuverlässigen Prozeß für die Auswahl von MitarbeiterInnen verfügt. Dies ist nicht einfach nur eine Sache der Qualifikation auf dem Papier und der Erfahrung, es ist auch eine Frage ihres Potentials zur Entwicklung im Prozeß der Arbeit selbst. Ein Pflege-Setting mag alle richtigen strukturellen Merkmale einschließlich der soeben untersuchten acht Punkte haben, wenn die Angestellten jedoch für ihre Tätigkeit ungeeignet sind, werden sehr rasch Grenzen erreicht sein. Zum Glück erwählen in dieser Zeit steigender Erwartungen an die Demenzpflege viel mehr für diese Tätigkeit gut geeignete Menschen eben dieses Arbeitsgebiet zu ihrer Spezialität.

Die richtigen Menschen in die Demenzpflege hineinzuziehen bringt es mit sich, die Arbeitsplätze in einer Weise zu konzipieren, die sie sowohl herausfordernd als auch attraktiv im Sinne des im vorangehenden Abschnitt Besprochenen macht. So werden gut motivierte Menschen beispielsweise dazu ermutigt, PflegeassistentIn oder PflegehelferIn zu werden, wenn es einen Weg der Beförderung und Gelegenheiten zur persönlichen Entwicklung gibt. Die Tätigkeit, wie sie beschrieben wurde, muß etwas mit der Realität zu tun haben. Manche Wohnheime leugnen noch immer das Vorhandensein von Demenz und bereiten das Personal dementsprechend auch nicht darauf vor. Beim betreuten Wohnen beschreiben einige Anbieter die Tätigkeit der Betreuungsperson noch immer so, als seien alle Bewohner psychisch unabhängig, während dies in Wirklichkeit nur sehr selten der Fall ist.

Beim Auswahlprozeß bedarf es großen Scharfblicks. In vieler Hinsicht sind Einstellungen und Haltungen der Schlüssel. Es ist relativ leicht, jemandem beim Erwerb von Kenntnissen und Fertigkeiten zu helfen, aber Einstellungen und Haltungen lassen sich oft schwer ändern. Diskriminieren des Alters («ageism»), Starrheit und jene Arroganz, die für einen Mangel an Offenheit gegenüber neuem Lernen spricht, sind besondere Nachteile. Eben dies sind die Veranlagungen, bei denen die Tendenz besteht, daß sie durch starke psychische Abwehr aufrechterhalten werden. Der Demenzpflege förderliche Einstellungen und Haltungen können sich unter Umständen durch Erfahrungen wie Elternschaft, Pflegschaft oder das Betreuen eines älteren Menschen in der Familie entwickelt haben. Manche Menschen haben durch ihre Arbeit für eine wohltätige Organisation beratende Orientierungen entwickelt. Wer auf dem Gebiet der Lernbehinderungen gearbeitet hat, ist auf Demenzpflege oft gut vorbereitet.

An diesem Punkt der Geschichte, wo so wenig getan wurde, um für ein Training zu sorgen, welches für das Arbeiten mit Demenz spezifisch ist, bedeuten Qualifikationen der herkömmlichen Art auf dem Papier sehr wenig. Sehr wenige Pflegepersonen haben beispielsweise irgendeine psychologische Vorbereitung für die Arbeit auf diesem Gebiet erhalten. Selbst Pflegepersonen, die eine psychiatriefachpflegerische Ausbildung genossen haben, haben nur wenig mehr als eine vereinfachte Einführung in das medizinische Modell erhalten, die in der Pflegepraxis nur sehr wenig Hilfe bietet. Ähnliches gilt auch für die Ausbildung in der Sozialarbeit, wo die Demenz nur sehr geringen Raum in dem zum Abschluß führenden Curriculum einnimmt. Mit einigen gut qualifizierten Fachkräften muß ironischerweise ein regelrechtes «Entlernen» vorgenommen werden, weil sie die pathologisierenden und distanzierenden Einstellungen und Haltungen, die mit den älteren Sichtweisen einhergehen, übernommen haben. Andererseits kommen viele Menschen, die eine bemerkenswerte Begabung für die Demenzpflege zeigen, zu dieser Tätigkeit, ohne über die beruflichen Standardqualifikationen zu verfügen. Es ist von vitalem Interesse, ihnen Wege zu öffnen, sich auch formell zu qualifizieren und sich so zu den echten Spezialisten zu entwickeln, die dieses Gebiet so dringend benötigt.

Während des Auswahlprozesses lassen sich die Einstellungen und Haltungen einer Person oft dadurch herausfinden, daß man sie bittet, Beispiele für gute und schlechte Praxis zu beschreiben. Manche Arbeitgeber laden die BewerberInnen ein, zu kommen und ein paar Stunden im Pflegeumfeld zu verbringen und in direktem Kontakt mit den Klienten zu sein. Anhand der Beobachtung ihrer Interaktionsweise läßt sich oft erkennen, wer wirklich für diese Art von Arbeit geeignet ist. Menschen mit Demenz haben im allgemeinen ein deutliches Gespür dafür, wer sich wirklich um sie kümmert, und sie haben so auch ihre eigenen Auswahlverfahren.

Ein ganz entscheidender Faktor einer erfolgreichen Anstellung ist der «psychologische Kontrakt» (psychological contract) [Handy, 1976]. Der Vertrag ist stimmig, wenn sowohl die Wünsche und Erwartungen des Angestellten, als auch die Anforderungen des Arbeitgebers und die tatsächliche Situation am Arbeitsplatz übereinstimmen. Ist dies nicht der Fall, treten wahrscheinlich Probleme auf. Nehmen wir beispielsweise an, eine Organisation würde im allgemeinen geringe Erwartungen an die Demenzpflege stellen und hätte ihre Praktiken entsprechend konzipiert, so wäre ein talentierter neuer Mitarbeiter, der mit hohen Erwartungen kommt, wahrscheinlich schon bald frustriert oder desillusioniert – sehr wahrscheinlich ein Opfer für ein Burn-out. Viele hervorragenden Leute haben die Demenzpflege verlassen, weil das, was man von ihnen zu tun verlangte, nicht mit ihren Wertvorstellungen übereinstimmte. Nehmen wir andererseits an, eine Organisation hätte sehr hohe Standards gesetzt. Dann gäbe es ernsthafte Schwierigkeiten, gute Arbeit von einem Mitarbeiter zu bekommen, der hauptsächlich danach trachtet, ein wenig Geld zu verdienen. Verständlicherweise gibt es viele Menschen, bei denen dies der Fall ist; Pflegetätigkeit ist vielleicht der einzige ihnen offenstehende Weg einer Anstellung. Probleme dieser Art werden erschwert durch einen hohen Anteil an Teilzeitkräften, die im allgemeinen einen geringeren Einsatz zeigen, wie im Fall der «Kuschel-Ecke» (s. Kap. 8.1). Die kreativste Lösung besteht darin, eine Gelegenheit zu echter Entwicklung am Arbeitsplatz zu bieten, so daß sich der psychologische Kontrakt neu verhandeln läßt.

8.5 Abwehrmechanismen von Organisationen und Demenzpflege

Wie wir mehrfach in diesem Buch festgestellt haben, scheint die menschliche Psyche verschiedene Wege entwickelt zu haben, um Angst abzuwehren – die «Abwehrmechanismen des Ego». Wir haben auch die Vorstellung berührt, daß es Abwehrprozesse gibt, die im Verlauf der Interaktion auftreten; zu diesem Punkt kehren wir in Kapitel 9 zurück. Eine weitere Hypothese der Tiefenpsychologie besteht darin, daß sich die Abwehrprozesse von Menschen, wenn diese in einer Art von Kollektiv zusammenkommen, aneinander ausrichten.

In vielen Organisationen ist es, als hätten die MitarbeiterInnen auf unbewußter Ebene Absprachen darüber getroffen, welche Dinge dem Bewußtsein verborgen bleiben müssen, und mit welchen Dingen sich durch die gewöhnlichen Prozesse symbolischer Interaktion auf bewußter Ebene sicher umgehen läßt [de Board, 1978]. Wenn Menschen auf diese Weise verbunden sind, so ist ein Teil ihrer individuellen Psyche verlorengegangen bzw. der Organisation «übertragen» worden. Solange die Strukturen der Organisation intakt sind, hält die Abwehr stand, wird die Organisation jedoch abgebaut oder bricht in eine Krise aus, so werden die in Schach gehaltenen Ängste mobilisiert und bringen manche Menschen an den Rand einer Paranoia.

Es wurde dargelegt, daß Abwehrprozesse oft in Pflegeeinrichtungen Wirkung zeigen. Eine berühmte Pflegepraxisstudie von Isabel Menzies [1972] förderte dies zutage. Ihr Argument war, daß Pflegepersonen ständig mit Situationen konfrontiert werden, von denen erwartet werden könnte, daß sie extreme Angst auslösen, und für die sie gewöhnlich keine emotionale Unterstützung erhalten. Sie müssen Menschen helfen, die in hohem Maße verletzlich sind, bisweilen Schmerzen haben und oft ängstlich und allein sind; die Macht über Leben und Tod liegt in ihren Händen. Es ist wahrscheinlich, daß eine Reihe mächtiger und bisweilen einander widersprechender Emotionen geweckt wird: Mitgefühl, Mitleid, Furcht, Ekel, Neid, sexuelles Verlangen. Indessen waren die von Menzies beobachteten Pflegepersonen im allgemeinen sehr gefaßt, und die Normen ihres Berufs bewirkten eine beinahe unmenschliche Selbstkontrolle. Menzies erklärte diesen Widerspruch unter Einsatz der psychodynamischen Hypothese von Abwehrprozessen und identifizierte einige der «irrationalen» Verfahren, die einer defensiven Funktion zu dienen schienen.

Die Demenzpflege bietet eine Situation, die der allgemeinen Pflege in mancher Hinsicht ähnlich ist. Wie ich dargelegt habe, konzentrieren sich die Ängste auf zwei Hauptthemen: Altern und Gebrechlichkeit, Verrücktsein und Verlust des Selbst – mit der zusätzlichen Bedrohung, «eines Tages könnte ich es sein». Die eigentliche Aufgabe des Für- und Versorgens ruft unter Umständen bisweilen

8. Die für- und versorgende Organisation

zusätzlich Ekel und Gefühle von Ohnmacht und Schuld hervor. In vielen Pflegeeinrichtungen der alten Art scheinen Abwehrprozesse ähnlich den von Menzies beschriebenen am Werk zu sein. So besteht beispielsweise oft eine unnötige und «irrationale» Form der Reglementierung. Die Pflegenden neigen dazu, sich bereitwillig praktischen Aufgaben zu widmen, während sie die subtileren Aufgaben der psychologischen Fürsorge vernachlässigen. Es gibt verschiedene Taktiken, Menschen mit Demenz auf Distanz zu halten, einschließlich der Verwendung entmenschlichender Bezeichnungen und des einfachen physischen Rückzugs. Oft entwickeln sich keine echten Beziehungen zu den Klienten, und Bedürfnisse nach primärer Bindung und Zuneigung werden nur sehr unzureichend befriedigt.

Praktiken wie diese lassen sich durch Verwenden eines vereinfachten medizinischen Modells von Demenz sehr leicht rationalisieren. Die Vorstellung einer fortschreitenden Neuropathologie läßt sich mit einem geschickten Kunstgriff zu der Implikation verwenden, Menschen mit Demenz würden nicht leiden und nur wenig mehr als die grundlegende körperliche Pflege benötigen. Dem Gipfel neuropathischer Ideologie begegnete ich in einem Pflegeheim, das einer privaten Gesellschaft gehörte. Es hatte vier Einheiten, eine entsprechend jedem vorgeblichen Stadium der Demenz. Die Bewohner in der vierten Einheit, so erklärte mir ein leitender Manager, seien «regelrecht hirntot». Außer während der Körperpflege bekamen sie nahezu keinerlei menschlichen Kontakt. Vermutlich bestand die Ideologie in dem, was die Mehrheit der MitarbeiterInnen auf einer bewußten Ebene glaubte, und enthob sie sowohl der Angst als auch der Verantwortung.

Wenn Abwehrprozesse sich eingeschliffen haben, so ist eine Organisation wahrscheinlich schwer in ihrer Fähigkeit behindert, eine gute Pflege zu bieten. Die Gespräche im Alltag werden zu trivial sein, zuviele Gefühle werden nicht zum Ausdruck gebracht, die Mitglieder der Belegschaft werden zuviel von sich selbst in den kollektiven Abwehrmechanismen verloren haben. Von den zwei Stilen und Strukturen, die wir weiter oben in diesem Kapitel betrachtet haben, arbeitet Typ A weitaus wahrscheinlicher auf hochgradig abwehrende Weise; Machtausübung und Abwehrbereitschaft gehen Hand in Hand. Obwohl das Vorhandensein einer eher kooperativen Struktur ähnlich dem Typ B zwar eine notwendige Vorraussetzung für den Abbau von Abwehr darstellt, bietet sie dennoch keine Garantie dafür. Die Ängste, welche die Demenz umgeben, sind sehr groß, und das Unbewußte ist äußerst einfallsreich im Schaffen neuer Formen des Vermeidens. Eine fürsorgende Organisation täte gut daran, bewußte Schritte zu unternehmen, um den Abbau von Abwehr dauerhaft zu gestalten.

8.6 Veränderungen Wirklichkeit werden lassen

Es ist niemals einfach oder leicht, neue Praktiken in eine Organisation einzuführen. Befindet sich eine bestimmte Struktur erst einmal vor Ort und ist ein fester Weg, Dinge zu tun, einmal etabliert, so tendieren sie dazu, bestehen zu bleiben. Mit einem bestimmten Zweck eingeführte Veränderungen werden zwischenzeitlich abgelenkt oder unterwandert; jede Bedrohung des Status quo trifft unter Umständen auf unbewußten Widerstand. Diese Betrachtungen gelten für jedwede Art einer organisatorischen Veränderung. Besteht das zentrale Thema darin, in einem Dienst am Menschen zu mehr person-zentrierten Praktiken zu wechseln, sind die Probleme tatsächlich sehr groß. In den vergangenen Jahren wurde dem allgemeinen Thema organisatorischer Veränderung große Aufmerksamkeit gewidmet, und zumindest etwas von dem gewonnenen Wissen wird auf die Demenzpflege angewendet. Ein Artikel von Lynne Phair und Valerie Good [1995] beispielsweise gibt jedem, der Verbesserungen in der Demenzpflege voranbringen möchte, eindeutigen Rat.

Lassen Sie uns annehmen, daß die Initiative von einer oder mehreren Personen in mittlerer Position ausgeht, wie es im Fall der Demenzpflege sehr wahrscheinlich ist, und daß die Gesamtstruktur der Organisation eine Art Hierarchie darstellt. Vielleicht stehen diejenigen, welche die Veränderung bewirken, auf der Ebene der Leitung eines Tageszentrums, einer Station im Krankenhaus oder eines Wohnheims. Ein Problem besteht darin, wie man die Organisation in weiterem Sinne dazu bekommt, zu akzeptieren, daß die vorgeschlagene Veränderung eine gute Idee ist, und sie dann positiv zu unterstützen. Ein weiteres Problem besteht darin, sich der Hingabe des Personals der engagierten Mitwirkung der MitarbeiterInnen zu versichern. Der Erfolg des gesamten Unternehmens erfordert klares strategisches Denken, eine Art macchiavellischen Bewußtseins dafür, wo Macht und Interessen liegen, und dann ein genaues Beachten der Taktik. Viele gute Ideen gehen aufgrund eines Versagens praktischer (und in gewisser Weise politischer) Intelligenz verloren.

Es ist beispielsweise notwendig, sehr klar in Bezug auf das zu sein, was zu tun ist, und eine Zeit zu wählen, zu der es realistisch ist, es zu versuchen. Die Vorschläge müssen denjenigen präsentiert werden, die die Macht haben, sie zu billigen und zu unterstützen, und es muß in einer Weise geschehen, die erkennbar mit einigen der übergeordneten Ziele der Organisation übereinstimmt. Es sollte ein detaillierter Plan erstellt werden, der genau zeigt, wie, in welchen Stadien und über welchen Zeitraum eine Veränderung eingeführt werden kann. Der Plan sollte auch Wege beinhalten, auf denen überwacht werden kann, ob die Veränderungen wirklich vorgenommen wurden, auf denen sich ihre Effizienz beurteilen läßt und auf denen sichergegangen werden kann, daß die Veränderungen auf Dauer verankert werden. Die Kosten müssen realistisch und zu rechtfertigen sein.

Obwohl person-zentrierte Pflege nicht im Einklang mit vielen der gegenwärtigen Trends steht und sicherlich im Widerstreit mit jeder Hinwendung zu Routinierung, Standardisierung und Kostensenkung liegt, hat sie nun eine moralische Kraft, die nicht unterschätzt werden sollte. Die meisten Organisationen in der Demenzpflege möchten so gesehen werden, als gäben sie eine exzellente Pflege; sicher ist es genau dies, was ihre «Kunden» wünschen. Die Herausforderung liegt darin, die Organisationen auch dazu zu bringen, es zu tun, statt einfach nur eine Fassade zu wahren.

8.7 Das Pflege-Setting und die Gemeinde

Jede Organisation ist Teil der Gesellschaft und mit ihr durch historische, ökonomische und persönliche Bande verwoben. Jedes Pflege-Setting hat sein lokales Umfeld, und seine Beziehung zu diesem Umfeld ist ganz entscheidend für sein Wohlbefinden. Viele der Kliniken für Geisteskrankheiten alten Stils lagen bewußt ein wenig von den Gemeinden, denen sie dienten, entfernt – und gewöhnlich auf dem Land. Vielleicht nahm man an, die Patienten würden frische Luft und einen vollständigen Szenenwechsel benötigen. Oft vermittelten diese Orte eine Aura über Vorahnung; unschuldige Namen wie «Fulborn», «Cherry Knowle» oder «Craig Duneen» oder wurden zu Symbolen des Grauens. Inzwischen liegt der Schwerpunkt in der Demenzpflege wie auch auf anderen Gebieten der psychiatrische Pflege und Versorgung auf kleineren und anheimelnderen Einheiten mitten im Herzen der Gemeinde. Im Prinzip ist dies sicherlich ein positiver Schritt. Es ist jedoch auch weiterhin möglich, daß diese Orte in Wirklichkeit noch immer genauso isoliert sind, wie jedes beliebige der alten Asyle, und eben weil sie der Gemeinde so nahe sind, können sie eine Quelle noch größerer Ablehnung und Angst sein.

Es lassen sich enorme Vorteile daraus ziehen, wenn die Tore von der stationären Einrichtungen geöffnet werden und Zutritt in beide Richtungen ermöglichen. Die Klienten können ihre Verbindungen zur Gemeinde halten und leichter ein Gefühl von ihrer eigenen Geschichte bewahren, indem sie einkaufen, in die Kneipe, ins Theater, in die Kirche oder in den örtlichen Park gehen. Menschen aus der Gemeinde – nicht nur Verwandte und enge Freunde – können regelmäßige Besucher werden. In manchen Fällen hat eine örtliche Schule engen Kontakt zu einem Tageszentrum oder einem Wohnheim geknüpft. Manche Organisationen bieten Menschen Gelegenheit, vollwertige freiwillige Helfer zu werden, indem sie für die notwendige Vorbereitung und das Training sorgen [Kramer, 1995; Heller, 1996]. Werden ehrenamtliche MitarbeiterInnen voll in die Demenzpflege einbezogen, lassen sich sogar Personalschlüssel von 1:1 erreichen.

Wirklich mehr ein Teil der Gemeinde zu werden, bringt einen Abbau der Barrieren gegenseitigen Mißtrauens mit sich, die oft zwischen Familienangehörigen und bezahlten Betreuenden bestehen. Viele Menschen, die tief in die Betreuung einer Person mit Demenz involviert waren, möchten auch dann noch eine aktive Rolle spielen, wenn diese Person in ein Wohnheim gegangen ist; die Vorstellung, sie sollten nun lediglich Zuschauer sein, ergibt keinen Sinn. Soll ihrem Wunsch stattgegeben werden, so wird bezahltes Personal der Tatsache ins Auge sehen müssen, daß es genau beobachtet wird, und seine Furcht vor Kritik überwinden müssen. Familienangehörige ihrerseits werden ihre Vorurteile gegen bezahltes Personal abbauen und würdigen müssen, wie schwierig dessen Arbeit wirklich ist; ihre Einstellung muß eine der Unterstützung, nicht der Mißbilligung sein. Sind die Schranken erst einmal gefallen, gibt es Potential für enorme Verbesserungen, wie Jean Tobin [1995] in ihrer Besprechung des «Pflege miteinander teilen» (sharing the care) gezeigt hat. Es entwickeln sich bessere Kommunikationswege; Familienmitglieder fühlen sich mehr in der Lage, ihren Wünschen Ausdruck zu verleihen. Sie werden in die Lage versetzt, die Pflege zu geben, die sie wirklich geben wollen, ohne die erdrückende Last, es allein tun zu müssen. Die Pflegeeinrichtung hat effektiv an personeller Ausstattung gewonnen, und dies tatsächlich ohne jegliche Zusatzkosten.

> *Ruth hatte ihren Ehemann John mit großer Hingabe betreut. Er hatte seit etwa 5 Jahren Demenz gehabt, und nun waren beide über 80. John war ein großer, schwer gebauter Mann, und Ruths Gesundheit und Kraft ließen nach. Obwohl sie ein wenig zusätzliche Hilfe erhielt, erkannte Ruth sehr widerstrebend, daß John in ein Wohnheim würde gehen müssen. Sie fand ein ausgezeichnetes Heim nicht weit von ihrem Wohnort entfernt. Zunächst ging John nur tageweise hin, und sie begleitete ihn. Später, als er zu einem ständigen Bewohner geworden war, war Ruth an den meisten Tagen für den größten Teil des Tages anwesend. Neben dem Zusammensein mit John lernte sie auch viele der anderen Bewohner gut kennen. Ihr Beitrag war hochgeschätzt, und sie für ihren Teil blieb der Verpflichtung für ihren Ehemann treu. Dies blieb so bis zu dem Tag, an dem John starb.[10]*

Dies ist ein bemerkenswert erfolgreiches Beispiel für das «Pflege miteinander teilen». Obwohl die Dinge in vielen Fällen nicht so unkompliziert liegen, ist es zumindest ein Modell, nach dem die Praxis streben kann. Je mehr die Schranken zwischen Pflegeeinrichtungen und der Gemeinde abgebaut werden, desto mehr werden auch die Ängste zerstreut, die die Demenz umgeben. Gleichzeitig wird die Berufspraxis bodenständiger, vertrauter, menschlicher werden – und Betreuende aller Art können Mut fassen.

---

10 Das Material für diese Vignette stammt von der «Bradford Dementia Group Carers' Support»-Arbeit.

9. Anforderungen an eine Betreuungsperson

Eine der Folgen des Entpathologisierens von Demenz ist, daß es keine höchste medizinische Autorität gibt, zu der man hinsichtlich definitiver Antworten aufschauen könnte, und daß es auch keine vorgefertigten technischen Lösungen gibt, auf die man sich verlassen könnte. Wenn die behandelbaren Probleme, die das Versagen der Geisteskräfte einer Person umgeben, hauptsächlich im zwischenmenschlichen Bereich liegen, dann müssen auch die entsprechenden Antworten dort gesucht werden. In einem Sinne ist dies Anlaß zur Erleichterung: Es ist nicht mehr notwendig, jene Wache im Tempel der biomedizinischen Wissenschaft fortzusetzen, die wir so lange erdulden mußten. In einem anderen Sinne bietet es jedoch eine enorme Herausforderung, weil es eine volle Annahme von Verantwortung bedeutet: Wir müssen alle Hauptquellen für das Fürsorgen in uns selbst finden.

Es überrascht nicht, daß so oft in der Vergangenheit kein ernsthafter Versuch gemacht wurde, sich mit der psychologischen Tagesordnung von Demenzpflege zu beschäftigen, oder daß die Anforderungen an eine Betreuungsperson zu einer Angelegenheit allgemeiner Freundlichkeit und gesunden Menschenverstandes trivialisiert wurden. Wenn wir die Aufgabe realistisch betrachten, so wird sie selbst in Settings mit beispielhaften Arbeitsbedingungen beängstigend erscheinen. Diese sind jedoch extrem selten, und viel häufiger wird Personal schlecht unterstützt, unterbewertet und erhält nur wenig Gelegenheit, sein Potential zu entwickeln. Betreuungspersonen aus dem Kreis der Familie tun ihrerseits viel von ihrer Arbeit allein. Sie haben eine Aufgabe übernommen, die sich unter den bestehenden Bedingungen unmöglich auf gute Weise erledigen läßt, und es ist keine Aufgabe, für die der Mensch «konzipiert» wurde.

In diesem Kapitel werden wir demnach eingehender untersuchen, was Demenzpflege von Seiten einer Betreuungsperson erfordert, und die Art von persönlicher Entwicklung, die dabei unter Umständen beteiligt ist. Auf einigen in Kapitel 7 dargelegten Vorstellungen aufbauend untersuchen wir zuerst die Rolle der Betreuungsperson beim Schaffen von Interaktion, die die Person stärkt. Dann gehen wir zu einem weniger offensichtlichen Thema über, nämlich dem der verborgenen

Motive, die Menschen oft in die Pflegearbeit hineinziehen. Ich werde darlegen, daß diese Motive zu einer mächtigen Ressource werden können, wenn sie «inneres Eigentum» sind und verstanden und integriert werden. Dies führt zum Thema der Empathie, das in jedem zwischenmenschlichen Zusammenhang von Bedeutung, auf diesem Gebiet, wo die Empfänger von Pflege so leicht depersonalisiert werden, jedoch doppelt wichtig ist. Zum Schluß betrachten wir kurz die Tiefenpsychologie der Pflegearbeit, und ich werde psychodynamische Prozesse, die eine effektive Pflege behindern, und solche, die sie erleichtern, einander gegenüberstellen.

9.1 Der Anteil der Betreuungsperson an der Interaktion

Die erste Anforderung ist täuschend einfach, wenn auch tiefgreifend in ihren Implikationen. Sie besteht darin, daß die Betreuungsperson im Sinne einer tatsächlichen psychologischen Verfügbarkeit auch wirklich verfügbar ist. In der Beratung und Psychotherapie ist dies bisweilen als «freie Aufmerksamkeit» bekannt, das heißt, mit und für eine andere Person ohne Ablenkung von außen und Störung von innen präsent sein und den anderen mit weitaus weniger Verzerrungen, Projektionen und von Vorurteilen getragenen Reaktionen, wie sie echte Begegnung so oft hemmen, wahrzunehmen. Freie Aufmerksamkeit zu vermitteln, ist in jedem Kontext schwierig, dennoch besteht weithin Übereinstimmung, daß sie für psychologisches Arbeiten, das wirklich hilft und heilt, von entscheidender Bedeutung ist. Manche Menschen schaffen es nicht, freie Aufmerksamkeit zu widmen, weil sie in dem mit ihrer beruflichen Rolle verbundenen Eigendünkel gefangen sind. Vor allem, wer über große Macht verfügt, wie Fachärzte und leitende Manager, geht besonders leicht in diese Falle. Bisweilen dreht sich das Problem um schiere Überlastung; die unmittelbaren Anforderungen an die Psyche sind zu groß, als daß sie sie ertragen könnte. Allgemeiner gesprochen versagen Menschen jedoch, weil sie in hohem Maße von ihrer Verletzlichkeit und Angst oder von ihrem Schmerz getrieben werden. Wenn Demenz, wie ich dargelegt habe, gewisse universelle Ängste aktiviert, so liegt hier ein besonders wichtiges Thema. Im umgangssprachlichen Sinne schenken Menschen keine freie Aufmerksamkeit, weil zuviel von ihrem eigenen emotionalen Ballast in den Weg gerät. Präsent zu sein, kann nicht als eine bloße Technik gelernt werden; man muß dem Ballast ins Auge sehen und sich damit auseinandersetzen.

Die Fähigkeit «präsent zu sein», ist ein Geschenk an andere und eine Art Selbstbefreiung. Es bedeutet, weniger besorgt um die Vergangenheit, weniger ängstlich wegen der Zukunft und von daher mehr auf das vor Augen Liegende zentriert zu sein. «Präsent zu sein» bringt es mit sich, die Zwanghaftigkeit im *Handeln* loszulassen und eine höhere Kapazität dafür zu haben, einfach nur *zu sein*. Natürlich befreit es eine Person weder von körperlichem, noch von seelischem Schmerz, obwohl es zu besseren Formen des Umgangs mit Schmerz führen kann. Es ist eine absolute Voraussetzung für eine gute Fürsorge, denn Präsentsein ist die Qualität, die allen echten Beziehungen und jeder Ich-Du-Begegnung zugrunde liegt.

Während die erste Anforderung eine Art des Seins ist, impliziert jede der Interaktionsarten, die wir in Kapitel 7.2 untersucht haben, eine spezifische Form des Handelns. Hier gewinnen wir einen weiteren Einblick in die spezielle Findigkeit, die die Demenzpflege erfordert.

- *Anerkennen* (recognition). Die Betreuungsperson bringt eine offene und vorurteilslose Haltung, frei von Tendenzen des Stereotypisierens oder Pathologisierens mit und begegnet der Person mit Demenz in ihrer Einzigartigkeit.

- *Verhandeln* (negotiation). Die Betreuungsperson stellt alle vorgefertigten Annahmen über das, was zu tun ist, zur Seite und wagt es, zu fragen, zu beraten und zuzuhören.

- *Zusammenarbeiten* (collaboration). Bewußt wird vom Einsatz von Macht und damit von jeder Form des Aufdrängens und des Zwangs Abstand genommen. Für die Person mit Demenz wird «Raum» geschaffen, so weit wie möglich zur Handlung beizutragen.

- *Spielen* (play). Die Betreuungsperson ist frei, sich auf einen freien, kindgleichen, kreativen Weg des Seins zu begeben.

- Timalation (timalation). Die Person mit Demenz erfährt Vergnügen auf direktem Weg über die Sinne, und das bedeutet, daß sich die Betreuungsperson mit ihrer eigenen Sinnlichkeit wohlfühlt – ungestört durch Schuld oder ängstliche Hemmung.

- *Feiern* (celebration). Über die Belastungen und unmittelbaren Anforderungen der Arbeit hinaus ist die Betreuungsperson für Freude offen und dankbar für das Geschenk des Lebens.

- *Entspannen* (relaxation). Die Betreuungsperson ist für eine Weile frei, die aktive Arbeit zu unterbrechen und sogar mit dem Planen aufzuhören. Sie identifiziert sich positiv mit dem Bedürfnis mancher Menschen mit Demenz: Tempo drosseln, und Körper und Geist eine Ruhepause gönnen.

- *Validation* (validation). Die Betreuungsperson geht über ihren Bezugsrahmen mit seinen vielen Bedenken und Sorgen hinaus, um den anderen empathisch zu verstehen; das Erkennen wird herabgesetzt und die Sensibilität gegenüber Gefühl und Emotion erhöht.

- *Halten* (holding). Welches Leid die Person mit Demenz auch immer durchläuft, die Betreuungsperson bleibt voll präsent – beständig, selbstsicher und reaktionsbereit, fähig, den Widerhall jeder verwirrenden Emotion im eigenen Sein zu tolerieren.
- *Erleichtern* (facilitation). Hier wird eine feinsinnige und sanfte Phantasie aufgerufen. Es besteht die Bereitschaft, auf die Geste einer Person mit Demenz zu reagieren – nicht, indem ihr Bedeutung aufgezwungen wird, sondern durch Teilnahme am Schaffen von Bedeutung und am Ermöglichen von Handlung.
- *Schöpferisch sein* (creation) durch die Person mit Demenz. Die von der Person mit Demenz initiierte schöpferische Handlung wird als solche gesehen und anerkannt. Die Betreuungsperson reagiert, ohne die Kontrolle zu übernehmen.
- *Geben* (giving) von Seiten der Person mit Demenz. Die Betreuungsperson ist bescheiden genug anzunehmen, was immer ihr eine Person mit Demenz an Freundlichkeit oder Unterstützung gibt, und ehrlich genug, ihre eigene Bedürftigkeit anzuerkennen. Vorstellungen eines Wohltäters oder Spenders von Mildtätigkeit alten Stils haben keinen Raum.

Selbst dieser kurze Abriß genügt, um zu zeigen, daß gute Pflege eine sehr hochentwickelte Person erfordert: jemanden, der offen, flexibel, kreativ, mitfühlend und reaktionsbereit ist und sich innerlich wohlfühlt. Es ist auch hilfreich, dieses Thema vom Standpunkt der Transaktionsanalyse (TA) mit ihrem Konzept von drei Hauptzuständen des Ich – Elternteil (kontrollierend-kritisch, nährend), Kind (angepaßt oder frei) und Erwachsener – aus zu betrachten [Steward und Joines, 1987]. Die Demenzpflege alten Stils einschließlich eines großen Teils der sie begleitenden malignen, bösartigen Sozialpsychologie verlief von der Betreuungsperson als kontrollierend-kritischem Elternteil ausgehend zu der Person mit Demenz als angepaßtem Kind. Pflege, wie ich sie hier beschrieben habe, beinhaltet zumindest die in **Tabelle 9-1** wiedergegebenen Transaktionsarten. Diese Tabelle sollte eher als Anregung denn als definitiv verstanden werden, da die Natur der Transaktion vom Standpunkt der Transaktionsanalyse her sehr stark davon abhängt, welche Ich-Zustände den Beteiligten aktuell zur Verfügung stehen. Der Kernpunkt besteht im Anerkennen der Findigkeit der Betreuungsperson und des Reichtums der Pflegeökologie.

Tabelle 9-1: Ich-Zustände und Demenzpflege

Betreuungsperson	Person mit Demenz	Art der Interaktion
Erwachsener	Erwachsener	Anerkennen, Verhandeln, Zusammenarbeiten
Nährender Elternteil	Kind	Timalation, Validieren, Halten
Kind	Nährender Elternteil	Geben (durch die Person mit Demenz)
Kind	Kind	Spielen, Feiern, Entspannen, Schöpferisch sein (seitens der Person mit Demenz)

Selbst der direkte Umgang mit nur einer Person mit Demenz erfordert demnach außergewöhnliche Geschicklichkeit und Bewußtheit seitens der Betreuungsperson, aber natürlich ist das nicht alles. In stationären und teilstationären Einrichtungen ist jedes Mitglied des Pflege-Teams gewöhnlich gehalten, mehrere Personen zu betreuen, und muß demnach einen Weg finden, um mit Anforderungen zurechtzukommen, die im Widerstreit miteinander stehen. Einander ungeteilte Aufmerksamkeit zu widmen, unterliegt erheblichen Einschränkungen. Es entstehen viele Situationen, in denen es keine Ideallösung gibt und die die Betreuungsperson mit Gefühlen der Unzulänglichkeit und Schuld zurücklassen. So kann sich beispielsweise eine MitarbeiterIn der Wut oder Enttäuschung eines Familienangehörigen ausgesetzt sehen, und das ist besonders schwierig, wenn diese Person ihr eigenes Gefühl, in der Pflege versagt zu haben, projiziert. Ein hochkompetentes Mitglied des Pflege-Teams muß unter Umständen mit fachlich weniger entwickelten Kollegen zusammenarbeiten und dabei bisweilen das durch deren Unfähigkeit verursachte Chaos lichten. Eine gut funktionierende Pflegeabteilung trägt unter Umständen die Folgen von Stümpereien in anderen Bereichen des Systems mit. Unglücklicherweise kommt es gegenwärtig sehr häufig vor, daß jemand von einem Krankenhausaufenthalt sehr erschöpft und verwirrt zurückkehrt, und bisweilen läßt sich die persönliche Verschlechterung nicht wieder rückgängig machen.

In der britischen Kulturtradition besteht die Standardreaktion auf solche Vielschichtigkeit im Rückzug auf eine hochgradig kognitive, «managerhafte» Form des Umgangs damit. Wenn dies Wirkung zeigt, dann nur in sehr begrenztem Sinne. Es vermeidet viele der schwierigeren Themen und schneidet einige der wichtigsten Informationen, die durch Gefühle vermittelt werden, ab. Die auf diese Weise gefundenen Lösungen tragen außerdem unnötig zu den psychischen Belastungen der Menschen mit Demenz bei. In Organisationen mit großem Machtgefälle neigt man dazu, ungelöste Probleme nach unten zu den am Fuß der Pyramide Stehenden zu verlagern. Im Idealfall sind die Mitglieder eines guten Pflege-Teams demnach offen für Komplexität und drängen nicht auf einfache, kurzfristige Notbehelfe. Dies erfordert einen außergewöhnlichen Grad an psychischer Widerstandskraft.

9.2 Lebenskonzepte und Pflegearbeit

Aus einer Vielfalt von Gründen heraus begeben sich Menschen auf das Gebiet der Demenzpflege. In Zeiten, in denen Arbeitsplätze rar sind, ist es einer der leichtesten Wege, eine Anstellung zu bekommen, indem man Pflegeassistent wird. Was auch immer eine Person zunächst einmal in diese Arbeit hineinzieht, so ist doch wahrscheinlich, daß viele derer, die bleiben, dies tun, weil sie sie in besonderer Weise anspricht. Heutzutage gibt es viele Frauen und eine kleine, aber zunehmende Anzahl von Männern, die sich positiv dafür entschieden haben, mit denen zu arbeiten, die Demenz haben, während dies vor etwa 10 Jahren in der Tat sehr selten war.

Oft wurde dargelegt, es gäbe verborgene – und im allgemeinen nicht anerkannte – Motive, die Menschen zur Pflegearbeit hinziehen, und ich möchte zu diesem Thema ein paar sehr positive Anregungen geben. Eine der erhellendsten Formen, die Dinge zu untersuchen, ist die Vorstellung von einem «Lebenskonzept», wie es besonders im Rahmen der Transaktionsanalyse entwickelt wird. Der Begriff selbst ist eine vom Theater abgeleitete Metapher. Sie impliziert, daß eine Person auf eine Weise leben könnte, die einem Schauspieler gleicht, der eine Rolle spielt: Der Text wurde von jemand anderem geschrieben, und die Handlung findet unter Bühnenleitung statt. Befindet sich die Person in ihrem Lebenskonzept, so trifft sie ihre Auswahl aus einem begrenzten Spektrum; es bestehen verborgene Handlungseinschränkungen, und es gibt Muster, die nicht bewußt erkannt werden.

Theoretiker der Transaktionsanalyse haben dargelegt, daß die Anfangsgründe eines Lebenskonzepts in der Kindheit liegen. Es entwickelt sich in der frühkindlichen Phase und hat sich bis zum Alter von 7 oder 8 Jahren zu einer bestimmten Seinsweise verfestigt. In gewissem Sinne ist dies – wie auch beim ethogenen Ansatz – lediglich ein alternatives Vokabular, um zu beschreiben, wie eine Person den Satz an Handlungswerkzeugen zu erwerben beginnt, der die Persönlichkeit bildet. Die Lebenskonzept-Theorie hebt hingegen die verborgenen Handlungseinschränkungen und das Vorliegen wiederkehrender Muster hervor.

Ein Kind hat sehr wenig Macht und ein oft magisches Denken, wenn Ursachen nicht richtig verstanden werden. Es muß einen Weg finden, um Aufmerksamkeit und Anerkennung zu bekommen, Verletzung und Schaden so gering wie möglich zu halten und eine autonome Person mit etwas Gefühl für Identität zu sein. Das eine Kind stellt fest, daß es möglich ist, ein gesellschaftlicher Star zu sein, immer im Rampenlicht; ein anderes findet heraus, daß es Aufmerksamkeit bekommt, indem es super-gut und hilfreich ist, und wieder ein anderes merkt, daß sich Schmerz am besten vermeiden läßt, indem man sich in eine ganz eigene Welt zurückzieht. Die gefundene Lösung muß natürlich mit den Erwartungen mächtiger anderer Personen in unmittelbarer Umgebung und entsprechend vielleicht auch mit deren unbefriedigten und nicht anerkannten Bedürfnissen zusammenpassen. So lernt das Kind, daß das Lebenskonzept funktioniert, und in der späten Kindheit fühlt es sich vollkommen natürlich, als gäbe es gar keine andere Art des Seins. In der Adoleszenz und im Erwachsenenalter wird das Lebenskonzept weiter gefestigt und wirkt sich auf den Lebensstil, die Partnerwahl, Beruf und Schicksal aus [Robins, 1995]. Von denen, auf die das Lebenskonzept schlecht paßt, suchen manche eine Beratung oder Psychotherapie auf.

Ist ein Lebenskonzept erst einmal ausgeformt, so ist es extrem resistent gegen Veränderungen, weil es immer und immer wieder geübt wurde. Vermutlich ist es sogar regelrecht in die Nervenstruktur inkorporiert (s. Kap. 2.6). Würde jemand plötzlich aus der vorgeschriebenen Rolle heraustreten, so würde er sich «unnatürlich» fühlen, und es würde beinahe sicher extreme Angst verursachen. Außerdem verursacht das Leben außerhalb des Lebenskonzepts Aufregung unter anderen Menschen, weil deren Erwartungen enttäuscht werden.

> *Alison, die sich sehr in der Fürsorge für andere einsetzt, durchläuft eine Phase, in der sie sich sehr unsicher und beunruhigt fühlt. Oft bricht sie ohne erkennbaren Grund in Tränen aus. Eines Tages besucht sie ihre 80jährige Mutter und versucht, über ihre Sorgen zu sprechen.*
> *«Ich bin so zittrig und weinerlich, Mutter. Ich weiß nicht, was mit mir los ist. Vielleicht leide ich an Depression.»*
> *«Sei nicht dumm. Du bist nicht depressiv. Ich komme nicht mit Dir zurecht, wenn du depressiv bist.»*

Selbst in dieser kleinen Vignette gewinnen wir einen kurzen Einblick in Alisons Lebenskonzept – und möglicherweise auch in die Ursache, die ihrem gegenwärtigen Unbehagen zugrunde liegt.

Die Theorie von Lebenskonzepten kann nicht in stringenter Weise getestet werden, hat sich jedoch bei der Beratung und Psychotherapie als wertvoll erwiesen und kann dazu dienen, einige der verborgenen Motive für die Aufnahme einer pflegerischen Arbeit zu untersuchen. Das vielleicht häufigste Fürsorge-Lebenskonzept ist das des Retters, der dazu neigt, sehr abhängige und bedürftige Menschen anzuziehen und wiederholt mit denen in Verwicklungen zu geraten, die das entsprechende Lebenskonzept des Opfers haben. Da ist der beratende Führer, die Art von Person mit einer nahezu unfehlbaren Fähigkeit zu wissen, was andere denken und fühlen. Da gibt es den Märtyrer, der außergewöhnlich selbstaufopfernd ist und dessen normales Leben eine beinahe übermenschliche Arbeitsbelastung im Befriedigen der Bedürfnisse anderer zu beinhalten scheint. Und da ist der Held, einer, der kraftvoll für eine noble Sache steht, von weitem geschätzt, aber manchmal einsam und im eigenen Leben wenig unterstützt.

In Lebenskonzepten wie diesen scheint es einen gemeinsamen Themenkern zu geben, wie bei Pflegepersonen [z. B. Herrick, 1992], Psychotherapeuten [Miller, 1987] und Sozialarbeitern [Lawton, 1982] gezeigt wurde. Der Psychoanalytiker David Malan [Barnes, 1980] hat diesem Thema besondere Aufmerksamkeit gewidmet. Meine eigene Erfahrung in der tiefenpsychologischen Arbeit mit etwa 50 sehr stark in der Demenzpflege engagierten Menschen bestätigt diese Ansicht durchaus, und ich bilde da keine Ausnahme. Im wesentlichen entsteht dieses Lebenskonzept aus dem Versagen, einige der Bedürfnisse des Kindes zu befriedigen. Vielleicht erhielt das Kind keine schlüssige Botschaft, daß es intensiv und unwandelbar geliebt wurde, und es mußte demnach ein Weg gefunden werden, um Aufmerksamkeit und Zustimmung oder eine schwächere Form der Liebe zu finden. Mit einem pflegebezogenen Lebenskonzept war das Kind oft in Gegenwart anderer Menschen von großer Bedürftigkeit: Krankheit, körperliche Gebrechlichkeit, Alkoholismus, Depression. In manchen Fällen war das Kind in Gefahr und mußte daher eine äußerste Empfindsamkeit entwickeln, um zu wissen, wann Mißbrauch oder Gewalt in der Luft lagen oder wann eine weitere Episode des Verlassenwerdens eintreten würde. Auf diese und andere Weisen wurde die Entwicklung zum Personsein überrollt. Das Kind erhielt nicht die Freiheit, verspielt zu sein, in echter Sorge um andere heranzuwachsen, das volle Spektrum seiner Fähigkeiten zu entdecken oder sich mit seinem Verlangen zu arrangieren.

Erwachsene mit solchen Lebenskonzepten neigen zu einem chronisch geringen Selbstwertgefühl hinter ihrer Alltagsfassade. Unter Umständen haben sie Schwierigkeiten mit psychologischen Grenzen und neigen dazu, ihre eigenen Wünsche und Bedürfnisse mit denen anderer Menschen zu verwechseln. Hier liegen beinahe sicher die Wurzeln der Co-Abhängigkeit, bei der sich eine Person zwanghaft mit anderen, sehr bedürftigen Menschen einläßt [Mellody, 1993]. Manche Menschen mit ausgeprägten Lebenskonzepten dieser Art müssen, wenn sie in der Pflegearbeit tätig sind, eine ständige Spannung zwischen ihren eigenen Entbehrungen und den Bedürfnissen derer, die sich in ihrer Pflege befinden, aushalten. Werden die zugrundeliegenden Themen nicht gelöst, besteht ernsthafte Gefahr eines Burn-out. Unter Umständen wendet sich eine Person in tiefem Ressentiment gegen eben jene Sache, der sie sich so hingebungsvoll verschrieben hatte, wenn ihr schließlich die Wahrheit dämmert, daß diese ihre verborgene Bedürftigkeit nicht befriedigen wird.

Lebenskonzepte wie diese haben jedoch einen sehr positiven Aspekt. Es soll hier keinem flachen Zynismus Raum gegeben werden, der behauptet, alle Menschen, die Betreuungspersonen würden, seien unzulänglich oder würden sich dieser Arbeit aus selbstsüchtigen Motiven zuwenden. In jedem Fall bedeutete das Lebenskonzept die Entwicklung von Ressourcen der Persönlichkeit, die in einer auf Habgier und Egoismus fixierten Kultur nur allzu selten sind. Jedes Lebenskonzept repräsentiert eine kreative, angesichts von Schwierigkeiten getroffene Wahl. Das Kind entschied sich nicht, destruktiv, rachsüchtig oder extrem egozentrisch zu werden. Es beschloß nicht, sich aus sozialem Kontakt zurückzuziehen. Statt dessen führte das Lebenskonzept zu einem Entschluß, dabei zu helfen, die Welt zu einem besseren Ort zu machen. Es war der erste Schritt in Richtung auf Moralität im wahren Sinne, ein Votum für die Menschlichkeit und für das Leben selbst. Wie Robin Skynner dargelegt hat, besteht die Schlußfolgerung nicht darin, daß Menschen mit solchen Lebenskonzepten für Pflegeberufe nicht geeignet seien. Es ist vielmehr wichtig, «die Gans zu füttern, die goldene Eier legt» [Schlapobersky, 1991, S. 155–169].

9.3 Erholung vom Lebenskonzept

Menschen mit tiefsitzenden Lebenskonzepten von der Art, wie wir sie untersucht haben, können sowohl für sich selbst, als auch für andere eine Gefahr sein. Das Lebenskonzept beinhaltet gewöhnlich einen Mangel an Bewußtheit und sogar eine Selbsttäuschung, und so bringt es jemanden dazu, den Kontakt mit der Realität zu verlieren. Um sich von einem Lebenskonzept zu erholen, ist unter Umständen einiges an vernünftiger Entwicklungsarbeit nötig, die allmählich zu einer volleren und ehrlicheren Bewußtheit und zu einer eher sicheren und ausgewogenen Lebensweise führt. Sowohl aus meiner eigenen, unmittelbaren Erfahrung als auch aus der Arbeit mit anderen heraus schlage ich vor, daß zumindest vier Aspekte dabei eine Rolle spielen.

Das erste ist eine Art «Bewußtwerdung». Wenn eine Person als Kind nicht geliebt, in die Überangepaßtheit manipuliert oder auf irgendeine Weise – physisch, emotional, sexuell, kommerziell, spirituell – mißbraucht wurde, so ist es notwendig, sich dies zu eigen zu machen, der traurigen und schwierigen Wahrheit ins Auge zu sehen. Dies bedeutet, idealisierte Elternbilder und utopische Geschichten der Vergangenheit loszulassen. Eine Art Trauer mag dabeisein, mit Gefühlen des Bedauerns, Wut, Entsetzen und Einsamkeit, wie sie den Verlust einer geliebten Person begleiten. Manche Menschen, die diesen Prozeß durchlaufen, stellen fest, daß depressive Neigungen, von denen sie über Jahre verfolgt wurden, zu verschwinden beginnen, und daß sie ein neues Gefühl des Vertrauens, der Leichtigkeit und des Friedens gewinnen.

Das zweite besteht im Entwickeln einer toleranteren und großzügigeren Haltung gegenüber dem Selbst. Wo dem Kind die Liebe anderer fehlte, kann eine innere Liebe einiges von dem Mangel ausgleichen. Wo das Kind vernachlässigt, unterdrückt oder mißbraucht wurde, besteht ein besonderes Bedürfnis nach Freundlichkeit und Zärtlichkeit. Wo es ein harsches und kritisches Über-Ich gibt, das einem beständig einimpft: «nicht genug», «nicht gut genug», muß dessen Stimme erkannt und sanft, aber bestimmt zurückgewiesen werden. Diese innere Freundlichkeit ist weder Nachlässigkeit gegenüber sich selbst, noch Selbstmitleid. Es ist einfach nur eine Angelegenheit des Kultivierens jener Eigenliebe, die eine höhere Widerstandsfähigkeit und Flexibilität mit sich bringt und aus der ein wirkliches Sich-Kümmern um andere entspringt. Im Idealfall ist Eigenliebe natürlich das Erbe bedingungsloser Elternliebe. Wo diese jedoch ernsthaft gefehlt hat, muß ein tiefer Heilungsprozeß in Gang gesetzt werden.

Drittens kann eine Person lernen, neue Wege zur Befriedigung einiger persönlicher Bedürfnisse zu finden. Mit dem Lebenskonzept einhergehend besteht unter Umständen eine nahezu abergläubische Überzeugung, tiefe Bedürfnisse ließen sich durch Selbstaufopferung oder höchste Hingabe befriedigen; dies ist ein Überbleibsel des magischen Denkens der Kindheit. Es ist demnach ein großer Schritt voran, wenn jemand sein Leben auf realistischere Art zu ordnen beginnt. Obwohl einige der am tiefsten sitzenden Defizite unter Umständen niemals ausgeglichen werden, sind bedeutendere Änderungen der Lebensweise nahezu mit Sicherheit möglich. Im Laufe der Arbeit stellt eine Person unter Umständen fest, daß sie nun offen dazu stehen kann, wenn sie sich verletzlich fühlt und Unterstützung fordert, oder daß sie auf direktem und ehrlichem Weg um Hilfe bitten kann. Natürlich ist das Pflegeumfeld kein Ort, um auf die persönlichen Lebenspläne von MitarbeiterInnen einzugehen, es kann jedoch oft ein weitaus besser unterstützender Ort sein, wenn Menschen anzuerkennen vermögen, wer sie sind und was sie mitbringen.

Viertens bedarf es des Realismus. Jedes der von uns untersuchten Lebenskonzepte hat die Tendenz, jemanden dazu zu bringen, sich zuviel aufzuladen. Die Ursprünge davon liegen unter Umständen in einem Zeitabschnitt, in dem das Kind die wirklichen Kräfte und Fähigkeiten anderer Menschen noch nicht zu erkennen vermochte und ein unrealistisches Verantwortungsgefühl verspürte. Mit wachsender Bewußtheit beginnt eine Person zu erkennen, wann sie zu viele Projekte hat, sich den Tag mit zu vielen Verpflichtungen belädt, und andere arbeitssüchtige Neigungen. Dies ist auf keinem Arbeitsgebiet, auf dem es eine sehr starke Bedürftigkeit gibt, einfach. Außerdem können gegenwärtig viele Arbeitgeber bei einem Verhalten, das von einem Lebenskonzept beeinflußt wird, im Namen der Produktivität leicht ihren Schnitt machen. Die Aufgabe besteht darin, eine ausgewogene Existenz zu schaffen, in der Erholung, Sozialleben und persönliche Erneuerung ihren angemessenen Platz haben. Oft tritt die Wende ein, wenn jemand erkennt, daß er nicht unersetzlich ist.

Von einem Lebenskonzept beeinflußtes Verhalten neigt dazu, blind und zwanghaft zu sein. In einem tiefen Sinne mangelt es ihm an Richtung, abgesehen von der durch Angst vorgeprägten und durch unbefriedigte Bedürftigkeit angegebenen. Mit einsetzender Erholung erkennt eine Person deutlicher, was sie da tut, und lernt, vertraute, durch das Lebenskonzept vorgegebene Szenen zu unterbrechen. Auswahlen werden realistischer und objektiver und berücksichtigen ein breiteres Spektrum an Faktoren. Entscheidet sich eine Person im Licht neuer Bewußtheit für die Fortsetzung einer so schwierigen und anspruchsvollen Arbeit wie der Demenzpflege, so geschieht dies auf der Grundlage einer klaren und von Herzen getroffenen Wahl und nicht aufgrund eines nicht anerkannten Zwangs. Ein auf diese Weise umgewandeltes Lebenskonzept kann zur wahren Berufung werden.

> *Anne ist Leiterin eines Tageszentrums. Sie ist ihrer Arbeit sehr verpflichtet, und sie ist gut darin. Sie hat eine ausgeprägte Neigung zur Überarbeitung, und wegen Streß und Depression mußte sie schon zweimal eine Auszeit nehmen. Mit Hilfe eines Beraters gelang es ihr, ihr Lebenskonzept zu erkennen. Sie war die älteste Tochter von 8 Kindern, 5 Jungen und 3 Mädchen. Soweit sie sich zurückerinnern kann, war sie die Helferin ihrer Mutter und hatte nur wenige Erinnerungen an Spielen. Ihr Vater scheint – außer wenn er betrunken nach Hause kam – in ihrer gesamten Kindheit kaum eine Rolle gespielt zu haben. Allmählich erkannte Anne, daß sie als Kind unter Umständen nur wenig echte Liebe bekommen hat. Gleichzeitig fühlte sie große Zärtlichkeit gegenüber ihrer Mutter und schätzte die vielen fürsorgenden und helfenden Fertigkeiten, die sie gelernt hatte. Mit wachsender Einsicht unternahm sie Schritte, um entspannter und spielerischer zu werden. Sie begann Töpfern zu lernen und schloß sich einer Gruppe von Frauen an, die regelmäßig spazieren gehen. Sie verhandelte wegen eines halben freien Tages in der Woche und hörte auf, viele unbezahlte Überstunden zu machen. Sie begann, sich in bezug auf sie selbst viel besser zu fühlen und ist der Ansicht, ihre Arbeit habe sich enorm verbessert und vertieft.*

9.4 Schmerzliche und verletzliche Punkte

Es gibt noch ein anderes Thema, das ebenfalls in bezug zur Vergangenheit einer Person steht, sich jedoch unmittelbar aus dem ergibt, was in der Pflegeeinrichtung geschieht. Ein Manager wird in der Phantasie vielleicht als mächtiger Elternteil gesehen. Zwei oder mehr MitarbeiterInnen könnten sich in einem Ringen um Aufmerksamkeit oder Belohnung wiederfinden und dabei unbewußt erneut die Situation einer Rivalität zwischen Geschwistern schaffen. Es können Probleme wegen der jeweiligen Rolle bestehen: Ein Mitarbeiter aus der Pflege ärgert sich vielleicht im Stillen darüber, daß so viel von ihm erwartet wird, oder ein anderer könnte den Eindruck haben, daß ihm nicht genügend Verantwortung übertragen wird. Manche MitarbeiterInnen könnten in ihrer Rolle sehr unsicher sein und brauchen einiges an Rückenstärkung.

> *Morgan übernahm eine Arbeit als Pflegehelfer, als er arbeitslos war, um wenigstens etwas zu tun. Zu seiner Überraschung gefiel ihm die Tätigkeit, und er begann, sich ihr verbunden zu fühlen. Er erhielt jedoch niemals eine Rückmeldung über seine Leistung und hatte bisweilen den Eindruck, als Eindringling in einen Frauenbereich angesehen zu werden. Mit der Zeit «schwand er immer mehr dahin», bis sein Selbstvertrauen völlig verebbt war. Schließlich gab er, wenn auch mit großem Bedauern, die Pflegetätigkeit auf.*

Vorurteile vieler Art – ethnische Zugehörigkeit, Alter, soziale Klasse, sexuelle Orientierung oder, wie in obigem Beispiel, ganz einfach das Geschlecht – können eine gute Pflegepraxis behindern. Bei zwischenmenschlichen Schwierigkeiten in Bereichen wie diesen werden Tätigkeiten wahrscheinlich weniger effizient ausgeübt. Situationen werden weniger realistisch wahrgenommen, weil sie durch Projektionen verzerrt werden; wahrheitsgetreue Kommunikation wird beeinträchtigt. Viel zu viel von der Arbeit der Organisation wird der Befriedigung nicht anerkannter Bedürfnisse der MitarbeiterInnen gewidmet.

Schwierige und unerwartete Gefühle werden bisweilen durch Episoden geweckt, die in direktem Kontakt mit den Klienten auftreten. Dies kann in jeder Art von Pflegearbeit vorkommen, ist jedoch in der Demenzpflege, wo Menschen bisweilen bis an ihre Grenzen belastet sind, besonders wahrscheinlich. Auch sind wahrscheinlich eben diejenigen betroffen, die die größte Bereitschaft mitbringen, sich tief einzulassen. Eine starke Reaktion könnte zum Beispiel durch den Tod einer Person ausgelöst werden. Jemand aus dem Pflege-Team könnte feststellen, daß er oder sie über die zu diesem Ereignis gehörende Trauer hinaus in überwältigenden Gefühlen von Trauer und Verlust gefangen ist. Vielleicht wurden andere, nicht völlig durchgearbeitete Trauermomente aktiviert. Oder eine Person mit Demenz könnte sehr spitze und persönliche Bemerkungen machen, die dazu führen, daß sich ein in der Pflege Tätiger furchtbar verletzt und zerbrechlich fühlt. Es kann sein, daß eine Beziehung zu einem Klienten emotionale Erinnerungen an eine andere Beziehung, vielleicht zu einem älteren Mitglied der eigenen Familie der Pflegeperson, weckt. Falls es einen Demenzfall in der Familie eines oder einer Angehörigen des Personals gegeben hat, kann es in diesem Zusammenhang noch ungelöste Dinge geben. Eine weitere Möglichkeit besteht darin, daß sich jemand unter Umständen wegen eines Problems im Privatleben verletzlich fühlt und durch all die Bedürftigkeit und Verletzlichkeit am Arbeitsplatz überwältigt wird.

9. Anforderungen an eine Betreuungsperson

Eine Funktion der Abwehrmechanismen einer Organisation, die in Kapitel 8.5 besprochen wurden, besteht darin, Dinge wie diese daran zu hindern, zutage zu treten, indem die Gefühle der MitarbeiterInnen abgeblockt werden. Die alte Vorstellung von professioneller Distanz, des «Sich-nicht-zu-stark-Engagierens» diente eindeutig diesem Zweck. Eine hochgradig abwehrende Struktur bedeutet jedoch, daß wirklicher Kontakt mit den Menschen mit Demenz unmöglich ist und viele der tieferen Aufgaben der Pflege niemals wahrgenommen werden. Die Alternative besteht im Schaffen eines Pflege-Settings, in dem Gefühle erfahren und zum Ausdruck gebracht werden, und in dem es Menschen «gestattet ist», um Unterstützung nachzusuchen, wenn sie das Bedürfnis danach verspüren.

> *Eines nachmittags saß Kate dicht neben Michael und las eine Zeitschrift mit ihm. Unter der Zeitschrift legte Michael ihr die Hand auf den Schenkel. Sie sprang auf, verließ den Raum und wurde später, sehr verängstigt und wütend, in der Wäschekammer gefunden. Am folgenden Tag gestand Kate im Gespräch mit ihrer Supervisorin ein, daß ihre Reaktion «überzogen» gewesen sei, und vermochte sich zu eigen zu machen, daß sie von ihrem Onkel sexuell mißbraucht worden war. Kates Supervisorin hatte ihrerseits Wege gefunden, um Michaels sexuelle Avancen abzuwehren und gleichzeitig sein Bedürfnis nach Nähe und Kontakt zu befriedigen.*

Ob es nun ein schlecht angepaßtes Lebenskonzept gibt oder nicht, jede/r bringt Themen persönlicher Art in die Arbeit mit, die in einem Bereich wie der Demenzpflege wahrscheinlich auf sehr verschärfte Weise aktiviert werden. Die Implikation ist, daß die meisten wirklich effizient Tätigen diejenigen sind, die über ein gut entwickeltes «Erfahrungsselbst» verfügen, mit der Welt von Gefühlen vertraut sind, ihre eigenen Verletzlichkeiten akzeptieren und in der Lage sind, mit einem geringen Maß an psychologischer Abwehr zu leben. Dabei könnten wir uns ein Spektrum wie das in **Abbildung 9-1** wiedergegebene vorstellen.

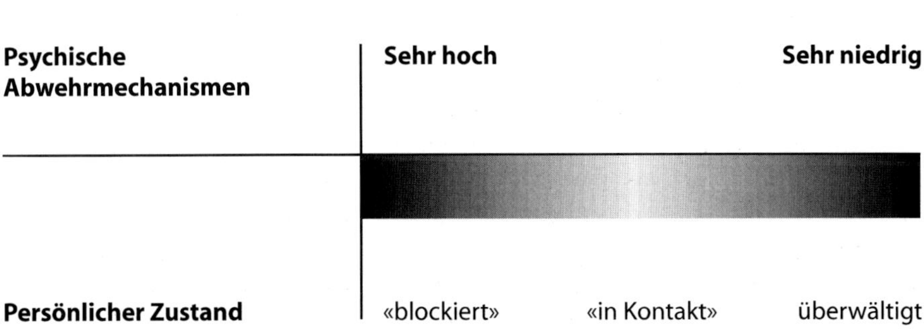

Psychische Abwehrmechanismen	**Sehr hoch**		**Sehr niedrig**
Persönlicher Zustand	«blockiert»	«in Kontakt»	überwältigt

Abbildung 9-1: Das Spektrum der Abwehr in der Pflegearbeit

«Blockiert zu sein bedeutet, den lebendigen Kontakt mit den psychologischen Realitäten verloren zu haben; überwältigt zu sein bedeutet, in jeder praktischen Hinsicht unwirksam zu sein. Zwischen beiden Extremen, am jeweils gering ausgeprägten Ende, liegt der Spielraum für die größte Wirkmächtigkeit. Hier ist eine Person in der Lage, ihre Gefühle und Intuitionen zu gutem Nutzen einzubringen.»

9.5 Die Psychodynamik der Demenzpflege

Die zentrale Vorstellung der Tiefenpsychologie besteht darin, daß wir Motive, Konflikte, Einbildungen haben, deren wir uns für gewöhnlich nicht bewußt sind. Wir können sie «unbewußte geistige Prozesse» nennen, obwohl es exakter wäre, von neurologischer Aktivität zu sprechen, die im Bewußtsein nicht registriert wird und die, zum jeweiligen Zeitpunkt der Entwicklung einer Person, auch nicht registriert werden kann. Möglicherweise stehen die notwendigen «Schaltkreise» im Gehirn einem Einsatz nicht zur Verfügung oder wurden bis dahin noch nicht vollständig ausgebildet. Meist drehte es sich bei der Tiefenpsychologie um das, was sich innerhalb der individuellen Psyche abspielen könnte, wogegen zwischenmenschlichen Prozessen weniger Aufmerksamkeit gewidmet wurde. In diesem Abschnitt möchte ich beides tun, indem ich zunächst einmal die Grundlage der Empathie und dann die Natur der Demenzpflege betrachte. Vieles davon ist spekulativ. Das meiste, was sich sagen läßt, ist, daß es kompatibel mit dem ist, was sich beobachten läßt, und daß es manchen Menschen zu einem besseren Verständnis zu verhelfen scheint, wer sie sind und was sie tun.

9.5.1 Die Natur von Empathie

Wir haben dieses Thema bereits einige Male in diesem Buch berührt. Der Begriff selbst, wie ich ihn verwendet habe, bedeutet, ein Verständnis für das zu haben, was eine Person unter Umständen erlebt und wie das Leben – von ihrem Bezugsrahmen aus betrachtet – sein könnte. Empathie bedeutet nicht, zu fühlen, was eine andere Person fühlt. Es ist unwahrscheinlich, daß dies jemals möglich ist, weil wir alle so verschieden sind.

Wenn wir Empathie gegenüber jemandem entwickeln, dessen Geisteskräfte insgesamt intakt sind, so achten wir sowohl auf seine Worte als auch auf seine nonverbalen Signale. Bisweilen bemerken wir Diskrepanzen zwischen den beiden Arten von Botschaft. So könnte beispielsweise jemand behaupten, er sei «völlig in Ordnung», während er gleichzeitig deutliche Zeichen von Angst oder innerem Aufruhr zeigt. Indem wir alle Informationen in einer Art «weichem Fokus» festhalten, gewinnen wir ein Gefühl für das, was er vielleicht erlebt. Eine Person mit hochentwickelter empathischer Fertigkeit ist in der Lage, ihre eigenen Gefühlszustände beizubehalten, während sie sich gleichzeitig des Gefühlszustandes der anderen Person bewußt ist. Bei der Entwicklung von Empathie für eine Person mit Demenz liegen die Dinge ähnlich, aber nicht genau gleich. Wie wir gesehen haben, ergeben Worte und Sätze unter Umständen keinen gewöhnlichen Sinn und haben dennoch durch Metaphern und Anspielungen eine Art dichterische Bedeutung. Nonverbale Zeichen sind möglicherweise besonders deutlich. Die volle Rekonstruktion des Bezugsrahmens einer anderen Person umfaßt demnach mehr als den Versuch, stückweise Sinn in die verbalen und nonverbalen Signale zu bringen, die eine Person übermittelt. Es beinhaltet auch, auf Gefühle zurückzugreifen, die wirklich unsere sind (s. a. Kap. 6.1 und 6.2.)

Wenn dies die wahre Grundlage von Empathie ist, so läßt das vermuten, daß sich selbst die schwierigsten und schmerzhaftesten Erinnerungen zum Guten nutzen lassen. Wenn sie es wagen, hinzuschauen, werden die meisten Menschen feststellen, daß sie Erfahrungen hatten, die in geringem Umfang dem gleichen könnten, was eine Person mit Demenz durchmacht: Zeiten des Verlassenseins, des Betrogenseins, großer Einsamkeit, eines Gefühls der Machtlosigkeit und erschreckenden Unfähigkeit oder des Zurückgelassen- oder Ausgegrenztwerdens. Jeder hat einen Anteil der im Alltag vorhandenen malignen, bösartigen Sozialpsychologie aushalten müssen und wurde dazu gebracht, sich mehr als Objekt denn als Person zu fühlen. Mit wachsendem «Erfahrungsselbst» werden diese emotionalen Erinnerungen verfügbar. Selbst jene Entbehrungen, Deprivationen und Verletzungen, die Lebenskonzepten wie denen, die wir untersucht haben, zugrundeliegen, lassen sich zu Ressourcen für die Pflegearbeit umwandeln.

9.5.2 Projektive und empathische Identifikation

Lassen Sie uns nun zu der Eins-zu-eins-Pflegesituation zurückkehren. Bildlich gesprochen können wir sagen, daß jede Person unabhängig von einer kognitiven Beeinträchtigung ein «Kind» in sich trägt, und bisweilen kann dieses Kind bedürftig, hilflos oder fordernd sein. Dies wird in **Abbildung 9-2** auf S. 186 dargestellt. Nehmen wir nun an, die Betreuungsperson verbliebe in einem Zustand der Verleugnung und Selbsttäuschung, unfähig oder unwillig, eigene Schädigungen und Defizite in den Blick zu nehmen, zu erkennen. Standfest hält sie eine professionelle Fassade aufrecht. Wahrscheinlich wird solch eine Person von dem Abwehrvorgang der «projektiven Identifikation» erfaßt, der zuerst von Melanie Klein beschrieben wurde [Segal, 1992], das heißt, die Betreuungsperson «sieht» Aspekte des eigenen Selbst in der Person mit Demenz und kann diese Person sogar dazu bringen, einige dieser Aspekte auszuagieren und sie noch wütender, hilfloser, verwirrter etc. machen, wie in **Abbildung 9-3** auf S. 186 dargestellt.

Dieses radikale Sich-Entäußern, dieses «Abspalten» ist natürlich nur möglich, wenn da auch eine Person mit offensichtlichen Defiziten ist, die zu einem Träger der Projektionen gemacht werden kann. Die betreute Person wird so unwillentlich dazu gebracht, eine doppelte Last zu tragen: die ihr eigene Last zusammen mit dem, was auf sie projiziert wurde. Er bzw. sie erscheint unter Umständen stärker beeinträchtigt, als tatsächlich der Fall ist. Die Betreuungsperson kann einen Zustand der Selbsttäuschung aufrechterhalten und nimmt gleichzeitig denjenigen, der gepflegt wird, auf falsche Weise wahr. Der Anteil des «bedürftigen Kindes» der Betreuungsperson selbst wird in der betreuten Person magisch versorgt; die beiden sind auf eine Weise ineinander verstrickt, die sie beide behindert. Dies wird in **Abbildung 9-4** wiedergegeben.

Diese Vorstellungen sind offensichtlich auf stationäre und teilstationäre Pflege anwendbar, und möglicherweise wirken Projektionsprozesse dieser Art in vielen

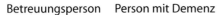

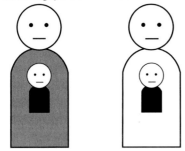

Abbildung 9-2: Das Kind in jedem von uns

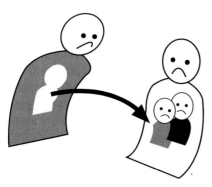

Abbildung 9-3: Projektive Identifikation

9. Anforderungen an eine Betreuungsperson **187**

medizinischen Settings mit sehr großem Machtgefälle. Wird die Pflege von Familienangehörigen oder Freunden gegeben, so setzt sich die Psychodynamik lange bestehender Beziehungen, die oft eine projektive Identifikation umfaßt, wahrscheinlich fort, und zwar in manchen Fällen in übertriebener und schädlicher Form [s. z. B. Sayers, 1994].

Im Gegensatz dazu wollen wir uns nun einmal vorstellen, daß die Betreuungsperson einige Mühe auf sich genommen hat, um ihre Erfahrungsressourcen zu entwickeln; mit dem Lebenskonzept wird umgegangen, und das innere Kind wird anerkannt und umhegt. Die Psychodynamik dieser Situation zeigt **Abbildung 9-5**. Jetzt befinden sich die betreuende und die betreute Person auf derselben menschlichen Ebene und sind weitaus besser in der Lage zu würdigen, was sie gemeinsam haben. Beide tragen sie ein bedürftiges Kind in sich, und beide hängen sie von der Unterstützung und dem Trost ab, den andere ihnen bieten. Die Betreuungsbezie-

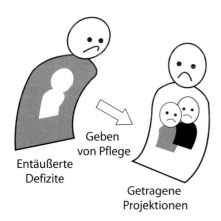

Abbildung 9-4: Betreuungsperson und betreute Person sind ineinander verstrickt

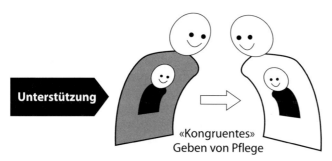

Abbildung 9-5: Ausgeglichene Beziehung zwischen Betreuungsperson und betreuter Person

hung wird indessen nicht durch Projektion zementiert. Die demenzartigen Erfahrungen der Betreuungsperson sind für die Entwicklung von Empathie verfügbar geworden. Die Person mit Demenz wird genauer wahrgenommen; es gibt keine Dynamik, um ihre Behinderungen zu übertreiben, und Bedürfnisse können genauer erkannt werden. Der Anteil des «inneren Kindes» der Betreuungsperson selbst wird – meist außerhalb des Pflege-Settings – auf offenere und ehrlichere Weise versorgt. Der Pflegeprozeß ist wahrhaftig, ernsthaft, akkurat, egalitär, und die Kommunikation ist kongruent. Die gesamte Beziehung ließe sich als eine der empathischen Identifikation beschreiben.

9.6 Zwei Wege der persönlichen Entwicklung

Wird Demenzpflege in der von mir beschriebenen Weise gesehen, so erfordert diese Arbeit unbestreitbar ein sehr hohes Niveau persönlicher und moralischer Entwicklung seitens derer, die sie durchführen. Es kann gar keine Rede davon sein, Menschen mit einem Wissensfundus zu überschütten oder jemandem eine Reihe von Fertigkeiten quasi-technisch einpauken zu wollen. Wir halten Ausschau nach sehr intelligentem und flexiblem Handeln eines «nachdenkenden, sich selbst reflektierenden Praktikers». Die Essenz dessen, was gefordert wird, könnte sich als Freiheit von dem so engen, herrischen, konformistischen, habgierigen, klammernden und fordernden Ich beschreiben lassen. Unter der Herrschaft des Ichs leben die meisten Menschen ihr gewöhnliches Leben. Niemandem kann daraus ein Vorwurf gemacht werden. Oft ist es eine Sache des Überlebens, und bis zu einem gewissen Grad ist es das, was es heißt, ein Mitglied unserer Art von Gesellschaft zu sein. Paradoxerweise wird mit dem Überschreiten des Ego hauptsächlich die psychische Beschränkung aufgegeben; es ist eine Angelegenheit der *zunehmenden* und nicht der abnehmenden Selbstwerdung.

Gegenwärtig stehen uns zwei Hauptwege der persönlichen Entwicklung offen. Der erste wurde durch die Psychotherapie, der zweite durch die Meditation eröffnet. Sie konkurrieren nicht miteinander, wie verschiedene Fachleute gezeigt haben [z. B. Watts, 1973; LeShan, 1983]. Ein Individuum kann mit beiden gemeinsam befaßt sein, und sie lassen sich auch in einer Art von Gruppenprozeß kombinieren.[11]

Die Psychotherapie versucht sich mit den Themen zu beschäftigen, die eine Person belasten, primär, indem sie den Inhalt dieser Themen entwirrt, und oft,

---

11 Diese Art von Arbeit wird während des 4tägigen Vollzeitkurses «The Depth Psychology of Dementia Care» (Die Tiefenpsychologie der Demenzpflege) geleistet, der von der Bradford Dementia Group durchgeführt wird.

indem sie deren Ursprünge untersucht. Wenn alles gut geht und sich eine Beziehung des Vertrauens entwickelt, treten verborgene Gefühle zutage, das Verständnis nimmt zu, und die Selbstachtung wächst. Wir haben diesen Prozeß in unserer Untersuchung der Beziehung zwischen Psychotherapie und Demenzpflege berührt. Entgegen der Situation bei Demenz können wir hier vernünftigerweise erwarten, daß therapeutische Ergebnisse konsolidiert und neue Seinsweisen durch Einüben verstärkt werden, und daß das in der therapeutischen Beziehung Gelernte im Gedächtnis behalten und autonom anderswohin transferiert wird.

Bei der Meditation ist der Ansatz indessen eher indirekt. Eine Person unternimmt Übungen, die zur Stärkung der Struktur der Psyche ausgelegt sind, und zwar primär durch das Kultivieren eines regungslosen, gelassenen Zentrums, das sich nicht dem inneren Gespräch widmet. Mit dem Eintritt dieser Entwicklung findet ein Zuwachs an innerem Gleichgewicht, Bewußtheit und Flexibilität statt. Eine Person ist mehr in der Lage, «präsent» zu sein, und vermag in größerem Umfang spontan und rückhaltlos zu handeln. Übervorsichtige und defensive Haltungen, die früher unter Umständen als Schutz gedient haben, können nach und nach abgelegt werden. In gewissem Sinne besteht das Ziel bei der Meditation darin, zu lernen, «nicht zu denken». Der Inhalt spezieller Themen wird im allgemeinen nicht angesprochen, sondern man läßt ihn sich selbst organisieren. Noch immer gibt es einiges an Vorurteilen gegen Meditation, teils, weil sie manchmal als sonderbar oder als nicht von dieser Welt parodiert wurde, teils wegen ihrer offensichtlichen Verbindung zu verschiedenen religiösen Traditionen, die sie in einem säkularen Zeitalter unmodern machen. In Wahrheit sind zwar manche Meditationspraktiken «religiös», es gibt jedoch einige andere, die sich auch von jemandem praktizieren lassen, der keine theistischen Vermutungen hegt und keine religiösen Überzeugungen der üblichen Art hat.

Welcher Weg persönlichen Wachstums auch immer gewählt wird: Die Schwierigkeit der Aufgabe sollte nicht unterschätzt werden. Wir müssen daran denken, daß die Aufgabe – wie auch in der Pflegearbeit – keine «rein psychologische», sondern auch eine neurologische ist. Die Veränderung alter Gewohnheiten kann den regelrechten Abbau bestehender Nervenbahnen und deren schrittweise Neubildung beinhalten. Und diese neuen Nervenbahnen, so könnten wir vernünftigerweise hoffen, haben mehr Verbindungen als die alten und versetzen eine Person in die Lage, bewußter zu sein, in engerem Kontakt mit dem, was sie gerade durchlebt, zu stehen und stärker mit den Prozessen des Lebens in Berührung zu sein.

Ich gehe die Straße hinunter.
Da ist ein tiefes Loch im Gehsteig.
Ich falle hinein.
Ich bin verloren ... bin ohne Hoffnung.

Es ist nicht mein Fehler.
Es dauert eine Ewigkeit, wieder herauszukommen.

Ich gehe dieselbe Straße hinunter.
Da ist ein tiefes Loch im Gehsteig.
Ich tue, als sähe ich es nicht.
Ich falle wieder hinein.
Ich kann nicht glauben, wieder am selben Ort zu sein.
Aber es ist nicht mein Fehler.
Es dauert immer noch eine Ewigkeit, wieder herauszukommen.

Ich gehe dieselbe Straße hinunter.
Da ist ein tiefes Loch im Gehsteig.
Ich sehe, daß es da ist.
Ich falle immer noch hinein – es ist eine Gewohnheit.
Meine Augen sind offen.
Ich weiß, wo ich bin.
Es ist mein Fehler.
Ich komme sofort heraus.

Ich gehe dieselbe Straße hinunter.
Da ist ein tiefes Loch im Gehsteig.
Ich gehe darum herum.
Ich gehe eine andere Straße hinunter.
[Rinpoche, 1992, S. 31–32]

Dieser Text wurde von einem tibetischen Buddhisten im Zusammenhang mit einem Vortrag über Meditation geschrieben. Es könnte ebensogut eine plastische Schilderung des schwierigen Weges einer therapeutischen Veränderung sein.

10. Die Aufgabe der kulturellen Transformation

Im radikalen Überdenken der Demenz haben wir nun einen sehr weiten Weg zurückgelegt. Wie ich in diesem Buch zu zeigen versucht habe, ist nun beinahe jede liebevoll gehegte Annahme in Frage gestellt worden. Selbst die Kategorie der «organisch bedingten psychischen Erkrankung», die ein Jahrhundert und länger zu den Fundamenten psychiatrischen Praktizierens gehörte, hat der Überprüfung durch die Zeit nicht eben gut standgehalten.

Unter all den mittlerweile eingetretenen Veränderungen überragt ein Faktum alle anderen, daß nämlich Frauen und Männer aus den Orten, an denen sie verborgen gehalten wurden, hervorgetreten sind. Sie haben die Bühne der Geschichte betreten, und man begann, sie als Personen in der vollen Bedeutung des Wortes zu sehen. Demenz als begriffliche Entität beginnt, die erschreckenden Assoziationen mit dem tobenden Irren im Asyl vergangener Tage zu verlieren. Sie wird als verstehbarer und menschlicher Zustand wahrgenommen, und die davon Betroffenen werden allmählich anerkannt, willkommen geheißen, umfangen und gehört. Die Errungenschaften biomedizinischer Wissenschaft, obwohl in den Medien so sehr gerühmt, sind – verglichen mit dieser stillen Revolution – unbedeutend.

Während hier einerseits so viel Grund zur Ermutigung liegt, verläuft dieser Prozeß der Humanisierung oder, genauer gesagt, der Personalisierung, nur sehr langsam. Es gibt eine Menge Hindernisse, und die Kräfte der Reaktion sind sehr stark. Denkbar ist, daß die meisten Fortschritte der letzten Jahre zunichte gemacht werden könnten, und daß der Stand der Dinge im Jahre 2010 so schlimm wie in den siebziger Jahren sein könnte, mit dem Unterschied, daß er durch wortgewandte Leitbilder übertüncht und durch schöne Gebäude und prächtige Broschüren maskiert würde.

Es ist demnach unbedingt notwendig, die Situation im richtigen Licht zu sehen. Die Neuformulierung der Demenz reicht weit über stückweise Verbesserungen in der Pflegepraxis, bessere Personalentwicklung, effizienteres Betreiben von Einrichtungen und ähnliches hinaus. Sie erfordert weit mehr als einen Paradigmenwechsel im Verständnis. Die strategische Aufgabe liegt in einer kulturellen Transformation, und dies zu einer Zeit, in der viele der Umstände nicht günstig sind.

10.1 Pflegekulturen und ihr erweiterter Kontext

Eine Kultur in dem Sinne, in dem ich den Terminus hier verwende, ließe sich als feststehende, mit Mustern ausgestattete Art auffassen, der menschlichen Existenz Bedeutung zu vermitteln und dem Handeln in dieser Kultur Struktur zu verleihen [s. z. B. Williams, 1976]. Jede Kultur repräsentiert eine Form der Adaptation an das Umfeld und wird durch eine Art evolutionären Prozeß stabilisiert. In den heutigen industriellen und postindustriellen Gesellschaften scheint eine übergreifende Kultur eine dominierende Position einzunehmen, die das Gesamtgefüge für ökonomisches und politisches Leben liefert. In unterschiedlichen Graden der Anpassung oder des Widerstandes sind viele kleinere Kulturen darin eingebettet.

Für unsere Analyse an dieser Stelle sind drei Aspekte einer Kultur besonders wichtig. Zunächst einmal gibt es Organisationen, die in beständiger Weise Machtbeziehungen wahrnehmen. Organisationen schaffen Wissenssammlungen, die herrschende Interessen widerspiegeln und oft auf subtile Weise den Status quo rechtfertigen. Jede größere Einrichtung hat ihre «herrschende Wahrheit» [Foucault, 1967]. Zweitens gibt es Normen, das heißt, Standards und Muster akzeptablen Verhaltens, vor allem für die Darstellung der sichtbaren Rollen. Drittens gibt es Überzeugungen, sowohl hinsichtlich dessen, was real ist, als auch bezüglich dessen, was sein sollte. Eines der erstaunlichsten Dinge in bezug auf menschliches Leben ist die große Vielfalt von Kulturen, von denen eine jede für diejenigen, die in ihr leben und verstrickt sind, ungeheuer überzeugend ist.

Ist eine dominante Kultur erst einmal etabliert, so ist sie extrem resistent gegen Veränderung. Institutionen verkörpern Eigeninteressen und produzieren Wissen, das diese Interessen rechtfertigt. Nahezu automatisch folgen Normen und werden als Teil dessen, was Freud das Über-Ich nannte, internalisiert. Überzeugungen gewinnen, sobald sie von einer anerkannten Autorität gestützt werden, eine Art selbstverständlicher Qualität und mutieren zu den unumstößlichen Wahrheiten gesunden Menschenverstandes. Darüber hinaus wurde dargelegt, daß jede Kultur ihre eigene Art des Verbergens oder Ausschließens von Aspekten der schmerzhaften Wahrheit über die Form des Lebens, welches sie legitimiert, und in diesem Sinne eine allgemeine ich-verteidigende Funktion hat [Becker, 1972]. Manche Kulturen sind defensiver als andere: Wo es große soziale Ungerechtigkeit gibt, zum Beispiel unter kolonialen Bedingungen oder in der Apartheid, gibt es mehr auszuschließen. Eine Kultur zu verändern, ist niemals leicht. Es umfaßt nicht nur eine Herausforderung für Privilegien und Macht, sondern auch das Aufdecken tiefer psychischer Widerstände.

Die alte Kultur der geriatrischen Pflege, die sich durch mehrere verschiedene Phasen hindurch entwickelt hatte, fügte sich gut in das größere kulturelle Bild ein, das die westlichen Gesellschaften geschaffen hatten. Darin herrschte der Intellekt als oberste Instanz, und die sinnlichen Qualitäten des menschlichen Lebens wurden in die Randbereiche verbannt. Darin konnten Menschen *massenhaft* für die Sache der industriellen Produktion ausgebeutet oder in sinnlosen Kriegen *massenhaft* zum Tode verurteilt werden, und das Plündern ferner Länder und die Unterwerfung ganzer Bevölkerungen galt darin als natürliches Recht. Das Unterbringen alter, gebrechlicher oder verwirrter Menschen in Verwahranstalten stand mit dieser gefühllosen Mißachtung menschlicher Würde und Integrität in völliger Übereinstimmung. Ein person-zentrierter Ansatz in der Pflege von Menschen mit Demenz, wie ich ihn in diesem Buch und an anderer Stelle beschrieben habe, paßt nicht zu dieser kulturellen Tradition. Er steht auch nicht im Einklang mit einer postindustriellen Gesellschaft und ihrer Sucht nach «Information», ihrer extremen Hervorhebung des autonomen, sich selbst erschaffenden Individuums, ihrem Ersetzen moralischer Integrität durch externe Kontrolle und ihrer beinahe religiösen Verehrung des Marktes.

10.2 Die alte und die neue Kultur

Im gesamten Buch habe ich zwei verschiedene Paradigmen oder konzeptionelle Rahmenwerke für das Verständnis der Natur von Demenz einander gegenübergestellt. Jedes von ihnen impliziert eine «Pflegekultur». In einer früheren Abhandlung zu diesem Thema [Kitwood, 1995 d] habe ich zehn Vergleichspunkte aufgestellt, von denen sieben in leicht überarbeiteter Form in **Tabelle 10-1** auf S. 194 wiedergegeben werden.

Die «alte Kultur», wie ich sie hier dargestellt habe, ist keine Parodie. Wird die Reihe von Aussagen, die ihren wesentlichen Inhalt vermitteln, ohne jeglichen Kontrast einfach nur aufgeführt, so erscheint sie vielen Menschen noch immer als Wahrheit – sogar denjenigen mit beträchtlicher Erfahrung in der Demenzarbeit. Beim Übergang von der alten zur neuen Kultur geht es nicht darum, ein paar bislang fehlende Punkte hinzuzufügen, sondern darum, beinahe jedes Merkmal auf verschiedene Weise zu sehen. Diesen Kontrast möchte ich nun hervorheben, wobei ich die neue Kultur bewußt idealisiere, um die zentralen Aussagen dieses Buches zusammenzufassen.

Die neue Kultur pathologisiert Menschen mit Demenz nicht, indem sie sie nicht als Menschen mit einer abstoßenden Krankheit ansieht. Sie reduziert sie auch nicht auf die zu stark vereinfachenden Kategorien irgendeines vorgefertigten strukturellen Schemas, wie etwa die Theorie der Stadien des geistigen Verfalls. Die neue Kultur stellt die Einzigartigkeit jeder Person in den Mittelpunkt. Sie respektiert Erreichtes und ist voll Mitgefühl mit dem, was die Person jeweils erlitten hat. Sie setzt die Emotionen als Quelle menschlichen Lebens wieder in ihre Bedeutung ein und freut sich daran, daß wir körperliche Wesen sind. Sie betont die Tatsache, daß unsere Existenz im wesentlichen sozial ist.

Tabelle 10-1: Zwei Kulturen der Demenzpflege

Alte Kultur	Neue Kultur
Allgemeine Sichtweise der Demenz	
Die primär degenerativen Formen der Demenz sind verheerende Krankheiten des Zentralnervensystems, in deren Verlauf Persönlichkeit und Identität nach und nach zerstört werden.	Zur Demenz führende Erkrankungen sollten primär als Formen der Behinderung gesehen werden. Wie ein Mensch dadurch beeinträchtigt wird, hängt ganz entscheidend von der Qualität der Pflege ab.
Bedeutendste Wissensquelle	
Ärzte und Hirnforscher sind diejenigen, die in bezug auf Demenz über das zuverlässigste, am besten begründete und relevanteste Wissen verfügen. Wir sollten uns ihrem Urteil beugen.	Geschickte, erfahrene und verständnisvolle Pflegepraktiker/Innen sind diejenigen, die in bezug auf Demenz über das zuverlässigste, am besten begründete und relevanteste Wissen verfügen.
Stellenwert der Forschung	
Bis zu einem Durchbruch in der Medizin können wir für eine Person mit Demenz nicht viel tun. Daher ist dringend sehr viel mehr biomedizinische Forschung notwendig.	Es gibt eine Menge Dinge, die wir durch Erweiterung menschlicher Einsicht und Erfahrenheit jetzt tun können. In diesen Punkten besteht der dringendste Forschungsbedarf.
Was die Fürsorge mit sich bringt	
Der Pflege geht es im wesentlichen um Dinge wie das Schaffen einer sicheren Umgebung, die Befriedigung von Grundbedürfnissen (sich ernähren, sich kleiden, ausscheiden, sich warmhalten, reinlich sein, ausreichend schlafen etc.) und um eine kompetente Körperpflege.	Der Pflege geht es im wesentlichen um Erhalt und Stärkung des Personseins. Das Schaffen einer sicheren Umgebung, die Befriedigung von Grundbedürfnissen und die Körperpflege sind allesamt essentiell, aber nur ein Teil der Pflege des ganzen Menschen.
Prioritäten des Verstehens	
Es ist wichtig, sich präzise über die Beeinträchtigungen einer Person im klaren zu sein, vor allem über die kognitiven. Der Verlauf einer zur Demenz führenden Erkrankung kann in Stadien des Verfalls dargestellt werden.	Es ist wichtig, sich präzise über die Fähigkeiten, Geschmacksrichtungen, Interessen, Wertvorstellungen und Formen der Spiritualität einer Person im klaren zu sein. Es gibt ebensoviele Manifestationen von Demenz, wie es Menschen mit Demenz gibt.

Alte Kultur	Neue Kultur
Problematisches Verhalten	
Zeigt eine Person ein Problemverhalten, so muß technisch gut und effizient damit umgegangen werden.	Jedes sogenannte Problemverhalten sollte primär als Versuch der Kommunikation im Zusammenhang mit einem Bedürfnis gesehen werden. Es bedarf des Versuchs, die Botschaft zu verstehen und so auf das unbefriedigte Bedürfnis einzugehen.
Gefühle der Betreuenden	
Der Kernpunkt des Pflegeprozesses besteht darin, unsere eigenen Sorgen, Gefühle, Verletzlichkeiten etc. zur Seite zu stellen und die Arbeit auf vernünftige und effiziente Art zu erledigen.	Der Kernpunkt des Pflegeprozesses besteht darin, mit unseren eigenen Sorgen, Gefühlen, Verletzlichkeiten etc. in Kontakt zu stehen und sie in positive Ressourcen für unsere Arbeit umzuwandeln.

Die beiden Kulturen betrachten Demenzpflege auf fundamental unterschiedliche Weise. Die alte Kultur leugnete im allgemeinen das Bestehen psychischer Bedürftigkeit bei Menschen mit Demenz oder neutralisierte sie durch beruhigende Medikamente. Die alte Kultur umfaßte nur minimale Interaktion, und dann im wesentlichen auch nur im Hinblick auf grundlegende körperliche Belange. Die neue Kultur hat sich indessen dazu verpflichtet, sich um psychische Bedürftigkeit zu kümmern. Die überraschende und erfreuliche Entdeckung liegt darin, daß den Bedürfnissen in vielen Fällen hinreichend gut entsprochen werden kann, um eine neue Phase relativen Friedens und relativer Entspannung zu bringen. Die neue Kultur betrachtet Interaktion als außerordentlich positiv und sieht in ihr die wahrhaft heilende Komponente der Pflege.

Die neue Kultur führt Menschen von sehr unterschiedlicher Art auf gemeinsamem Grund zusammen und sucht all jene Wir-die Anderen-Barrieren, die echte Begegnung verhindern, auf ein Minimum zu reduzieren. Die deutlichste dieser Barrieren ist die zwischen Menschen mit Demenz und allen anderen Menschen. Aber da gibt es dann auch noch die Barrieren zwischen betreuenden Familienmitgliedern und Betreuenden auf Honorarbasis, zwischen «ausgebildetem» und «unausgebildetem» MitarbeiterInnen sowie zwischen denen, die die manuelle Arbeit tun, und ihren vorgesetzten Leitern. Auf breiterer Basis gibt es die Barrieren zwischen der Gemeinde und den Orten, an denen stationäre und teilstationäre Pflege geleistet wird. Langfristig – so meine Argumentation – sind alle Wir-die anderen-Unterteilungen künstlich und nicht hilfreich; ihr psychologisches Substrat besteht in Mißtrauen, Neid, Widerwillen und Angst.

Die beiden Kulturen unterscheiden sich erheblich in ihren Auffassungen von validem, gültigen Wissen und echter Erfahrung. Vor 20 Jahren bedeutete Demenzforschung hauptsächlich drei Arten von Aktivität. Die erste bestand in naturwissenschaftlichen Forschungen zur Struktur, Funktion und Pathologie des Gehirns. Die zweite bestand in experimentellen Untersuchungen, hauptsächlich an Tieren. Die dritte bestand im individualistischen Studium der mit Demenz einhergehenden Defizite, hauptsächlich auf kognitivem Gebiet. Bei all dem kümmerte sich niemand darum, wie Demenz wirklich gelebt und erfahren wurde, und es gab keinen Raum für die Art des Wissens, das aus persönlicher Anteilnahme herrührt. Die neue Kultur ordnet den traditionellen Formen der Forschung einen relativ niedrigeren Stellenwert zu. Bei weitem höchste Priorität hat das alltägliche Leben von Menschen mit Demenz und dabei wiederum ist das zentrale Thema die Wahrung des persönlichen Wohlbefindens. Vieles von dem bedeutsamsten Wissen haben diejenigen, die tatsächlich an der Demenzpflege beteiligt sind. Die erforderlichen Forschungsfertigkeiten sind nicht die eines leidenschaftslos Untersuchenden, sondern solche, wie sie durch Hingabe und Engagement hervorgerufen werden. Kohärentes und diszipliniertes Reflektieren der Praxis ist die wirksamste aller Arten der Forschung.

Der essentielle Unterschied zwischen den beiden Kulturen ist folgender: Die alte Kultur war in vieler Hinsicht eine Kultur des Sich-Abwendens und der Entfremdung. Demenz war von Meidung und Verleugnung umgeben. Viele Betreuende wurde von ihrer eigenen inneren Quelle der Vitalität und des Mitgefühls abgeschnitten und in Praktiken hineingezogen, von denen sie intuitiv wußten, daß sie falsch waren. Im Ausleben der kollektiven Lüge wurden sie auch des lebenspendenden Kontaktes untereinander beraubt. Menschen mit Demenz konnten unter den früheren Behandlungsweisen nicht gedeihen. Oft wurden sie in Isolation und Verzweiflung getrieben und zum «sozialen Tod» verurteilt. Im Gegensatz dazu ist das Eintreten in die neue Kultur wie ein Nachhausekommen. Indem wir entdecken, wie wir von unseren Gefühlen, unserer Intuition und unserer Spontaneität Gebrauch machen und auf angenehmere Weise mit unseren Fehlern leben können, gewinnen wir Vertrauen in unsere Kraft zu wissen, zu teilen, zu geben, zu empfangen und zu lieben. Die Tatsache einer Demenz kann offen und ohne Scham akzeptiert werden. Es gibt reichlich Ich-Du-Begegnung.

10.3 Quellen des Widerstands

Eine anhaltende Veränderung in der Kultur der Demenzpflege zu bewirken, ist nicht einfach, wie die Erfahrung der wenigen vergangenen Jahre bereits gezeigt hat. Eine Kultur ist aus einem Guß: die anerkannten Formen der Praxis, die Art gängiger Überzeugungen, die Struktur von Organisationen und deren Machtverhältnisse greifen jeweils ineinander. Wenn es darüber hinaus tatsächlich so ist, daß Kulturen von Formen psychischer Abwehr unterlegt sind, so sind diese wahrscheinlich besonders stark, wenn es um etwas derart Bedrohliches wie die Demenz geht. In jedem Angang, eine Veränderung zu bewirken, wird eine Herausforderung vielfältiger bestehender Interessen und eine Mobilisierung sicher verborgener Ängste liegen.

Das augenfälligste aller Hemmnisse einer kulturellen Transformation ist der Ballast an Tradition. In Europa wenigstens reichen die institutionellen Praktiken der Bändigung sozialer Außenseiter immerhin 300 Jahre zurück. Nur sehr selten zeigt die Geschichte Beispiele eines ernsthaften und weitreichenden Versuchs, das Personsein alter, gebrechlicher oder geistig verwirrter Menschen ernstzunehmen. Es gab eine Menge individueller Reformer, viele radikale Kritiker, aber ohne eine Kultur, die ihre Bemühungen unterstützt, wurde ihre Arbeit sehr leicht umgestoßen oder ausgelöscht.

Einer der am stärksten schädigenden Aspekte unseres Erbes ist der sehr niedrige Status der Pflege «älterer Menschen» und vor allem jener mit Demenz. Die in der Pflege Tätigen trugen durch Assoziation das ihren Klienten anhaftende Stigma, mit der heimtückischen Folge einer geringen Selbstachtung und eines allgemeinen Gefühls der Machtlosigkeit im Hinblick auf das Bewirken einer positiven Veränderung. Wer versuchte, eine über die Norm hinausreichende Pflege zu geben, war oft dem Druck ausgesetzt, seine Bemühungen zu reduzieren – sogar bis hin zur Ächtung. Manche Pflegepersonen, gingen im Bewußtsein der traditionellen Prestige-Ordnung in ihrem Beruf sogar so weit, die Familie und Freunde in bezug auf ihre Arbeit zu belügen, um nicht durch das Image gerontopsychiatrischer Arbeit befleckt zu werden.

Eine weitere Barriere war die Macht und das Ansehen des ärztlichen Berufsstandes. Demenz wurde traditionell als ureigenes Territorium der Psychiatrie dargestellt, mit der Implikation, daß sich alle anderen Disziplinen ihrem «höheren» Wissen zu beugen hätten. Wie wir gesehen haben, war die Sorge um Personsein nicht gerade groß, während es sich andererseits um ein wunderbares Gebiet zur Grundlagenforschung handelte. Selbst in jüngster Zeit wurde die Ansicht geäußert, Menschen mit Demenz würden es der Gesellschaft (sprich: der biomedizinischen Forschungslobby) schulden, sich selbst als eine Art der Bezahlung für ihre Pflege zu Forschungszwecken anzubieten [Berghmans und ter Meulen, 1995; s. a. meine Antwort, Kitwood, 1995a]. Natürlich stimmt es, daß die Psychiatrie und

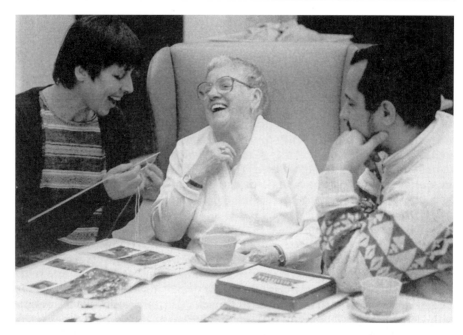

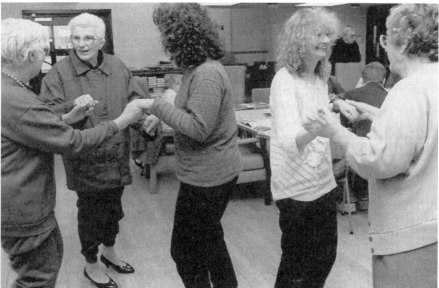

Abbildung 10-1: Die neue Kultur der Demenzpflege. Während die «alte Kultur» Menschen oft in Isolation und Entfremdung zwang, ist die «neue Kultur» eine Verherrlichung des Vertrauens, der Konventionalität und gegenseitiger Abhängigkeit. (Alle 4 Teilabbildungen: Darnall Dementia Group, Sheffield; Fotos von Paul Schatzberger)

10. Die Aufgabe der kulturellen Transformation 199

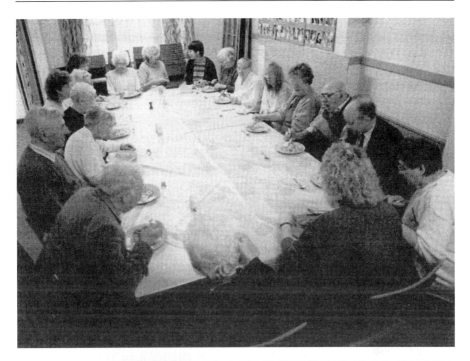

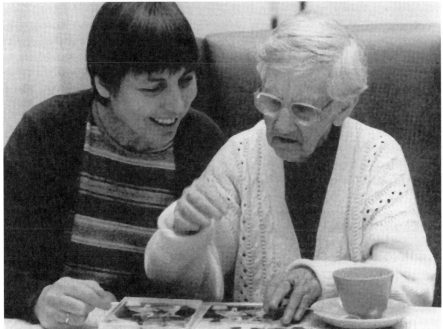

ihre Hilfswissenschaften für exaktere diagnostische Instrumente und ein erhebliches Maß an Wissen gesorgt haben, das zu einer Verbesserung der medizinischen Intervention führt. Indessen hat die Psychiatrie wenig getan, um die profunden persönlichen Dinge erhellen zu helfen, die die Demenz umgeben, und wenn es dann schließlich um die zwischenmenschlichen Prozesse des Fürsorgens und Versorgens geht, steht der Kaiser ohne Kleider da.

Es gibt auch kommerziellen Druck, um die alte Kultur etabliert zu halten. Nun schon seit langem gibt es eine Art geheimes Einverständnis zwischen den Hauptströmungen der Medizin und der pharmazeutischen Industrie. Auf allen Gebieten stehen Ärzte unter enormem Druck, Medikamente zu verschreiben, und dies um so mehr, als ihre Patienten dies inzwischen auch erwarten. Ärzte, die sich in der Situation befinden, nichts Heilendes anbieten zu können, erleben wahrscheinlich ein Gefühl der Schuld oder Unzulänglichkeit, so daß ein Rezept für *sie* eine Art Placebo darstellt. Die geriatrische Medizin ist da ein besonders anfälliges Gebiet, da es hier typischerweise um chronische Krankheiten und dann oft noch um mehrere gleichzeitig geht. Die Arzneimittelhersteller ihrerseits wissen, daß sich aus einer Medikalisierung des Alters riesige Gewinne schlagen lassen und daß der Markt mit zunehmender Anzahl sehr alter Menschen wächst.

Die traditionelle Kultur der Demenzpflege mit ihrer Tendenz zu einem starken Einsatz von Medikamenten, vor allem von Tranquillizern verschiedener Art, hat sicher gut dazu gedient, den Absatz von Pharmazeutika zu steigern [Thomas, 1995]. Inzwischen sind die Chancen für einen Profit atemberaubend, sobald durch «wissenschaftliche» Mittel gezeigt werden kann, daß ein Produkt bei Demenz wirkt, und sei es nur geringfügig. Die Tatsache, daß viele betreuende Angehörige von den Versprechungen der biomedizinischen Wissenschaft fasziniert sind und beinahe abergläubisch auf die baldige Entdeckung von Wunderheilmitteln hoffen, verleiht der Lobby des Arzneimitteleinsatzes weiteres Gewicht. Die neue Kultur der Demenzpflege, die der medikamentösen Behandlung nur einen geringen Stellenwert beimißt und die Menschen aus der «chemisch gepolsterten Zelle» zu befreien sucht, gerät mit diesen kommerziellen Interessen in Konflikt.

Neben dem starken wirtschaftlichen Druck, der seitens der pharmazeutischen Industrie zur Erhaltung der alten Kultur zu erwarten ist, sind noch weitere finanzielle Interessen involviert. Da ist die Tatsache, daß Pflege relativ billig ist, wenn Personsein gründlich mißachtet wird. Wenn jedes Problemverhalten «wegsediert» wird, wenn der Erhaltung der Kontinenz nur wenig Aufmerksamkeit gewidmet wird und wenn zur Befriedigung psychischer Bedürfnisse nichts getan wird, lassen sich die Kosten auf ein Minimum senken. Selbst in speziellen Demenz-Settings ist es dann möglich, mit einem Personal-Patienten-Verhältnis von 1:10 zu überleben. Person-zentrierte Pflege erfordert indessen typischerweise ein Personalverhältnis von 1:4 und bei einem hohen Grad an körperlicher Abhängigkeit gar von 1:3 oder 1:2. Manche Dienstleister, vor allem Gesellschaften mit dem Interesse, Gewinne zu erzielen, halten eine person-zentrierte Pflege möglicherweise für zu teuer und bewahren die alte Kultur, soweit sie sich dies trauen. Der unter extremem Druck mangelnder Ressourcen stehende öffentliche Sektor wird eine langfristige Verantwortung wo immer möglich abwiegeln. In Großbritannien neigt man dazu, Wohnheime für Menschen mit Demenz als Pflegeheime registrieren zu lassen, weil diese Kategorie mehr Geld bringt. Dies widerspricht indessen den Tatsachen, daß die Demenzpflege größtenteils keines speziellen Pflege-Inputs bedarf und eine Registrierung als Wohnheim genügt [Bell und McGregor, 1995].

Die bis hierher erwähnten Quellen des Widerstands sind gewöhnlichen Untersuchungsmethoden zugänglich, selbst wenn sie dem gesunden Menschenverstand undurchsichtig erscheinen. An vielen Stellen in diesem Buch habe ich darauf hingewiesen, daß hinter den gewöhnlichen Realitäten des Alltags – oder vielleicht zwischen ihnen – viele Formen psychischer Abwehr liegen: persönliche, zwischenmenschliche und organisationsgebundene. Aus psychoanalytischer Sicht könnte die alte Pflegekultur als Ganzes so gesehen werden, daß sie eine defensive Funktion hat. Die Medikalisierung von Demenz mit ihrer Suche nach Lösungen ausschließlich im Rahmen der Naturwissenschaften diente dazu, die Betroffenen auf Distanz zu halten. Die Ansicht, Menschen mit Demenz gebreche es an Einsicht oder sie hätten gar aufgehört, subjektive Wesen zu sein, rationalisierte einen Mangel an Aufmerksamkeit gegenüber ihrem Leid und rechtfertigte es, echtes Engagement durch bloße Verhaltensmodifikation zu ersetzen. Stadientheorien implizierten, daß der Weg in die globale Verschlechterung unvermeidlich war und legitimierten damit das Reduzieren von Pflege auf die Befriedigung offensichtlicher physischer Bedürftigkeit. Viele betreuende Angehörige behaupteten durch die Macht der Ideologie beeinflußt, daß die Person, die sie einst kannten und liebten, verschwunden sei, um durch eine andere, vollkommen unkenntliche ersetzt zu werden. Dies verhinderte einen echten Trauerprozeß und das Entstehen einer neuen, empathischeren und intuitiveren Art der Beziehung, als es die vorige gewesen war. Selbst die «Alzheimerisierung von Demenz» könnte als Abwehrbewegung gesehen werden, die dazu diente, den Prozeß der kulturellen Transformation zu hemmen.

10.4 Der Veränderungsprozeß

Wenn es so mächtige Kräfte gibt, die den Status quo erhalten und die Anfänge eines positiven Wandels sabotieren, ließe sich sehr wohl fragen, wie denn eine neue Kultur der Demenzpflege überhaupt entstehen könnte. Es wird nicht durch einen Paradigmenwechsel auf lediglich theoretischer Ebene geschehen. Akademische Argumente an sich haben nicht die Macht, ausgedehnte soziale Veränderungen zu bewirken. Harte Fakten aus der Forschung werden, wenn sie gegen tiefverwurzelte Interessen verstoßen, nur allzuleicht herabgewürdigt oder ignoriert. Eine radikale Verbesserung wird nicht durch die angebliche Freiheit und Flexibilität eintreten, von denen behauptet wird, daß ein «Pflegemarkt» sie bieten könne. Die Annahme, menschliche Dienstleistungen ließen sich in gleicher Weise wie Autos oder Fernseher liefern, ist, wie wir gesehen haben, grotesk. Eine radikale Verbesserung wird nicht durch den gängigen politischen Prozeß eintreten, selbst wenn es eine Regierung gäbe, die den Bedürfnissen unterprivilegierter Minderheiten einen hohen Stellenwert beimißt. Bessere Ressourcen und geeignete Formen der Regulierung sind notwendige, aber nicht hinreichende Bedingungen für eine kulturelle Veränderung.

Die Erfahrung der vergangenen Jahre deutet darauf hin, daß die ersten Stadien wahrscheinlich aus einer allmählichen inneren Umwandlung einiger der gegenwärtig vorhandenen Strukturen bestehen werden, bis diese Strukturen schließlich auf eine radikal verschiedene Weise funktionieren. Der Prozeß besteht in einer anhaltenden, subtilen und raffinierten Substitution von Bestehenden durch neue Arrangements. Vielleicht wird eine Arbeitseinheit, die früher eindeutig eine Organisationsform vom Typ A hatte, schrittweise zu einer Einheit vom Typ B (s. Kap. 8.1(7.1)) und erzeugt dann großes Wohlbefinden bei den Klienten, zusammen mit einer größeren Befriedigung und Hingabe der MitarbeiterInnen. Für eine gewisse Zeit könnte die äußere Hülle – die Selbsthilfegruppe, das Tageszentrum, das Wohnheim etc. – so ziemlich genauso aussehen wie vorher, während das leitende Management nicht erkennt, was vor sich geht. Schließlich tritt jedoch die Wahrheit zutage, und selbst frühere Gegner sind eifrig darum bemüht, sich mit der offensichtlichen Erfolgs-Story zu identifizieren.

Wie einengend die gesetzlichen Restriktionen und finanziellen Einschränkungen auch sein mögen, gibt es doch immer etwas Bewegungsfreiheit, eine Möglichkeit, Neues zu tun. Selbst unter dem Totalitarismus fanden Menschen nach und nach Wege eines humaneren Lebens, dabei das aufgezwungene System unterwandernd – und wir sind davon weit entfernt. Die bemerkenswerte Tatsache im Hinblick auf Demenz ist, wieviel trotz der allgemein so ungünstigen Bedingungen bereits getan worden ist. Jeder der Hauptsektoren – der öffentliche, der private und der unabhängige – hatte dabei eine kreative Rolle. Glücklicherweise gibt es ein paar Veränderungen, die sich ohne riesige Kostenimplikationen, im wesentlichen durch eine bessere Selektion und ein besseres Training der MitarbeiterInnen und das Einbeziehen von Ehrenamtlichen, bewirken lassen. Wahrscheinlich gibt es auch ein paar Wege, auf denen die neue Kultur kosteneffizienter als die alte Kultur ist, und zwar aufgrund einer höheren Hingabe und weniger Fehlzeiten, Krankmeldungen und Fällen von Burn-out der MitarbeiterInnen.

Längerfristig kann ein Wechsel in der Pflegekultur jedoch nur dort eintreten, wo es hinreichende Ressourcen gibt, um all die in Kapitel 8.3 besprochenen Komponenten einer guten Praxis zu etablieren. Jede Organisation, die behauptet, eine person-zentrierte Pflege zu bieten, sie jedoch vernachlässigt, stellt beinahe sicher betrügerische Behauptungen auf. Der öffentliche Sektor befindet sich dabei erheblich im Nachteil, vor allem in jenen kapitalistischen Ökonomien wie Großbritannien, die sich in ständigem langfristigem Abstieg befinden. Große private Gesellschaften stehen immer unter dem Druck der Kostensenkung, um ihren Aktionären einen großen Gewinn ausweisen zu können. Gegenwärtig liegt das größte Potential bei jenen kleineren privaten Einrichtungen, geschaffen von Menschen mit ausgesprochen hohem Engagement, von denen einige ihre gesamten Ersparnisse in ihr Unternehmen gesteckt haben, sowie bei den unabhängigen, aber nicht gewinnorientierten Anbietern. In beiden Fällen gibt es eine klare Grundlage an Wertvorstellungen, eine Gelegenheit für die Angestellten, an das zu glauben, was sie tun. Dort können eine relative Freiheit von Tradition und bürokratischer Kontrolle sowie die Chance zu Kreativität und Innovation bestehen. Der hauptsächliche finanzielle Druck besteht einfach darin, die Bilanz ausgewogen zu halten, wenn alle abgehenden Zahlungen und der entwicklungsbedingte Bedarf berücksichtigt worden sind.

Wenn es zu einer kulturellen Transformation kommen soll, so ist es entscheidend, auf allen Ebenen angemessen ausgebildete Arbeitskräfte zu haben. Pflegeassistentinnen, -helferInnen müssen nicht nur für die wesentlichen physischen Aspekte ihrer Arbeit, sondern auch für die psychologischen Aufgaben, vor allem im Entwickeln jener in Kapitel 7 beschriebenen interaktiven Fertigkeiten ausgerüstet werden. Leitende Pflegepersonen und -Manager benötigen natürlich eine Menge mehr, aber auch hier liegt der wichtigste und dennoch hochgradig vernachlässigte Teil ihrer Arbeit auf zwischenmenschlicher Ebene. Der Status des gesamten Bereichs muß angehoben, von allen altersdiskriminierenden Assoziationen befreit und akzeptiert werden als einer, der hochgradigen Sachverstand erfordert.

In Großbritannien dämmert langsam die Erkenntnis, daß es ein enormes Trainings- und Ausbildungsdefizit gibt, und daß keine der bestehenden Formen beruflicher Vorbereitung die in der Demenzpflege auftauchenden Themen richtig anspricht. In den vergangenen Jahren hat es eine Menge kleiner und unsystematischer Trainingsinitiativen gegeben, das ist wenigstens ein Anfang. Strategisch gesprochen schätze ich, daß wir in Großbritannien dringend etwa 2000 Personen benötigen, die in der Lage sind, PflegehelferInnen in der ambulaten Pflege und MitarbeiterInnen in der stationäre und teilstationären Pflege zu unterweisen; außerdem bedarf es einer vergleichbaren Anzahl von Personen, die ein Programm zur Unterstützung Betreuender zu organisieren und durchzuführen vermögen [Kitwood, 1997b]. Das Problem ist von gigantischem Ausmaß und sollte auf der Meta-Ebene angegangen werden (Ausbilder ausbilden etc.). Dies bedeutet, daß es essentiell ist, Spezialkurse in Demenzpflege sowohl für Anfänger als auch für Fortgeschrittene zu entwickeln und vorzuhalten, wie es sie auch auf angewandten

Gebieten wie der Optometrie oder der Fußpflege gibt. Wenn die ersten Schritte, die in dieser Richtung unternommen wurden, ein Hinweis sind, wird es keinen Mangel an ausgezeichneten Bewerber/Innen geben.

Die Verpflichtung zur Veränderung der Pflegekultur wird auf einer Reihe von Motiven begründet sein, die sich sehr von denen unterscheiden, welche die Kultur der Industriegesellschaften in den vergangenen Jahren beherrscht haben, da die kapitalistische Mentalität noch weiter in die Nischen eingedrungen ist, die zuvor vom Humanismus besetzt waren. Zu den Motiven für gutes Arbeiten gehören das Gefühl von Stärke, das sich aus der Nähe zu anderen Menschen ergibt, die Erfüllung aus freiem Geben heraus, die Freude, zum Wohle des Menschen zu arbeiten, der mit Integrität einhergehende innere Friede und die Befriedigung, einer Sache verpflichtet zu sein, die jenseits der eigenen Person liegt. Außerdem folgen paradoxerweise Erleichterung und Trost, wenn man ein gewisses Maß an Leiden als Teil des menschlichen Daseins akzeptiert, statt verzweifelt danach zu streben, in einem vergeblichen prometheischen Projekt seine Ausmerzung zu erreichen. Viele Menschen sehen darin eine Art geistiger Gesundheit und ein Gefühl der Ganzheit, wenn Motive wie diese ins Spiel gebracht werden. Die in der heutigen Gesellschaft kontinuierlich hervorgerufenen Motive – Habgier, Eigennutz, Machtliebe und die Angst vor dem Entdecktwerden – scheinen im Vergleich dazu Schund.

Ich habe dargelegt, daß mächtige Formen psychischer Abwehr mithelfen, die alte Kultur der Demenzpflege in ihrer Stellung zu halten. Im Rückgriff auf eine altehrwürdige Metapher könnte man sagen, daß enorme Mengen psychischer Energie beteiligt sind. Werden die Schilde indessen gesenkt und die Menschen in die Lage versetzt, den mobilisierten Ängsten ins Antlitz zu schauen und sich hindurchzuarbeiten, so wird diese Energie für eine konstruktive Arbeit freigesetzt. In jenen seltenen Einrichtungen, in denen dies eingesetzt hat, gibt es neuen Schwung und Freude, und es ist ungeheuer ansprechend. Die neue Kultur lädt uns ein, jene, deren geistige Kräfte versagen, als unsere Mitmenschen und nicht als Fremde oder Aliens zu betrachten. Wir erlangen das Gefühl von Gemeinschaft zurück, das lang in den Tiefen unseres kollektiven Unbewußten verborgen war: einen Ort, an dem Menschen einander mit Realismus und zu gleichen Bedingungen akzeptieren können. Mit dieser Ermutigung können wir die Tatsache unseres eigenen Alterns und sogar die Möglichkeit akzeptieren, vor unserem Tod unter denen zu sein, die Demenz haben.

10.5 Die Implikationen auf breiterer Ebene

Mit beginnendem 21. Jahrhundert finden sich die Industriegesellschaften der westlichen Welt in einer außergewöhnlichen und paradoxen Zwangslage. Es wird deutlich, daß das System einer liberalen Demokratie mit vorgeblich rationaler Organisation und einem auf Gewinnerzielung begründeten Wirtschaftsleben grundlegend brüchig geworden ist. Dieses System ist tief verstrickt in viele Formen globaler Ungerechtigkeit und in die rücksichtslose Zerstörung der Biosphäre; es vermag nicht einmal allen seiner eigenen Bürger ein Leben in Sicherheit und Wohlstand zu bieten. In vielen Nationalstaaten ist der «Wohlfahrtskapitalismus» regelrecht am Ende, und es wurde eine permanente Unterklasse geschaffen, die wie in der viktorianischen Ära und davor von den gewöhnlichen Privilegien des Bürgerrechts abgeschnitten ist. Und obwohl alte Hoffnungen und Erwartungen enttäuscht haben, hat ein neuer und kraftvoller Humanismus an Boden gewonnen: stärker engagiert, psychologisch bewußter, kulturell sensibler, praktischer und pragmatischer als alles andere zuvor. Dies ist der historische Kontext, in dem die «Demenz-Epidemie» aufgetreten ist. Unter allen sozialen Themen ist dieses vielleicht das am tiefsten in die Widersprüche verstrickte, weil der Bedarf so dringend und das Ausmaß des Problems so immens ist. Die Widersprüche werden beinahe sicher noch weiter zunehmen, da der demographische Wandel noch mehr Menschen in das 8. und 9. Lebensjahrzehnt bringt.

Was auch immer mit der Demenz geschieht, kann nicht länger eine unbedeutende, kleine Angelegenheit bleiben, die auf das Gebiet der Geriatrie beschränkt ist. Es wird notwendigerweise tiefgreifende Auswirkungen in der Gesellschaft als Ganzem geben. Die positive Transformation der Pflegepraxis wird, sofern sie auf breiter Basis eintritt, alle oberflächlichen Formen des Determinismus untergraben und die besessene Suche nach technischen Lösungen für menschliche Probleme unterbrechen. Sie wird die Stupidität und Engstirnigkeit der Marktmentalität und vor allem die Vorstellung, menschliche Dienstleistungen könnten effizient geliefert werden, als seien sie Gebrauchsgüter, herausfordern. Sie wird die Suche nach einem besseren als dem gegenwärtigen wirtschaftlichen Prozeß anregen – nach einem Prozeß, bei dem die Vorteile gesellschaftlicher Existenz hinsichtlich der tatsächlichen Bedürftigkeit weitaus gerechter verteilt werden.

Vor allem anderen ermutigt uns die Neubetrachtung der Demenz zu einem anderen Verständnis dessen, was es ist, eine Person zu sein. Die vorherrschende Betonung von Individualität und Autonomie wird radikal in Frage gestellt, und unsere wahre Interdependenz tritt zutage. Gebrechlichkeit, Endlichkeit, Sterben und Tod werden annehmbarer, und grandiose Hoffnungen auf technische Utopien werden ausgemerzt. Der Verstand wird von dem Podest gehoben, das er in so ungerechtfertigter Weise und für so lange Zeit besetzt hielt; wir gewinnen unsere Natur als fühlende und soziale Wesen wieder zurück. So entspringt unter Umständen aus einem Winkel, der vielleicht als der am wenigsten wahrscheinliche erschien, ein Quell der Energie und des Mitgefühls. Und hier finden wir im Vergleich zur konventionellen Psychiatrie möglicherweise eine unermeßlich reichere Auffassung von der Heilung des Geistes.

Literaturverzeichnis

Absher, J. R. and Cummings, J. L. (1994) Cognitive and non-cognitive aspects of dementia syndromes: an overview. In A. Burns and R. Levy (eds) *Dementia*. London: Chapman and Hall.
Ader, R., Felten, D. L. and Cohen, N. (eds) (1991) *Psychaneuroimmunology*. San Diego, CA: Academic Press.
Albert, M. S. (1982) Geriatric neuropsychology. *Journal of Consulting and Clinical Psychology*, 49: 835–50.
Allardyce, J. (1996 a) The secondary dementias: an overview. *Journal of Dementia Care*, 4 (3): 28–9.
Allardyce, J. (1996 b) The secondary dementias, 2: hypothyroidism. *Journal of Dementia Care*, 4 (5): 28–9.
Allardyce, J. (1996 c) The secondary dementias, 3: diabetes mellitus. *Journal of Dementia Care*, 4 (5): 26–7.
Alston, W. P. (1976) Traits, consistency and conceptual alternatives for personality theory. In R. Harré (ed.) *Personality*. Oxford: Blackwell.
Alzheimer's Disease Society (1996) *Opening the Mind*. London: Alzheimer's Disease Society.
Ames, D., Dolan, R. and Mann, A. (1990) The distinction between depression and dementia in the very old. *International Journal of Geriatric Psychiatry*, 5: 193–8.
Annerstedt, L. (1987) *Collective Living for the Demented in Later Life*. Lund: Gerontologiskt Centrum.
Archibald, C. (1990) *Activities*. Stirling: Dementia Services Development Centre.
Archibald, C. (1993) *Activities II*. Stirling: Dementia Services Development Centre.
Arie, T. (1983) Pseudodementia. *British Medical Journal*, 286: 1301–2.
Balfour, A. (1995) Account of a study aiming to explore the experience of dementia. *PSIGE Newsletter*, 53: 15–19.
Barham, P. and Hayward, R. (1991) *From the Mental Patient to the Person*. London: Routledge.
Barnes, B. (1980) David Malan: psychodynamic scientist. *New Forum*, August, 3–5.
Barnes, T., Sack, J. and Shore, J. (1973) Guidelines to treatment approaches. *Gerontologist*, 13: 513–27.
Barnett, E. (1995) A window of insight into quality care. *Journal of Dementia Care*, 3 (4): 23–6.
Barnett, E. (1996) «‹I need to be me›: a thematic evaluation of a dementia care facility, based on the client perspective.» Unpublished PhD thesis, University of Bath.
Becker, E. (1972) *The Birth and Death of Meaning*. New York: Free Press.

Bell, J. and McGregor, I. (1991) Living for the moment. *Nursing Times*, 87 (18): 46–7.
Bell, J. and McGregor, I. (1995) A challenge to stage theories of dementia. In T. Kitwood and S. Benson (eds) *The New Culture of Dementia Care*. London: Hawker.
Benson, H. (1996) *Timeless Healing*. London: Simon and Schuster.
Benson, S. (1994) Sniff and doze therapy. *Journal of Dementia Care*, 2 (1): 12–15.
Berghmans, R. L. P. and ter Meulen, R. H. J. (1995) Ethical issues in research wilh dementia patients. *International Journal of Geriatric Psychiatry*, 10: 647–51.
Berrios, G. E. and Freeman, H. L. (1991) *Alzheimer and the Dementias*. London: Royal Society of Medicine Services.
Blessed, G., Tomlinson, B. E. and Roth, M. (1968) The association between quantitative measures of dementia and of senile change in the cerebral grey matter of elderly subjects. *British Journal of Psychiatry*, 114: 797–811.
Blessed, G., Black, S. E., Butler, T. and Kay, O. W. K. (1991) The diagnosis of dementia in the elderly: a comparison of CAMCOG (the cognitive section of CAMDEX), the AGECAT program, OSM-III, the Mini Mental State Examination and some short rating scales. *British Journal of Psychiatry*, 159: 193–8.
Blum, N. (1991) The management of stigma by family carers. *Journal of Contemporary Ethnography*, 21 (3): 263–84.
Blum, N. (1994) Deceplive practices in managing a family member with Alzheimer's disease. *Symbolic Interaction*, 17 (1): 21–36.
Boller, E., Forette, F., Khatchaturian, Z., Pancet, N. and Christen, Y. (eds) (1992) *Heterogeneity of Alzheimer's Disease*. Berlin: Springer Verlag.
Bowlby, J. (1979) *The Making and Breaking of Affectional Bonds*. London: Tavistock.
Bradshaw, J. (1990) *Homecoming*. London: Piatkus.
Brane, G., Karlsson, I., Koblgren, M. and Norberg, A. (1989) Integrity-promoting care of demented nursing home patients: psychological and biochemical changes. *International Journal of Geriatric Psychiatry*, 4: 165–72.
Bredin, K., Kitwood, T. and Wattis, J. (1995) Decline in quality of life for patients with severe dementia following a ward merger. *International Journal of Geriatric Psychiatry*, 10 (11): 967–73.
Brooker, D. (1995) Looking at them, looking at me. A review of observational studies into the quality of institutional care for elderly people with dementia. *Journal of Mental Health*, 4: 145–56.
Bruce, E. (1995) Support through human contact for family carers. In T. Kitwood and S. Benson (eds) *The New Culture of Dementia Care*. London: Hawker.
Bruce, E. (ed.) (1996) *Focus on Dementia: A Guide to the Structured Support of Carers*. Bradford: Bradford Dementia Group.
Buber, M. (1937) *I and Thou* (trans. by R. Gregor Smilh). Edinburgh: Clark.
Buckland, S. (1995) Dementia and residential care. In T. Kitwood, S. Buckland and T. Petre *Brighter Futures: A Report on Research into Provision for Persons with Dementia in Residential Homes, Nursing Homes and Sheltered Housing*. Oxford: Anchor Housing Association (in collaboration with Methodist Homes for the Aged).
Burkitt, I. (1993) *Social Selves*. London: Sage.
Burns, A. and Forstl, H. (1994) The clinical diagnosis of Alzheimer's disease. In A. Burns and R. Levy (eds) *Dementia*. London: Chapman and Hall.

Burns, A., Jacoby, R. and Levy, R. (1990) Psychiatric phenomena in Alzheimer's disease: 1. Disorders of thought content. *British Journal of Psychiatry*, 157: 72–6.

Burns, A., Jacoby, R., Philpot, M. and Levy, R. (1991) Computerised tomography in Alzheimer's disease: methods of scan analysis, comparison with normal controls and clinical/radiological associations. *British Journal of Psychiatry*, 159: 609–14.

Butler, R. N. (1963) The life review: an interpretation of reminiscence in the aged. *Psychiatry*, 26, 65–76.

Bytheway, B. (1995) *Ageism*. Buckingham: Open University Press.

Capstick, A. (1995) The genetics of Alzheimer's disease: rethinking the questions. In T. Kitwood and S. Benson (eds) *The New Culture of Dementia Care*. London: Hawker Publications.

Carpenter, B. D. and Strauss, M. E. (1995) Personal history of depression and its appearance in Alzheimer's disease. *International Journal of Geriatric Psychiatry*, 10: 669–78.

Cayton, H. (1995) Diagnostic testing, who wants to know? *Journal of Dementia Care*, 3 (1): 12–13.

Chapman, A. and Marshall, M. (eds) (1996) *Dementia: New Skills for Social Workers*. London: Jessica Kingsley.

Chernis, C. (1980) *Stuff Burnout: Job Stress in the Human Services*. Beverly Hills: Sage.

Cheston, R. (1996) Stories and metaphors: talking about the past in a psychotherapy group for people with dementia. *Ageing and Society*, 16: 579–602.

Clarke, P. and Bowling, A. (1990) Quality of everyday life in long-stay institutions for the elderly. *Social Science and Medicine*, 30: 1201–10.

Coleman, P. (1986) Issues in the therapeutic use of reminiscence with elderly people. In J. Hanlay and M. Gilhooly (eds) *Psychological Therapies for the Elderly*. London: Croom Helm.

Coleman, V. (1988) *The Health Scandal*. London: Sidgewick and Jackson.

Cooper, C. L. (ed.) (1984) *Psychosocial Stress and Cancer*. Chichester: Wiley.

Costa, P. T. and McCrae, R. R. (1985) *NEOPI-R: Professional Manual*. Orlando, FL: Psychological Assessment Resources Inc.

Damasio, A. R. (1995) *Descartes' Error*. London: Picador.

Danziger, K. (1978) *Socialization*. Harmondsworth: Penguin.

Davidson, D. (1970) Mental events. In L. Foster and J. W. Swanson (eds) *Experience and Theory*. Boston, MA: University of Massachusetts Press.

Davis, M. and Wallbridge, D. (1981) *Boundary and Space*. Harmondsworth: Penguin.

de Board, R. (1978) *The Psychounalysis of Organizations*. London: Tavistock.

Dean, R., Prondfoot, R. and Lindesay J. (1993) The Quality of Interaction Schedule (QUIS): development, reliability and use in the evaluation of two domus units. *International Journal of Geriatric Psychiatry*, 8: 819–26.

Dennett, D. C. (1975) *Brainstorms: Philosophical Essays on Mind and Psychology*. Brighton: Harvester.

Economist (1996) A triumph of hype over experience? *Economist*, 337 (7945): 111–12.

Ely, M., Meller, D., Brayne, C. and Opit, L. (1996) *The Cognitive Disability Planning Model*. Cambridge: University of Cambridge, Department of Community Medicine.

Fischbach, G. D. (1992) Mind and brain. *Scientific American Special Issue*, September: 24–33.

Feil, N. (1982) *Validation: The Feil Method*. Cleveland, OH: Edward Feil Productions.
Feil, N. (1993) *The Validation Breakthrough*. Cleveland, OH: Health Professions Press.
Folstein, M. E, Folstein, S. E. and McHugh, P. R. (1975) Mini-mental state: a practical method for grading the cognitive state of patients for the clinician. *Journal of Psychiatric Research*, 12: 189–98.
Forstl, H., Burns, A., Luthert, P, Cairns, N., Lantos, P. and Levy, R. (1993) Clinical and neuropathological correlations of depression in Alzheimer's disease. *Psychological Medicine*, 22: 877–84.
Foucault, M. (1967) *Madness and Civilization*. London: Tavistock.
Fox, L. and Kitwood, T. (1994) *The Quality of Care in Two Dementia Day Centres*. Bradford: Bradford Dementia Group.
Fox, P. (1989) From senility to Alzheimer's disease, the rise of the Alzheimer's disease movement, *The Millbank Quarterly*, 67: 58–102.
Frank, B. (1995) People with dementia can communicate – if they are able to hear. In T. Kitwood and S. Benson (eds) *The New Culture of Dementia Care*. London: Hawker.
Freudenberger, H. J. (1974) Staff burn-out. *Journal of Social Issues*, 30 (1): 159–65.
Froggatt, A. (1988) Self-awareness in early dementia. In B. Gearing, M. Johnson and T. Heller (eds) *Mental Health Problems in Old Age*. Buckingham: Open University Press.
Funnemark, C. (1995) Changing activities to meet early to late stage Alzheimer care. *Conference Proceedings: The Changing Face of Alzheimer's Care*. Chicago, IL: Alzheimer's Association.
Gibson, F. (ed.) (1991) *Working with People with Dementia: A Positive Approach*. Jordanstown: University of Ulster Publications.
Gibson, F (1994) What can reminiscence contribute to people with dementia? In J. Bornat (ed.) *Reminiscence Reviewed*. Buckingham: Open University Press.
Gibson, F, Marley, J. and McVicker, H. (1995) Through the past to the person (Studies in person-centred care). *Journal of Dementia Care*, 3 (6): 18–19.
Gilhooly, M. (1984) The social dimensions of senile dementia. In I. Hanley and J. Hodge (eds) *Psychological Approaches to the Care of the Elderly*. Croom Helm: London.
Gilleard, C. (1984) *Living With Dementia*. London: Croom Helm.
Gillespie, W. H. (1963) Some regressive phenomena in old age. *British Journal of Medical Psychology*, 36: 203–9.
Goffman, E. (1974) *Stigma: Notes on the Management of Spoiled Identity*. Harmondsworth: Penguin.
Goldsmith, M. (1996) *Hearing the Voice of People with Dementia: Opportunities and Obstacles*. London: Jessica Kingsley.
Gray-Davidson, F (1993) *The Alzheimer Sourcebook for Caregivers*. Los Angeles: Lowell House.
Gurland, B., Copeland, J., Kuriansky J., Kellerer, M., Sharpe, I. and Dean, L. L. (1983) *The Mind and Mood of Aging: Mental Health Problems of the Community Elderly in New York and London*. London: Croom Helm.
Gwilliam, C. and Gilliard, J. (1996) Dementia and the social model of disability. *Journal of Dementia Care*, 4 (1): 14–15.
Hahnemann, S. (1983) *Organon of Medicine* (trans. by J. Kunzli and P Pendleton). London: Victor Gollancz.

Handy, C. (1976) *Undertaking Organizations*. Harmondsworth: Penguin.
Handy, C. (1988) *Understanding Voluntary Organizations*. Harmondsworth: Penguin.
Harré R. (1993) Rules, roles and rhetoric. *Psychologist*, 16 (1): 24–8.
Harré, R. and Secord, P. F. (1972) *The Explanation of Social Behaviour*. Oxford: Blackwell.
Harrison, R., Sawa, N. and Kafetz, K. (1990) Dementia, depression and physical disability in a London borough: a survey of elderly people in and out of residential care and implications for future developments. *Age and Ageing*, 19: 97–103.
Hart, S. and Semple, J. (1990) *Neuropsychology and the Dementias*. London: Taylor and Francis.
Hawkins, P. and Shohet, R. (1989) *Supervision in the Helping Professions*. Buckingham: Open University Press.
Heller, L. (1996) *The Preparation of Volunteers for Work in Dementia Care*. Bradford: Bradford Dementia Group.
Herrick, C. A. (1992) Codependency: characteristics, risks, progressions and strategies for healing. *Nursing Forum*, 27 (3): 12–19.
Hobson, R. E. (1985) *Forms of Feeling*. London: Tavistock.
Holden, U. (1996) Dipping into a poisonous problem. *Journal of Dementia Care*, 4 (3): 10–11.
Holden, U. and Woods, R. T. (1988) *Reality Orientation: Psychological Approaches to Confused Elderly*. Edinburgh: Churchill Livingstone.
Holden, U. and Woods, R. T. (1995) *Positive Approaches to Dementia Care*. Edinburgh: Churchill Livingstone.
Homer, A. C., Honavar, M., Lantos, P. L., Hastie, I. R., Kellett, J. M., Millard, P. H. (1988) Diagnosing dementia: Do we get it right? *British Medical Journal*, 297: 894–6.
Hunter, S. (ed.) (1997) *Social Work with People with Dementia*. London: Jessica Kingsley.
Ineichen, B. (1987) Measuring the rising tide: how many dementia cases will there be by 2001? *British Journal of Psychiatry*, 150: 195–200.
Jacoby, R. J. and Levy, R. (1980) Computed tomography in the elderly. 2. Senile dementia: diagnosis and functional impairment. *British Journal of Psychiatry*, 136: 256–69.
Jacques, A. (1988) *Understanding Dementia*. Edinburgh: Churchill Livingstone.
Jitapunkel, S., Pillay, I. and Ebrahim, S. (1991) The Abbreviated Mental Test: its use and validity. *Age and Ageing*, 20: 332–6.
Jobst, K. A. (1994) Rapidly progressing atrophy of medial temporal lobe in Alzheimer's disease. *Lancet*, 343: 829–30.
Jobst, K. A. (1995) «The use of scanning in diagnosis of dementia». Presentation to the conference, The Diagnosis of Dementia, Birmingham, 29 June.
Jones, G. M. M. and Miesen, B. M. L. (1992) *Caregiving in Dementia*, volume I. London: Routledge.
Jones, G. M. M. and Miesen, B. M. L. (1994) *Caregiving in Dementia*, volume II. London: Routledge.
Jorm, A. F., Scott, R., Cullen, J. S. and McKinnon, A. J. (1991) Performance of the Informant Questionnaire on Cognitive Decline in the Elderly (IQCODE) as a screening test for dementia. *Psychological Medicine*, 21: 785–90.
Jung, C. G. (1934) The stages of life. In *Modern Man in Search of a Soul*. London: Routledge and Kegan Paul.

Kandel, E. R. and Hawkins, R. D. (1992) The biological basis of learning and individuality. *Scientific American, Special Issue*, September: 53–60.

Karlsson, I., Brane, G., Melin, E., Nyth, A.-L. and Rybo, E. (1988) Effects of environmental stimulation on biochemical and psychological variables in dementia. *Acta Psychiatrical Scandanavica*, 77: 207–13.

Keady, J. (1996) The experience of dementia: a review of the literature and implications for nursing practice. *Journal of Clinical Nursing*, 5: 1–13.

Keady, J. and Nolan, M. (1995) IMMEL: assessing coping responses in the early stages of dementia. *British Journal of Nursing*, 4 (6): 309–14.

Killick, J. (1994) There's so much to hear, when you listen to individual voices. *Journal of Dementia Care*, 2 (5): 12–14.

King's Fund (1986) *Living Well into Old Age: Applying Principles of Good Practice to Services for Elderly People with Severe Mental Disabilities*. London: The King's Fund.

Kitwood T. (1987) Explaining senile dementia: the limits of neuropathological research. *Free Associations*, 10: 117–40.

Kitwood, T. (1988) The technical, the personal and the framing of dementia. *Social Behaviour*, 3: 161–80.

Kitwood, T. (1989) Brain, mind and dementia: with particular reference to Alzheimer's disease. *Ageing and Society*, 9: 1–15.

Kitwood, T. (1990 a) The dialectics of dementia: wilh particular reference to Alzheimer's disease. *Ageing and Society*, 10: 177–96.

Kitwood, T. (1990 b) Understanding senile dementia: a psychobiographical approach. *Free Associations*, 19: 60–75.

Kitwood, T. (1990 c) Psychotherapy and dementia. *Psychetherapy Section Newsletter*, 8: 40–56.

Kitwood, T. (1993) Towards a theory of dementia care: the interpersonal process. *Ageing and Society*. 13: 51–67.

Kitwood, T. (1994 a) Discover the person, not the disease. *Journal of Dementia Care*, 1 (1): 16–17.

Kitwood, T. (1994 b) Lowering our defences by playing the part. *Journal of Dementia Care*, 2 (5): 12–14.

Kitwood, T. (1994 c) Review of *The Validation Breakthrongh* by Naomi Feil. *Journal of Dementia Care*, 2 (6): 29–30.

Kitwood, T. (1995 a) Exploring the ethics of dementia research: a response to Berghmans and Ter Meulen. *International Journal of Geriatric Psychiatry*, 10 (8): 647–57.

Kitwood, T. (1995 b) Positive long-term changes in dementia: some preliminary observations. *Journal of Mental Health*, 4: 133–44.

Kitwood, T. (1995 c) Studies in person centred care: building up the mosaic of good practice. *Journal of Dementia Care*, 3 (5): 12–13.

Kitwood, T. (1995 d) Cultures of care: tradition and change. In T. Kitwood and S. Benson (eds) *The New Culture of Dementia Care*. London: Hawker Publications.

Kitwood, T. (1997 a) The uniqueness of persons in dementia. In M. Marshall (ed.) *The State of the Art in Dementia Care*. London: Centre for Policy on Ageing Publications.

Kitwood, T. (1997 b) *Strategic Training Needs Related to Dementia Care*. Bradford: University of Bradford, Bradford Dementia Group.

Kitwood, T. (ed.) (1997 c) *Evaluating Dementia Care: The DCM Methed, 7th Edition*. Bradford: Bradford Dementia Group.
Kitwood, T. and Bredin, K. (1992 a) Towards a theory of dementia care: personhood and well-being. *Ageing and Society*, 12: 269–87.
Kitwood, T. and Bredin, K. (1992 b) A new approach to the evaluation of dementia care. *Journal of Advances in Health and Nursing Care*, 1 (5): 41–60.
Kitwood, T. and Bredin, K. (1992 c) *Person to Person: A Guide to the Care of Those with Failing Mental Powers*. Loughton: Gale Centre Publications.
Kitwood, T., Buckland, S. and Petre, T. (1995) *Brighter Futures: A Report on Research into Provision for Persons with Dementia in Residential Homes, Nursing Homes and Sheltered Housing*. Oxford: Anchor Housing Trust in collaboration with Methodist Homes for the Aged.
Kitwood, T. and Woods, R. T. (1996) *A Training and Development Strategy for Dementia Care in Residential Settings*. Bradford: Bradford Dementia Group.
Kolb, D. A. (1992) *Experiential Learning: Experience as a Source of Learning and Development*. London: Prentice Hall.
Kral, V. A. (1962) Senescent forgetfulness: benign and malignant. *Canadian Medical Association Journal*, 86: 257–60.
Kramer, C. H. (1995) *Volunteer Guide for People who Care About the Aging*. Chicago, IL: Centre for Family Studies.
Kuhn, T. (1966) *The Structure of Scientific Revolutions*. Chicago, IL: University of Chicago Press.
Laing, R. D. (1967) *The Politics of Experience*. Harmondsworth: Penguin.
Lawton, H. (1982) The myth of altruism. *Journal of Psychotherapy*, 10 (3): 359–95.
LeShan, L. (1983) *How to Meditate*. London: Aquarian Press.
McGowin, D. E (1993) *Living in the Labyrinth*. Cambridge: Mainsail Press.
McKeith, I. (1995) «Preliminary report of the Newcastle prevalence study». Presentation to the Conference of the Royal College of Psychiatry, York, 17–18 March.
McKhann, G., Drachman, D. and Folstein, M. (1984) Clinical diagnosis of Alzheimer' disease: report of the NINCDS – ADRDA work group. *Neurology*, 34: 939–44.
Makin, T. (1995) The social model of disability. *Counselling*, 6 (4): 274.
Margashack, D. (ed.) (1961) *Stanislavsky on the Art of the Stage*. London: Faber.
Marsh, P., Rosser, E. and Harré R. (1978) *The Rules of Disorder*. London: Routledge.
Marshall, M. (ed.) (1988) *Guidelines for Social Workers Dealing with People with Dementia and their Carers*. Birmingham: British Association for Social Work.
Marshall, M. (ed.) (1997) *The State of Art in Dementia Care*. London: Centre for Policy on Ageing.
Maslach, C. (1978) The client role in staff burn-out. *Journal of Social Issues*, 34 (4): 111–23.
Maslach, C. (1982) Understanding burn-out: definitional issues in analysing a complex phenomenon. In W. S. Paine (ed.) *Job Stress and Burnout: Research Theory and Intervention Respectives*. Beverly Hills, CA: Sage.
Meacher, M. (1972) *Taken for a Ride*. London: Longmans.
Mellody, P. (1993) *Facing Codependency*. San Francisco, CA: Harper Collins.
Menzies, I. (1972) *The Functioning of Social Systems as a Defence Aguinst Anxiety*. London: Tavistock Institute.

Miesen, B. (1992) Attachment theory and dementia. In G. M. M. Jones and B. M. Miesen (eds) *Caregiving in Dementia*, vol. 1. London: Routledge.
Miller, A. (1987) *The Drama of Being a Child*. London: Virago.
Miller, E. and Morris, R. (1993) *The Psychology of Dementia*. Chichester: Wiley.
Mills, M. (1995) «Narrative identity and dementia». Unpublished PhD thesis, University of Southampton.
Mills, M. (1997) «Residential care, well-being and dementia: some longitudinal evidence». Unpublished manuscript, University of Southampton.
Mills, M. and Coleman, R (1994) Nostalgic memories in dementia: a case study. *International Journal of Aging and Human Development*, 383: 203–19.
Morgan, R. F. (1965) Note on the psychopathology of senility: senescent defence against the threat of death. *Psychological Reports*, 16: 305–6.
Mukulineer, M. (1995) *Human Learned Helplessness*. New York: Plenum.
Murphy, E. (1991) *After the Asylums*. London: Faber.
Murphy, E., Lindesay, J. and Dean, R. (eds) (1994) *The Domus Project: Long Term Care for Older Peeple with Dementia*. London: The Sainsbury Centre.
Nagy, S. Z., Esiric, M. M., Jobst, K. A., Morris, J. H., King, E. M. F., McDonald, B., Litchfield, S., Smith, A., Barnetson, L. and Smith, A. D. (1995) Relative roles of plaques and tangles in the dementia of Alzheimer's disease: correlations using three sets of neuropathological criteria. *Dementia*, 6: 21–31.
Nairn, H. (1995) Discover the difference activities can make. *Journal of Dementia Care*, 3 (1): 16–18.
Neary, D., Snowden, J. S. and Mann, D. M. A. (1994) Dementia of the frontal lobe type. In: A. Burns and R. Levy (eds) *Dementia*. London: Chapman and Hall.
Netten, A. (1993) *A Positive Environment: Physical and Social Influences on People with Senile Dementia in Residential Care*. Aldershot: Ashgate Publishing Company.
Oakley D. (1965) Senile dementia: some aetiological factors. *British Journal of Psychiatry*, 111: 414–19.
O'Brien, M. D. (1994) Vascular dementia: definition, epidemiology and clinical features. In: A. Burns and R. Levy (eds) *Dementia*. London: Chapman and Hall.
O'Dwyer, M. and Orrell, M. W. (1994) Stress, agoing and dementia. *International Review of Psychiatry*, 6: 73–83.
Ollman, B. (1971) *Alienation*. Cambridge: Cambridge University Press.
Ornstein, R. and Sohel D. (1989) *The Healing Brain*. London: Macmillan.
Orrell, M. (1995) Studies linking education and the risk of dementia. *Alzheimer's Disense Society Newsletter*, 9 December.
Perrin, T. (forthcoming) Occupational need in severe aementia: a descriptive study. *Journal of Advanced Nursing*.
Petre, T. (1995) Dementia and sheltered housing. In T. Kitwood, S. Buckland and T. Petre *Brighter Futures: A Report on Research with Provision for Persons with Dementia in Residential Homes, Nursing Homes and Sheltered Housing*. Oxford: Anchor Housing Association in collaboration with Methodist Homes for the Aged.
Petre, T. (1996) Back into the swing of her sociable life. *Journal of Dementia Care*, 4 (1): 24–5.
Phair, L. and Good, V. (1995) How to make a change for the better. *Journal of Dementia Care*, 3 (6): 15–17.

Pool, J. (forthcoming) Facilitating occupation and enhancing well-being. *Journal of Dementia Care.*
Popper, K. (1959) *The Logic of Scientific Discovery.* London: Hutchinson.
Post, S. (1995) *The Moral Challenge of Alzheimer's Disense.* Baltimore, MD: Johns Hopkins Press.
Purdey, M. (1994) Anecdote and orthodoxy: degenerative nervous diseases and chemical pollution. *Ecologist,* 24 (3): 100–4.
Quinton, A. (1973) *The Nature of Things.* London: Routledge.
Rabins, P. W. and Pearlson, G. D. (1994). Depression induced cognitive impairment. In: A. Burns and R. Levy (eds) *Dementia.* London: Chapman and Hall.
Reisburg, B., Ferris, S. H., de Leon, M. J. and Crcok, T. (1982) The Global Deterioration Scale (GDS) for assessment of primary degenerative dementia. *American Journal of Psychiatry,* 139: 1136, 1139.
Rinpoche, S. (1976) *Keywords: A Vocabulary of Culture and Society.* London: Fontana.
Ritchie, K., Kildea, D. and Robine, J.M. (1992) The relation between age and the prevalence of senile dementia. *International Journal of Epidemiology,* 21 (4): 763–9.
Robins, J. (1995) Partnership: some effects of childhood scripts on adult relationships. *Counselling,* 6 (1): 41–3.
Rogers, C. R. (1961) *On Becoming a Person.* Boston, MA: Houghton Mifflin.
Rose, S. P. R. (1984) Disordered molecules and diseased minds. *Journal of Psychiatric Research,* 4: 357–60.
Roses, A. D. (1995) Apolipoprotein E genotyping in the differential diagnosis, not prediction of Alzheimer's disease. *Neurology,* 38 (1): 6–14.
Roses, A. D., Strittmatter, W. J., Pericak-Vance, M. A., Corder, E. H., Saunders, A. M. and Schmekel, D. E. (1994) Clinical application of apolipoprotein E genotyping to Alzheimer's disease. *Lancet,* 343, 1564–5.
Roth, M., Huppert, F. A., Tym, E. and Mountjoy, C. Q. (1988) CAMDEX 1: *The Cambridge Examination for Mental Disorders of the Elderly.* Cambridge: Cambridge University Press.
Rothschild, D. (1937) Pathologic changes in senile psychoses and their psychologic significance. *American Journal of Psychiatry,* 93: 757–88.
Rothschild, D. and Sharpe, M. L. (1944) The origin of senile psychoses: neuropathological faciors and factors of a more personal nature. *Disenses of the Nervous System,* 2: 49–54.
Rowe, D. (1983) *Depression: The Way Out of Your Prison.* London: Routledge.
Sabat, S. (1994) Language function in Alzheimer's disease: a critical review of selected literature. *Language and Communication,* 14 (1): 1–22.
Sabat, S. and Harré, R. (1992) The construction and deconstruction of self in Alzheimer's disease. *Ageing and Society,* 12: 443–61.
Sayers, J. (1994) Informal care and dementia: lessons for psychoanalysis and feminism. *Journal of Social Work Practice,* 8 (2): 124–35.
Schlapobersky, J. R. (ed.) (1991) *Institutes and How to Survive Them: Selected Papers by Robin Skynner.* London: Routledge.
Schön, D. (1983) *The Reflective Practitioner.* London: Temple Smith.
Segal, J. (1992) *Melanie Klein.* London: Sage.
Shergill, S. and Katona, C. (1996) How common is Lewy body dementia? *Alzheimer's Disease Society Newsletter,* 6, July.

Siegel, B. S. (1991) *Peace, Love and Healing*. London: Arrow Books.
Sixmith, A., Stilwell, J. and Copeland, J. (1993) Dementia: challenging the limits of dementia care. *International Journal of Geriatric Psychiatry*, 8: 993–1000.
Skaog, I., Nilsson, L., Palmeriz, B., Andreasson, L. A. and Svanborg, A. (1993) A population-based study of dementia in 85-year-olds. *New England Journal of Medicine*, 328: 151–8.
Stevenson, O. (1989) *Age and Vuluerability*. London: Edward Arnold.
Stevenson, O. and Parsloe, R (1993) *Community Care and Empowerment*. York: Joseph Rowntree Foundation.
Stewart, I. and Joines, V. (1987) *TA Today*. Nottingham: Lifespan Publications.
Stokes, G. and Goudie, F. (eds) (1989) *Working with Dementia*. Bicester: Winslow Press.
Sutton, L. (1995) «Whose memory is it, anyway?» Unpublished PhD thesis, University of Southampton.
Swanwick, G. R. J., Coen, R. F., Lawlor, D. H., Mahony D. O., Walsh, B. and Oakley, D. (1995) Discriminating power of the Hachinski Ischaemic Score in a geriatric population with dementia. *International Journal of Geriatric Psychiatry*, 10 (4): 679–85.
Symington, N. (1988) *The Analytic Experience*. London: Free Association Books.
Tatelbaum, J. (1984) *The Courage to Grieve*. New York: Harper and Row.
Taulbee, L. and Folsom, J. C. (1966) Reality orientation for geriatric patients. *Hospital and Community Psychiatry*, 17: 133–5.
Terry, R. D. (1992) The pathogenesis of Alzheimer's disease: what causes dementia? In Y. Chisten and P. Churchland (eds) *Neurophilosophy and Alzheimer's Disense*. Berlin: Springer Verlag.
Thomas, W. (1995) Reinventing the American nursing home. In *Conference Proceedings: The Changing Face of Alzheimer Care*. Chicago, IL: Alzheimer's Association.
Thorpe, S. (1996) Language changes in Alzheimer's disease. *Alzheimer's Disease Society Newsletter*, August, page 4.
Threadgold, M. (1995) Touching the soul through the senses. *Journal of Dementia Care*, 3 (4): 18–19.
Titmuss, R. M. (1969) The culture of medical behaviour and consumer care. In F. N. N. Poynter (ed.) *Medicine and Culture*. London: Wellcome Institute.
Tobin, J. (1995) Sharing the care: toward new forms of communication. In T. Kitwood and S. Benson *The New Culture of Dementia Care*. London: Hawker.
Tobin, S. S. (1991) *Personhood in Advanced Old Age*. New York: Springer.
Tomlinson, B. E., Blessed, G. and Roth, M. (1968) Observations on the brains of non-demented old people. *Journal of Neurological Science*, 7: 331–56.
Tomlinson, B. E., Blessed, G. and Roth, M. (1970) Observations on the brains of demented old people. *Journal of Neurological Science*, 11: 205–42.
Tuchman, B. W. (1979) *A Distant Mirror: The Calamitous Fourteenth Century*. Harmondsworth: Penguin.
Ussher, J. (1991) *Women's Madness*. New York: Harvester.
Ward, T., Murphy, B., Procter, A. and Weinman, J. (1992) An observational study of two long-stay psychogeriatric wards. *International Journal of Geriatric Psychiatry*, 7: 211–17.
Watts, A. W. (1973) *Psychotherapy East and West*. Harmondsworth: Penguin.
Williams, R. (1976) *Keywords: A Vocabulary of Culture and Society*. London: Fontana.

Woods, R. (1995) The beginnings of a new culture in care. In T. Kitwood and S. Benson (eds) *The New Culture of Dementia Care*. London: Hawker Publications.
Woods, R. T. and Britton, P. G. (1977) Psychological approaches to the treatment of the elderly. *Age and Ageing*, 6: 104–12.
Woods, R. T., Portnoy, S., Head, D. and Jones, G. (1992) Reminiscence and life review with persons with dementia: which way forward? In G. M. M. Jones and B. M. L. Miesen (eds) *Caregiving in Dementia*. London: Routledge.

Adreßverzeichnis

Deutschsprachige Kurse zum DCM-Verfahren

Das im Buch mehrfach erwähnte DCM-Verfahren stellt eine Möglichkeit dar, anhand von recht zuverlässigen und validen Beobachtungen festzustellen, ob und wie eine Einrichtung positive Arbeit an der Person erbringt. Menschen mit Demenz werden hinsichtlich ihres Verhaltens und ihres Wohlergehens beobachtet mit dem Ziel, Ansatzpunkte herauszufinden, wie die Qualität der Pflege und Betreuung verbessert werden kann.
Im Anschluß an ein «Mapping» werden die gesammelten Daten in vorgegebenen Schritten verdichtet und dem Pflegeteam zurückgemeldet. Diese Rückmeldung leitet das ein, was Kitwood in seinem Buch «Entwicklungsschleife» nennt: Team und Mapper vereinbaren im Idealfall quantifizierbare Entwicklungsziele zusammen mit einem Handlungsplan, dessen Umsetzung beim nächsten Mapping überprüft werden kann.
Der strategische Partner der Universität Bradford im deutschsprachigem Raum ist unter der folgenden Anschrift erreichbar:

Meinwerk-Institut
z. Hd.: Christian Müller-Hergl
Giersmauer 35
D-33098 Paderborn
Tel.: 0049-05251-290837
E-Mail: herglboecklin27@aol.com.

Trainings werden im Institut selbst oder als «In-House-Seminar» in der interessierten Einrichtung durchgeführt. Nähere Infos bitte beim Institut anfordern.

Weiter Informationen sind erhältlich über:

KDA
Kuratorium Deutsche Altershilfe
An der Paulskirche 3
D-50677 Köln
Tel.: 0221-9318 47-17/18
Fax: 0021-931 847-6
E-Mail: kda.bibliothek@t-online.de
Internet: http://www.kda.de

Nachwort

Das Buch hat wesentlich dazu beigetragen, den personen-zentrierten Ansatz in der Versorgung von Menschen mit Demenz in Deutschland bekannt zu machen. Dank tatkräftiger Hilfe seitens des KDA findet u. a. das mit dem Ansatz verbundene DCM-Verfahren weite Verbreitung und gelegentliche Anwendung. Viele Einrichtungen versuchen ernsthaft und mit Nachdruck, trotz widriger Umstände einen Beziehungsstil zu befördern, welcher der Person – ihrer Identität, Persönlichkeit, Bedürfnissen und Bedürftigkeiten – entspricht und sie anerkennt, wertschätzt und respektiert. Dennoch ist die Praxis der individuell suchenden, nachspürenden Grundhaltung mit Mut zum Wagnis für phantasievolle Begegnung oder therapeutischen Kontakt (Prä-Therapie) eine schwierige Kunst, die immer noch sehr viel mehr von einzelnen, engagierten Personen getragen, als von Strukturen der Altenhilfe begünstigt wird. Ohne die geduldige Nachdrücklichkeit einzelner Leitungen und weiterer Personen brechen positive Ansätze, die mit Mühe gewonnen wurden, in erschreckender Geschwindigkeit wieder weg, weil ihnen die Basis fehlt. Innovative Ansätze in der Kommunikation (Validation) oder der Intervention (Basale Stimulation, Kinästhetik, kreative Ansätze mit Musik, Tanz, Malen) können nur bei sehr wenigen teilnehmenden Beobachtungen nach DCM vorgefunden werden und werden selten von Pflegenden durchgeführt. Trotz großer Bekanntheit sind diese Instrumente in der Praxis kaum verankert. Als Mensch mit Demenz in einem personen-zentrierten Pflege- und Betreuungsmilieu Wohnung zu finden ist immer noch ein eher seltenes Glück.

Eine differenzierte Wahrnehmung des Problemfeldes Demenz hat zur Fokussierung der Aufmerksamkeit auf mobile bzw. mobilisierbare Menschen mit herausforderndem Verhalten geführt. In diesem Zusammenhang werden generalisierte Bedürfnisannahmen getätigt analog zu andern krankheits- und schweregradspezifischen Versorgungsformen (Modell: Krankenhaus mit seinen Abteilungen). Aus Sicht der personenzentrierten Pflege ergeben sich hier Etikettierungs- und Stigmatisierungsprobleme mit der Gefahr, wenig stabile, defizitorientierte, aber mit dramatisch-hysterophilem Potenzial versehene Markierungen zur Voraussetzung einer angemessenen Versorgungsform und Beziehung zu machen. Dagegen ist zu fragen, ob eine ressourcenorientierte, salutogenetische Erkundung der Bedürfnisse nicht viel eher dazu befähigt, sich auf einen offenen, suchenden und verstehenden Beziehungsprozess einzulassen, in welcher der Mensch mit Demenz das «steuernde Moment» darstellt. Dies auch dann, wenn die Möglichkeit dieser Steuerung Führung und Strukturierung durch andere voraussetzt. Mit Einschränkungen hat das KDA dies mit seinem Konzept der Wohngemeinschaften versucht.

In Großbritannien haben Psychologen und Soziologen im Rahmen der Dementia Services Development Centres (DSDCs) erfolgreich eine personenzentrierte Sprache für Demenz und Beschreibung von Menschen mit Demenz entwickelt und die Dominanz psychopathologischen Denkens im Pflege- und Betreuungsbereich gebrochen. Die Frage ist weniger: Welche kommunikativen Defizite hat die Person? Sondern: Wie drückt sie was aus und wie können wir Kontakt dazu herstellen? Weniger die Frage: Wie oft beschmutzt sich die Person gemessen nach vier vorgegebenen Gradierungen? Sondern: Auf welcher Ebene der Entwicklung scheint diese Person was auszudrücken? Was löst das in den Pflegenden und Angehörigen für innere Themen aus? Wie kann die psychische Abwehr minimiert und Verstehen maximiert werden? Wie können wir lernen, mehr zuzulassen und zu begleiten als zu intervenieren? Es muss also immer darum gehen, Eigenverstehen als Quelle von Fremdverstehen zu fördern und für den Kontakt zu nutzen. Ein vom «Eigenverstehen» losgelöstes Fremdverstehen ist nicht beziehungsfördernd. Partizipative Ansätze in der Forschung betrachten die Person mit Demenz immer mehr als Subjekt in der Absicht, dass Forschung ein positives Erlebnis für diese Personen darstellt (vgl «The Perspectives of People with Dementia: Research Methods and Motivations», H. Wilkinson (ed.) 2003) und damit beispielhaft für den Umgang mit den Menschen wird, für deren personenzentrierte Pflege sie einen Beitrag entwickeln will. In der wissenschaftlichen Zeitschrift «Dementia: the international journal of social research and practice» hat sich diese sozialpsychologisch orientierte Gruppe von Forschern ein eigenständiges Publikationsorgan geschaffen. Beispielhaft soll der Ansatz von Kate Allan «Communication and Consultation» genannt werden, in dem zusammen mit Pflegenden explorativ Wege erforscht wurden, Menschen auch mit schwerer Demenz in die Fortentwicklung von stationären Umgebungen aktiv miteinzubeziehen. Dabei wurde nicht nur eine neue Qualität in der Interaktion durch die intensive Begleitung der Forscherin gewonnen, sondern auch wesentliche Impulse zur Entwicklung und Veränderung der Einrichtung: insbesondere über die grosse Fülle nicht vorhersehbarer, nicht standardisierbarer Zugangs- und Verstehenswege. Eine gelingende Interaktion und Kommunikation weist dann mehr Verwandtschaft mit einem Kunstwerk als mit der Durchführung standardisierter Maßnahmen (Industriebetrieb) auf.

Für den deutschen Sprachraum wären mit den DSDCs vergleichbare Institutionen wünschenswert, um personenzentrierten Sprach- und Handlungsmustern auf den unterschiedlichsten Ebenen Geltung zu verschaffen mit dem Ziel einer bedürfnis- und nicht defizitorientierten Pflege. Dazu bedarf es auch einer bewussten Differenzierung von medizinischen und klinischen Denk- und Sprachgewohnheiten. In Großbritannien sind weniger die Pflegenden selbst, sondern Ergotherapeuten, Architekten und Psychologen Motor der Entwicklung gewesen. Es wird spannend sein, die Entwicklung im deutschen Sprachraum zu verfolgen.

Dortmund im April 2003
Christian Müller-Hergl

Sachwortverzeichnis

A
Accusation 76
Ageism 73
Alzheimer-Fibrillen 44
Alzheimer-Krankheit 43, 46
  – Genetik 56
  – Pathologie 44
Antiepileptika 60
Antipsychotika 60
Apperzeptions-Test, thematischer 112
Attachment 123
Ausgebranntsein 118
Ausgrenzen 32

B
Banishment 76
Bedürfnisse, psychische 121
Beeinträchtigung, neurologische 99
Beschäftigung 124
Bildungsdefizit 69
Bindung, primäre 123

C
Celebration 135
Collaboration 134
Creation 136
Creutzfeld-Jakob-Krankheit 46

D
DCM-Methode 21
Definition 42
Demenz 41
  – Alzheimer-Typus 44, 47
  – Dialektik 79
  – Erleben 107, 118
  –, gemischte 45
  – Kategorie, psychiatrische 41
  – Pflege 129
  –, vaskuläre 45, 47
Depression 52
Diagnose 49
Differentialdiagnose 50
Disempowerment 75
Disparagement 76
Disruption 76

E
Einbeziehung 123
Enzephalopathie, äthylische 46
Erbe, problematisches 69
Erfahrungsselbst 36, 110
Erinnerungsarbeit 88
Erleben, negatives 118
Ernährungsdefizite 59
Evaluation 89

F
Facilitation 136
Faktoren, persönliche 86
Fürsorge, kommunale 69, 71

G
Gefühle 118
Gehirn 39
  – Atrophie, globale 44
-infarkt 45
Giving 137
Gruppenarbeit 112

H
Halluzinationen 55
HIV-Enzephalopathie 46

Holding 136
Hormonhaushalt, gestörter 59

I
Identifikation, empathische/projektive 185
Identität 125
Ignoring 76
Imposition 76
Infantilization 75
Infektionen, akute 58
Inkompetenz, gesellschaftliche 69
Interaktionen 130
  – Arten, positive 133
  – zwischen Dementen 139
  – Stärken 141
Intersubjektivität 108
Intimidation 75
Invalidation 76
Involutionsspirale 83

K
Komplikationen, psychotische 54
Kontakt, menschlicher 89

L
Labelling 75
Leukoariose 45
Lewy Bodies 44, 47
Literatur 207

M
Medikamente 200
  – Überdosierung 60
Meningitis 46
Mockery 76
Morbus Parkinson 46
Morbus Wilson 46
Multiinfarkt-Demenz 45
Multiple Sklerose 46

N
Negotiation 134
NEO-Persönlichkeitsinventar 109
Neuropathologie 44, 47
Neurosyphilis 46
Neurotoxine 46

O
Objectification 76
Outpacing 76

P
Paradigma 61
Paranoia 55
Pathologie 44
Persönlichkeit 55
  – Haupttypen 109
  – Veränderungen 55
Personsein 25
  – Anerkennung 86
  – Bedeutung 26
  – Begriff 26
  – Beziehung 29
  – Einzigartigkeit 35, 108
  – Erhalt 85
  – Verkörperung 37
  – Untergrabung 63
  – Wertigkeit 87
Pflege/ambulante, teilstationäre 89
Pflege, personenzentrierte 85
  – Erfahrung 95, 126
  – Fallstudie 91
  – Forschung 95
  – Praxis 87
  – Prozess, dialektischer 104
  – Prozess, psychotherapeutischer 143
  – Sichtweise, positive 91, 95
  – Verbesserung 129
Pflegeheime/Negativbeispiel 73
Pflegekulturen 192
  – Barrieren/Widerstand 197
  – Implikationen 205
  – Kontext, erweiterter 192
  – Kultur, alte/neue 193
  – Veränderungsprozeß 201
Pflegeorganisation 151
  – Abwehrmechanismen 166
  – Arten 155
  – Stil/Struktur 152
  – Veränderungen 168
Pflegepersonal 151
  – Abwehrmechanismen, psychische 183
  – Anforderungen 171

- Anspannung/Streß 156
- Beförderung 162
- Bezahlung/Leistung, betriebliche 159
- Burn-out-Syndrom 156
- Einarbeitung 160
- Empathie 184
- Entwicklung, persönliche 188
- Interaktionsfähigkeit 172
- Lebenskonzept 176
- Mitarbeitereinstellung 163
- Personalentwicklung 162
- Qualitätssicherung, effiziente 163
- Supervision 161
- Team aufbauen 160
- Training, betriebsinternes 161
- Verletzbarkeit, persönliche 181
- Vorurteile 182
- Wohlbefinden 159

Pick'sche Krankheit 46
Plaques, senile/neuritische 44
Play 134
Pneumonie 58
Prävalenz 51
Prozess, dialektischer 81
Pseudodemenz 48
Psychiatrie 41
Psychosen 54

Q
Qualitätsstandards 89

R
Realitätsorientierung 87
Recognition 134
Relaxation 135
Ressourcen, persönliche 36
Rollenspiel 117

S
Schizophrenie 54
Schmerzen, physische 59
Senilität 43
Sensorik, beeinträchtigte 59
Snoezelen 89
Solidarität, moralische 148
Sozialpsychologie, negative 73

Standardparadigma 60
Stigmatization 75
Stimmungsumschwünge 55
Stimulation, basale 89
Subjektivität, zugebilligte 107

T
Tagespflege 89
Timalation 134
Tranquilizer 60
Transformation, kulturelle 191
Treachery 75
Trost 122, 123

V
Validation 135
Validationstherapie 87
Verantwortung, moralische 64, 69
Vergiftungen/Metalle 46
Vernachlässigung 79
Verwirrtheitszustände, toxische 58
Vitamin-B12-Mangel 59

W
Warehousing 73
Wahnvorstellungen, paranoide 54
Wesenheit, persönliche/Untergrabung 63, 73
Withholding 76

Z
Zellstrukturdegeneration 44
Zugangswege 111
Zustände, körperliche 58